I0046244

MANUEL PRATIQUE
DE
MASSAGE

Par le Dr G. BERNE

DÉPÔT LÉGAL
Seine & Oise

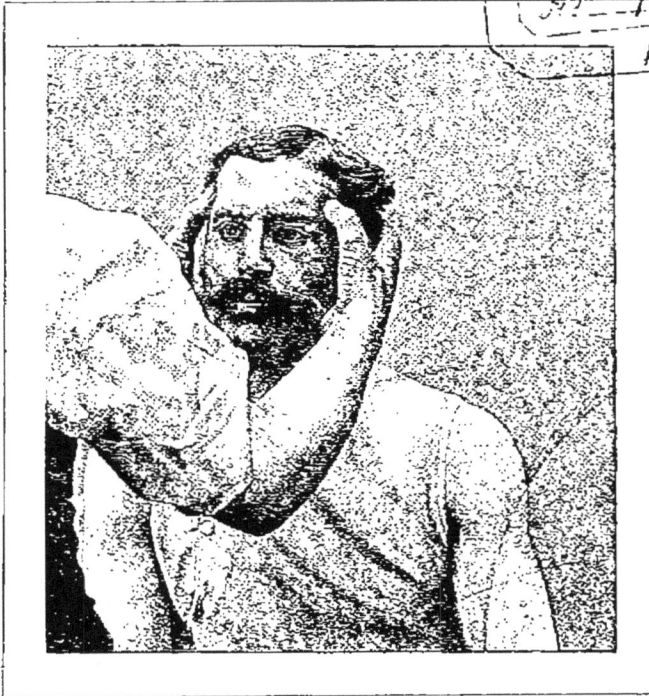

PARIS ⌀ J.-B. BAILLIÈRE et FILS ⌀ 1908

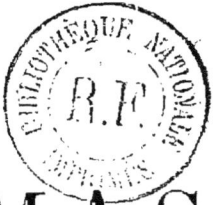

BIBLIOTHÈQUE NATIONALE
R.F.
IMPRIMÉS

LE MASSAGE

MANUEL THÉORIQUE ET PRATIQUE

8°Te⁹
235
A

TRAVAUX SCIENTIFIQUES DU Dr GEORGES BERNE

SUR

LA MASSOTHÉRAPIE

De l'élimination de l'acide urique chez les sujets soumis au massage général. (Soc. de thérapeutique, 1884).

Recherches sur les modifications de la température locale sous l'influence du massage. (Soc. médico-pratique, 1885).

Sur un cas de sciatique rebelle traitée et guérie par le massage. (Soc. médico-pratique et Journal de médecine de Paris, 1886).

Traitement de la constipation par le massage abdominal. (Journal de médecine de Paris, 1887).

Technique du traitement des fractures par le massage. (R. gén. de clinique et de thérapeutique, juin 1887).

Traitement des périarthrites scapulo-humérales par le massage méthodique. (Union méd., juillet 1887).

Discussion sur le traitement des fractures par le massage. (Soc. de l'Elysée, 1888).

Traitement de l'hydarthrose par « l'éclatement ». (Union médicale, 1889).

Traitement des amyotrophies. (Rev. gén. de clinique et de thérapeutique, 1889).

Traitement des périarthrites du genou. (Soc. de l'Elysée, 1889).

Traitement des névrites brachiales. (Soc. de l'Elysée, 1889).

Traitement de la sciatique par le procédé « du genou ». (Journal de méd. de Paris, 1891).

Traitement de l'entérite muco-membraneuse. Massage de la région de la vésicule biliaire. (Journal des Praticiens, 1898 et Bull. de l'Académie de médecine, 1898).

La mobilisation des membres inférieurs dans le traitement des phlébites. (Progr. méd., février 1906).

Traitement de la névralgie sciatique. (Progr. méd., 5 mai 1906).

Luxation du tendon de la longue portion du biceps brachial. (Progr. méd., 28 juillet 1906).

De l'hyperostose de l'extrémité inférieure de l'humérus comme cause de certaines ankyloses du coude. (Progr. méd., 26 janvier 1907).

Les accidents chroniques dûs au pincement du ménisque interarticulaire du genou. (Progr. méd., avril 1907).

2792-08. — Corbeil. Imprimerie Éd. Crété.

LE
MASSAGE

MANUEL THÉORIQUE ET PRATIQUE

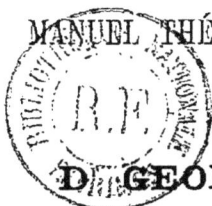

PAR LE
Dʳ GEORGES BERNE

ANCIEN INTERNE-LAURÉAT DES HOPITAUX DE PARIS
ANCIEN AIDE D'ANATOMIE DE LA FACULTÉ DE MÉDECINE
DE PARIS

Quatrième édition révisée

Avec 151 figures dans le texte

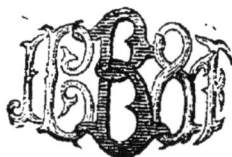

PARIS
LIBRAIRIE J.-B. BAILLIÈRE ET FILS

19, RUE HAUTEFEUILLE, 19

—

1908
Tous droits réservés.

LE MASSAGE

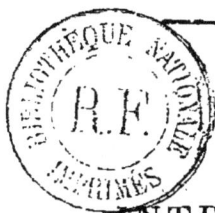

INTRODUCTION

BIBLIOTHÈQUE NATIONALE R.F. IMPRIMÉS

Le massage scientifique, ou plus exactement la « massothérapie », semble avoir définitivement triomphé en France de cette sorte de prévention qui s'attache aux choses nouvelles et, disons-le, « aux spécialités ». On paraît avoir mieux compris chez nous, depuis quelques années, que les diverses branches de l'art de guérir ont atteint un tel développement, qu'il est tout à fait impossible pour un praticien, si bien doué qu'il puisse être, d'embrasser toutes ces notions si multiples et de se livrer à leur étude avec un égal succès.

Pour la profession médicale, la spécialisation, à l'exemple de ce que nous constatons dans les arts, présente cette précieuse forme de la division du travail, grâce à laquelle le perfectionnement le plus grand, dans son habileté professionnelle, est assuré à l'opérateur qui s'est le plus exclusivement adonné à une fonction déterminée. En ce qui concerne la massothérapie, il ne s'agit pas seulement de cette sûreté d'exécution qui joue un rôle incontestablement de premier ordre dans la pratique des manipulations, mais de cette parfaite connaissance des indications qui permet d'établir nettement l'avantage ou les inconvénients d'un traitement. Entrée définitivement, de nos jours, dans la voie scientifique, et développée dans ce sens, grâce aux persévérants efforts de nos confrères du corps médical qui en ont fait l'objet principal de leur étude, la *massothérapie* voit chaque jour s'agrandir le champ de ses applications.

On peut prévoir le moment prochain où cet utile agent thérapeutique se trouvera substitué sans conteste aux manœuvres empiriques, anciennes et enracinées comme la superstition [1].

Docteur GEORGES BERNE.

---

1. Le présent travail est orné de figures, dont les unes ont été empruntées à Rebmayer, les autres sont complètement inédites. Nous avons acquis de notre distingué confrère, le docteur Léon Petit, le droit de publier les premières.

HISTORIQUE

Nous devons admettre, avec Dujardin-Beaumetz, que six périodes caractérisent l'application du massage :

1° *La période primitive.*
> TAHITI. Mulgaradocks de la Nouvelle-Hollande. Ile Tonga. Sorciers africains.

2° *La période chinoise.*
> *Congfou*, (livre chinois).
> *San-tsai-ton-houi* (livre avec gravures sur les mouvements qui font la base de la gymnastique suédoise).

3° *La période hindoue*
> Chamboning des Hindous (frictions et pétrissage des muscles).

4° *La période grecque et romaine.*
> Hippocrate.
> Oribase.
> Du Choul (*Discipline des Romains*, 1555).

5° *Renaissance.*
> Mercurialis [1].
> Paullini.
> Castelli (*Lexicon medicum*).
> Meibonius [2], 1795. Tissot [3].

6° *La période actuelle.*
> Lebâtard, Estradère, Mezger, Von Mosengeil, Norström.
> Ecole hollandaise, jeune école française actuelle procédant des pratiques hollandaises, allemandes, viennoises.
> Nous l'appellerons volontiers la période anatomique, scientifique et éclectique, représentée par nos contemporains.
> Les procédés modernes, nés en France avec Lebâtard et Estradère, se sont développés à l'étranger, où nous avons dû les ressaisir pour les ramener en France, leur point de départ primitif.

1. *De Arte gymnastica* (1573).
2. *Flagellum salutis.* (1698).
3. *Utilité de la flagellation.*

1° Nous passerons rapidement l'historique concernant la période primitive, sur laquelle on ne peut avoir que des données trop incertaines. Les Mulgaradocks de la Nouvelle-Hollande, les sorciers africains, les naturels de l'île Tonga, en Océanie, les habitants de Tahiti pratiquent et ont pratiqué, comme tous les peuples sauvages, une sorte de massage, de frictions, n'ayant d'autre guide que leur instinct.

2° C'est en Chine que se sont conservées toujours vivantes les institutions primitives du genre humain; c'est donc dans ce pays que nous devons, à propos de l'historique du massage, chercher nos premiers documents écrits.

La première mention d'un système de mouvements propres à entretenir la santé ou à guérir les maladies date de l'époque préhistorique.

D'après le P. Amiot (*Mémoires concernant les Chinois*, XIII, p. 210), Yn-Kang-Chi (le deuxième empereur avant Fou-Hi) faisait faire chaque jour l'exercice militaire à ses sujets... Cet empereur traitait ainsi les maladies de ses soldats et entretenait en santé ceux qui se portaient bien.

Ce même Yn-Kang-Chi institua « les danses tournantes » appelées TA Vou (le P. de Prémare). *Recherches sur les temps antérieurs au Chou-King*). Un écrivain chinois de cette époque attribuait les maladies à « l'obstruction des humeurs » et précédait ainsi Hippocrate.

De tous temps les exercices corporels ont donc été considérés en Chine comme le meilleur moyen de conserver la santé, ou de l'améliorer quand elle était mauvaise; le fondateur de la dynastie des Chang, 1766 avant notre ère, l'avait fait graver sur sa baignoire en ces termes :

« Renouvelle-toi complètement chaque jour, fais-le de nouveau, encore de nouveau et toujours de nouveau. »

SYSTÈME DU CONG-FOU

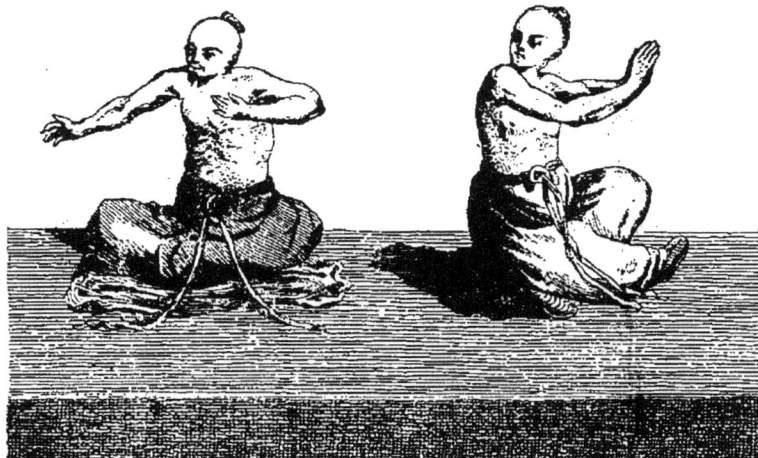

Fig. 1. — Contre l'asthme, les
douleurs d'entrailles; il ne
faut pas tourner la tête.

Fig. 2. — Pour dégager la poitrine, tempérer l'ardeur du
sang, délasser.

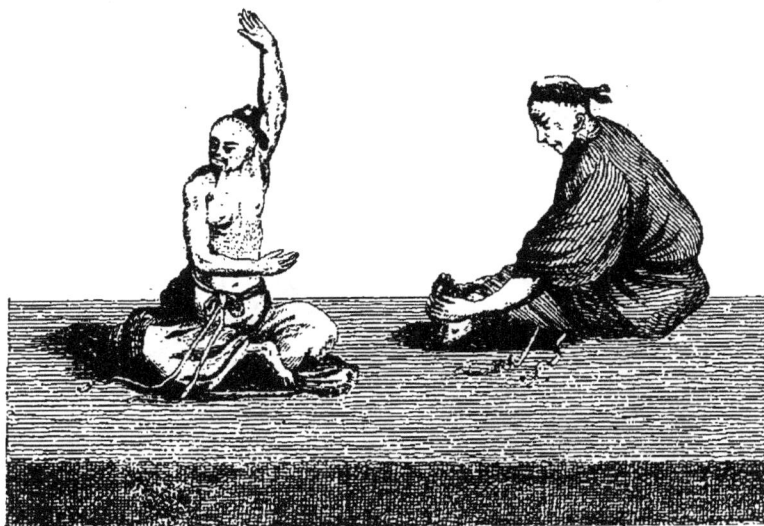

Fig. 3. — Contre les embarras
d'estomac, l'obstruction et
la jaunisse.

Fig. 4. — Contre les songes,
les illusions nocturnes et leurs
suites.

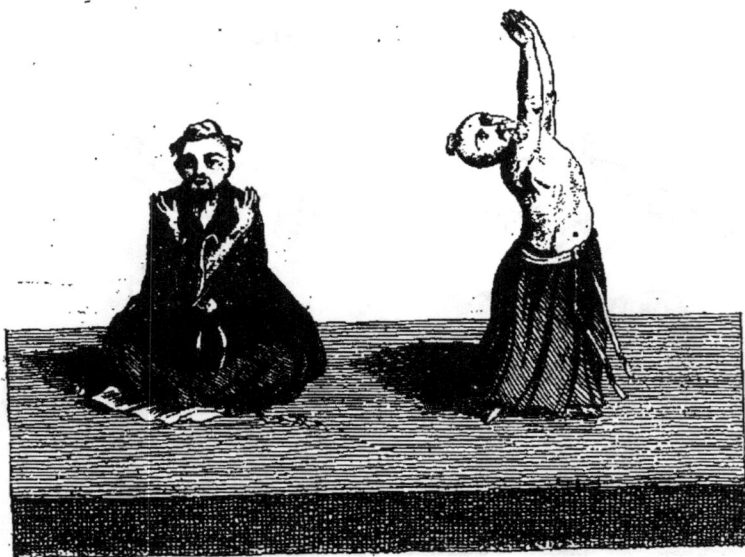

Fig. 5. — Contre la plénitude et l'embarras dans les entrailles, avec faiblesse.

Fig. 6. — Contre les maux de cœur, la maigreur et l'épuisement.

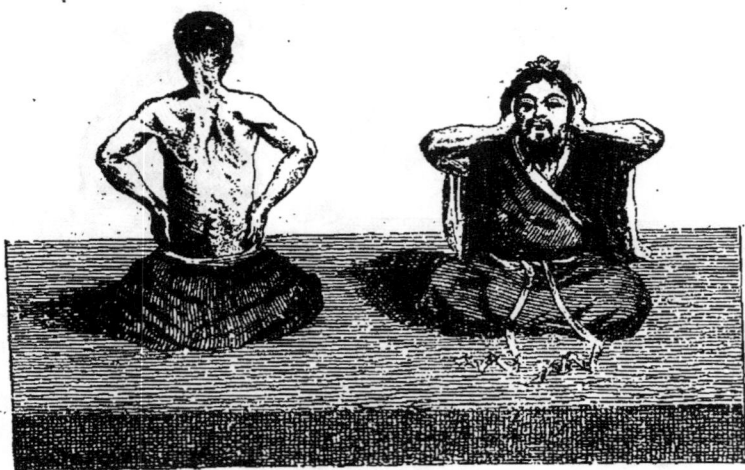

Fig. 7 et 8. — Pour entretenir la santé.

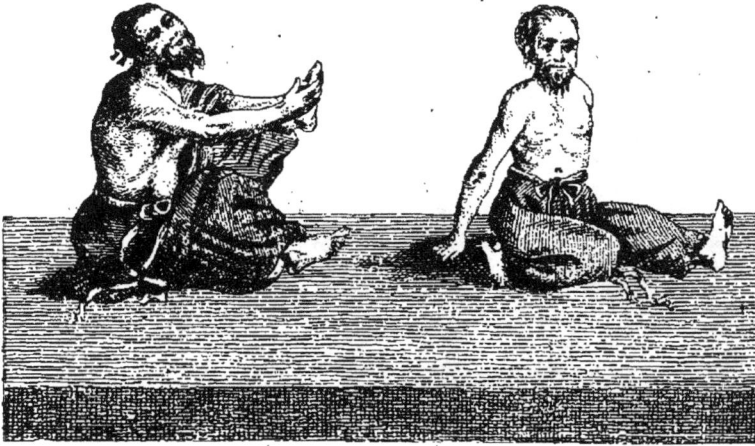

Fig. 9. — Contre les vertiges
et les éblouissements.

Fig. 10. — Contre les pesanteurs
de tête et assoupissements.

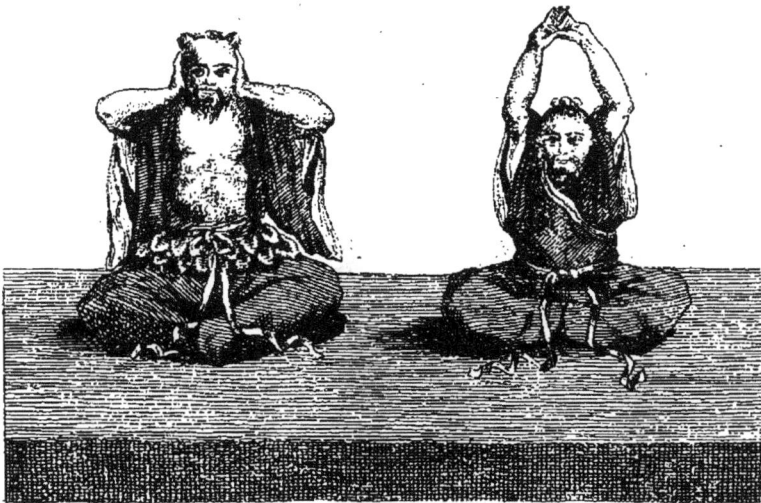

Fig. 11. — Contre les douleurs
dans les genoux, embarras
dans les reins, enflures de
faiblesse.

Fig. 12. — Contre la paralysie
de quelques membres, la respiration courte et précipitée,
les douleurs du bas-ventre
avec tension.

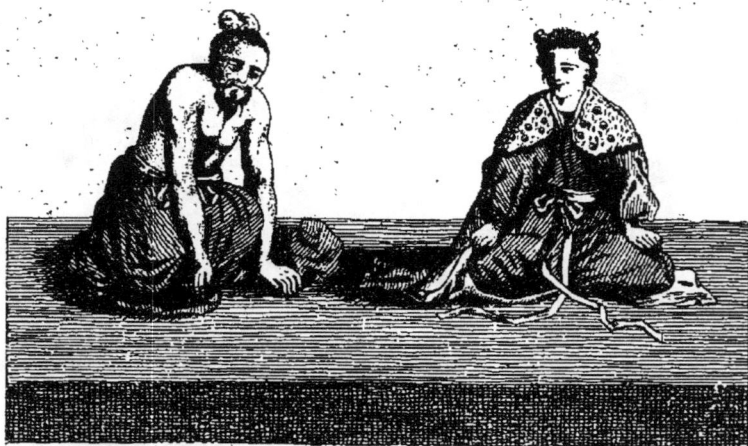

Fig. 13. — Contre les sueurs froides, la bouche amère, la difficulté de marcher.

Fig. 14. — Contre les maux de cœur avec faiblesse, douleur, langueur.

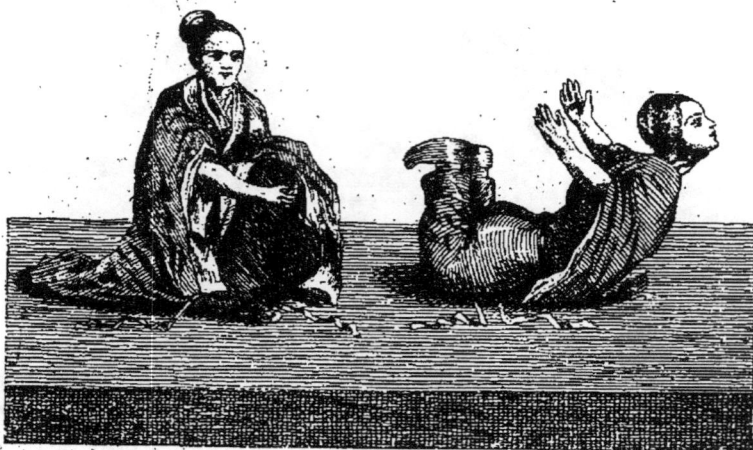

Fig. 15.—Contre la chaleur continuelle de la paume de la main et de la plante des pieds.

Fig. 16. — Contre la gravelle.

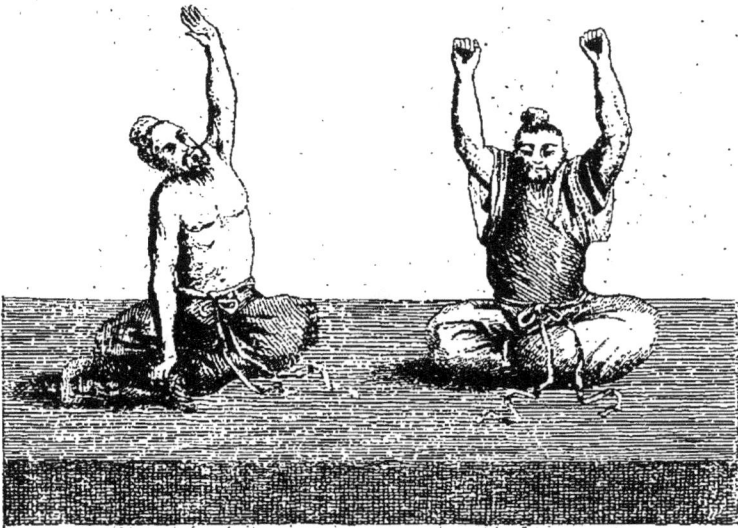

Fig. 17. — Contre les embarras de poitrine et de suffocation.

Fig. 18. — Pour entretenir la santé.

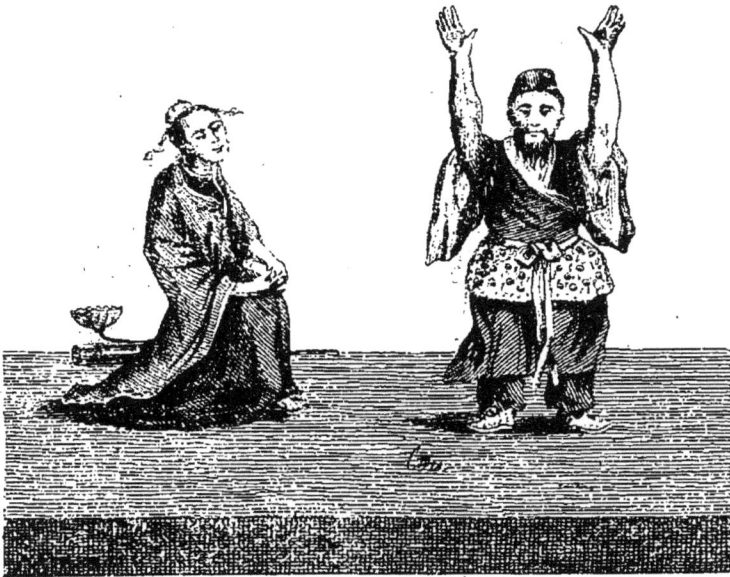

Fig. 19. — Contre la pierre et les coliques néphrétiques.

Fig. 20. — Contre les mouvements des intestins et les inquiétudes dans tout le corps.

(Livres sacrés de l'Orient *la Grande étude*, p. 155 et 156.)

On appliquait les mouvements rythmés au développement physique du corps ainsi qu'à la cure de certaines affections.

Vers la fin du xvı° siècle, dans une encyclopédie en 64 volumes intitulée *San-Tsai-Tou-Hoeï*, se trouve une collection de gravures sur bois représentant des figures anatomiques et des exercices gymnastiques; il y est question de massage, friction, pression, percussion, vibration et de beaucoup d'autres mouvements passifs.

Ces différents mouvements étaient employés pour faire disparaître la rigidité des muscles, les contractions spasmodiques, les douleurs rhumatismales; on les employait aussi après la consolidation des fractures.

Le *Cong-Fou*, qui remonte au temps de Hoang-Ti (2698 avant l'ère chétienne), est l'exposé d'une méthode thérapeutique qui consiste en trois parties :

a) Une partie comprend les diverses positions du corps;

b) Une autre partie indique l'art de varier les attitudes;

c) La dernière explique comment, pendant la durée de ces positions et de ces attitudes, le patient doit respirer[1].

3° *Inde*. — La médecine paraît avoir été étudiée dans l'Inde depuis un temps immémorial. *Atharva-Veda*, le quatrième des livres sacrés, contient un traité de médecine intitulé : *Ayur-Veda*, qui n'est qu'un traité d'anatomie et d'embryologie. On y recommande aussi l'*exercice corporel*, les frictions, le *massage*.

---

1. A titre de document ethnologique curieux, nous donnons ici les 20 figures relatives à ce système. Nous les empruntons à l'ouvrage de Dally [*Cinésiologie*. Paris, 1859]. Voir pages 5, 6, 7, 8, 9.

L'ouvrage de Susruta n'est que le développement de la partie chirurgicale de l'*Ayur-Veda*; la rédaction de ce livre remonte au moins à mille ans avant notre ère; il y est parlé de frictions, massages et pressions, contre le rhumatisme chronique. Il s'occupe aussi des mouvements passifs et des exercices corporels qui sont toujours précédés de frictions, de malaxations, de pincements et de torsions portant sur les muscles et appliqués d'une façon méthodique. Ces mêmes manœuvres sont répétées après les exercices corporels.

Ces manipulations sont employées non seulement chez les sujets sains, mais encore contre certaines maladies.

4° *Grecs et Romains.* — *Chez les Grecs,* le médecin Herodikos fut le premier à instituer la gymnastique médicale (Herodikos était le maître d'Hippocrate).

Hippocrate donna une base scientifique aux principes proclamés par son maître. Ses prescriptions furent mises en pratique par les médecins les plus célèbres de la Grèce et de Rome (Antillos, Oribase, Athænæus, Asclépiade, Celse, Galien). Galien admettait neuf modes différents de massage.

5° *La Renaissance* ne se signale guère par des travaux spéciaux sur la question (de 1450 à 1600).

Nous noterons simplement les travaux de Paullini.

Symphorien Champier, médecin de Charles VIII et de Louis XII, publie en 1512 un ouvrage intitulé : *Rosa gallica agregatoris Lugdunensis.*

Dans la première partie de cet ouvrage, il démontre que les exercices sont très utiles à la santé.

Ambroise Paré (1565), dans ses œuvres, consacre un chapitre à l'application du mouvement à l'hygiène ou aux exercices actifs; il s'occupe de la friction, qui, dit-il, peut être « dure, molle ou médiocre ».

En 1582, Laurent Joubert publie un ouvrage dont la première partie porte le titre suivant : *De gymnasiis et generibus exercitationum apud antiquos celebrum.*

Il s'occupe dans cette première partie, non seulement des exercices actifs, mais aussi des mouvements passifs, des frictions.

Cet ouvrage de Joubert n'est qu'une ampliation de celui du noble seigneur Guillaume du Choul, gentilhomme lyonnais, œuvre publiée à Lyon en 1567 et intitulée : *Discours des bains et antiques exercitations grecques et romaines.*

6° *Période moderne.* — En Allemagne, Hoffmann publie en 1718 un traité de médecine qui contient un chapitre consacré à la gymnastique médicale, comprenant les mouvements actifs et les mouvements passifs.

Il indique l'exercice comme le moyen le plus hygiénique de conserver la santé. Il le recommande comme le meilleur moyen d'entretenir et d'activer la circulation du « fluide vital ».

Il appliquait les exercices comme moyen thérapeutique, contre l'inappétence, contre l'hypocondrie, la phtisie, l'ictère. Il parle aussi des mouvements communiqués ou passifs.

L'impulsion une fois donnée, l'idée fut poursuivie par un grand nombre de médecins, et alors on vit se succéder en Allemagne un grand nombre de traités sur ce sujet.

En France, le fondateur de la doctrine du mouvement appliqué à l'hygiène et à la thérapeutique fut Nicolas Andry, doyen de la Faculté de médecine de Paris (1658-1742).

N. Andry se montra le plus ardent propagateur de ces méthodes. Il rédigea une thèse académique qu'il fit soutenir deux fois à vingt années d'intervalle (1723 et 1741)

En 1741, il publia lui-même un ouvrage ayant pour titre :

L'orthopédie ou l'art de corriger dans les enfants les difformités du corps, le tout par le moyen à la portée des pères et mères et des personnes qui ont des enfants à élever.

En 1781, parut le livre du médecin français Clément-Joseph Tissot, intitulé : *Gymnastique médicale, ou l'exercice appliqué aux organes de l'homme, d'après les lois de la physiologie, de l'hygiène et de la thérapeutique.*

Barthez et les frères Weber publièrent des travaux importants sur la gymnastique rationnelle et le mécanisme du mouvement.

En 1794, John Pugts écrivit un traité ou *The science of muscular action.* En 1808, John Barklay publie une étude intitulée : *The muscular motions of the human body;* il y cite un cas de contracture rhumatismale du sterno-mastoïdien rebelle à tous les autres traitements et qui fut guérie par la percussion.

En Suède, Pierre-Henri Ling, né en 1776, contribua à rappeler l'art de la gymnastique.

En 1813, il obtint la création de l'Institut central gymnastique de Stockholm, dont il fut nommé directeur ; c'est surtout la gymnastique médicale qui fut de la part de Ling l'objet d'études spéciales. Le système de Ling est absolument semblable à celui des Tâo-Sse, mais il est moins complet.

Son mérite est d'avoir remis en honneur une méthode thérapeutique absolument abandonnée depuis des milliers d'années.

C'est de l'Institut gymnastique fondé à Stockholm par Ling que sont sortis les médecins qui ont introduit la gymnastique rationnelle à Londres, Saint-Pétersbourg Berlin, Vienne et Dresde.

A partir du xixe siècle, les ouvrages publiés sur ce
sujet sont nombreux :

Essai sur l'attitude et la position, thèse inaugurale de
M. Arbey (Paris, 1816);

Propositions sur les mouvements et l'attitude, par Roulin
(Paris, 1820).

Dans la suite, nous trouvons un grand nombre de publications :

*Illustration of the power of compression and percussion
in the cure of rheumatism, gout and debility of the extre-
mities and in promoting health and longevity* (Balfur);

*Méthode nouvelle pour le traitement des déviations de la
colonne vertébrale* (Pravaz. Paris, 1827).

Le Dr F. Werner publia en 1837 un ouvrage intitulé :
*Premier rapport sur l'établissement d'orthopédie de Kœnigs-
berg de 1826 à 1836.*

En 1838, J.-A.-L. Werner, directeur de l'établissement
d'orthopédie du duché d'Anhalt-Dessau, publie un ouvrage intitulé : *Gymnastique médicale, art de corriger les
vices de conformation et de rétablir la forme et les proportions du corps humain d'après les principes de l'anatomie
et de la physiologie.* Cet ouvrage, après avoir parlé des
différents exercices propres à amener un parfait développement du corps, donne la description d'appareils destinés à corriger les courbures de la colonne vertébrale.

Au Congrès des savants naturalistes et médecins alle-
mands tenu à Vienne du 16 au 22 septembre 1856, M. Re-
clam, de Leipsig, a traité de l'influence des mouvements
du tronc sur la circulation, la respiration et l'évacuation des matières fécales.

Piorry, dans son *Traité de médecine pratique* (t. XI,
Paris, 1847), conseille la friction abdominale avec pression dans le cas où les gaz développés dans l'intestin
refoulent en haut le diaphragme.

En 1855, Blache présente à l'Académie de médecine un traité intitulé : *Du traitement de la chorée par la gymnastique.*

La *Gazette hebdomadaire de médecine et de chirurgie* du 12 septembre 1856 rapporte l'observation d'un calcul biliaire retenu dans l'intestin grêle, où il a déterminé des symptômes d'étranglement interne qui ont rapidement cessé à la suite de la palpation abdominale.

Cette observation, publiée par M. Marotte, est particulièrement intéressante par les conclusions qu'il tire de ce fait : « Pourquoi, dit-il, ne pas pratiquer dans un but thérapeutique une manœuvre qui n'a été employée, dans ce cas, que dans le but d'établir le diagnostic? Si pareil cas se représentait, ne serait-il pas rationnel, non pas de palper le ventre, mais de le malaxer en quelque sorte avec précaution? »

Metzger, né à Bonn (Prusse Rhénane), où le professeur Von Mosengeil, son très savant élève, m'a enseigné toutes les pratiques du maître, qui exerçait à Amsterdam à cette même époque, à part une courte notice sur le massage des entorses, n'a presque rien publié, laissant aux adeptes de la méthode le soin, dans l'avenir, d'en vulgariser les brillants succès.

Malgré son caractère d'éclectisme, le présent livre procède presque entièrement de ces mêmes méthodes de l'école de Bonn adaptées aux progrès incessants réalisés par la massothérapie, tant en France qu'à l'étranger.

Ainsi qu'on a pu s'en convaincre, le massage, longtemps pratiqué uniquement par les rebouteurs ou les empiriques entre les mains desquels il donna des succès entremêlés de désastres, fut considéré comme indigne d'attirer l'attention des médecins.

Depuis un demi-siècle, il fut pourtant appliqué par de courageux praticiens, dont la tentative donna de remar-

quables résultats; il entra dès lors dans une phase scientifique, et peu à peu les médecins français, frappés des
succès obtenus par leurs confrères de l'étranger, se sont
résolus à ne plus le considérer comme un moyen thérapeutique indigne d'eux. Quelques-uns se sont mis à le
pratiquer exclusivement, et on peut dire que, de nos
jours, il a pris droit de cité dans la thérapeutique journalière.

En France, les travaux d'Estradère, de Norström, de
Léon Petit, de Weber, de Gilles, de Jennings, de Massy
ont grandement contribué à vulgariser l'étude de la massothérapie.

Nous devons faire une mention particulière des œuvres
d'Estradère, de Petit et de Norström, dont les travaux
sur le massage comptent parmi les plus importants et les
plus remarquables.

Depuis notre première publication, de nombreux documents sont venus s'ajouter à ceux que nous avions pu
réunir. Certains travaux méritent une mention toute
spéciale. Nous aurons l'occasion, du reste, d'en retrou-
ver le résumé dans ce volume.

PHYSIOLOGIE

Quels sont les effets du massage? — Quelles réactions peut-il
produire dans l'organisme?

Le massage exerce-t-il une action directe ou une action
réflexe? Il produit une action directe purement mécanique, et une action indirecte ou réflexe.

Son action, en effet fort complexe, se traduit par des
effets mécaniques, thermiques et électriques.

Examinons ses effets sur la peau, sur les muscles, sur
la circulation, sur les nerfs, sur la nutrition.

Peau. — Au point de vue purement mécanique, les
manœuvres du massage débarrassent la peau du vernis
formé à sa surface par l'accumulation des matières
grasses provenant des glandes sébacées, mélangées à des
cellules épidermiques en desquamation; le massage assouplit le tégument, l'amincit.

Quelles sont les conséquences physiologiques résultant de cet effet mécanique?

La peau, débarrassée de tous ces déchets, est plus
perméable; l'élimination des produits des glandes sudoripares se trouve ainsi facilitée.

En déterminant la chute des vieilles cellules épidermiques, les cellules de formation récente sont mises
à nu.

Von Mosengeil a publié, dans *Langenbeck' Archiv für*

klinische Chirurgie (1876), le résultat de ses très intéressantes expériences, que j'ai le regret de ne pouvoir exposer ici que succinctement, d'après Schreiber : « Les cellules détachées par le massage sont absorbées et assimilées par leurs voisines.

« A 9 h. du matin, le contenu d'une seringue de Pravaz remplie d'encre de Chine finement pulvérisée est injecté dans les deux articulations du genou d'un lapin. TR = immédiatement 100°,8 F.

« A 9 h. 1/2, massage du genou droit; l'animal court assez gaiement.

« A 10 h. moins 1/4, deuxième injection dans les mêmes articulations, mais moins chargée d'encre de Chine : le genou droit de nouveau est massé.

« La douleur paraît plus violente cette fois, l'animal se débat.

« Le massage paraît plus pénible et est renouvelé. Aussitôt l'articulation est complètement désenflée.

« La patte gauche (non massée) désenfle graduellement pendant les gambades du lapin.

« A 3 h., nouvelle injection ; patte droite de nouveau massée. Deux minutes après, l'enflure de la patte droite est dissipée, la gauche reste grosse. TR = 102°,2 F. Le soir à 8 h. 1/2, TR = 104° F.

« L'animal est sacrifié et ouvert, les vaisseaux et ganglions lymphatiques du côté massé sont injectés d'encre de Chine, ce qui prouve l'action du massage d'une façon indubitable. »

Reibmayr et Hofinger ont prouvé que la résorption d'un liquide injecté dans le péritoine d'un lapin s'effectue deux fois plus vite, lorsqu'on pratique un massage abdominal.

En ce qui concerne le tégument, dans ces conditions nouvelles, nul doute que, par analogie à ce qui se passe pour l'impression de l'air, le massage ne doive produire des effets locaux portant sur la nutrition proprement dite et sur les fonctions cutanées.

On sait en effet que la peau est le siège d'importants phénomènes réflexes. Signalons en particulier l'importance du réflexe cutané sur les phénomènes automatiques de la respiration pulmonaire.

Muscles. — Le massage agit sur le muscle considéré dans son ensemble, mais il exerce aussi une action propre sur la fibre musculaire, dans laquelle il provoque les contractions fibrillaires dues à la force idio-musculaire ; son action mécanique suffit à provoquer des contractions, sans qu'il soit nécessaire d'invoquer l'intervention du système nerveux, grâce aux simples déplacements moléculaires qu'il fait naître au sein des fibres musculaires.

Cette contraction, due à l'action purement mécanique du massage, est encore favorisée et augmentée d'une façon indirecte par l'intermédiaire du système nerveux et de la suractivité de la circulation. Sans aucun doute, les manœuvres du massage exécutées sur les muscles impriment au système nerveux et aux vaisseaux qui s'y distribuent une vitalité plus grande.

Il agit, de plus, dans l'intimité des tissus comme un exercice musculaire, en favorisant l'abord du sang et l'élimination des déchets.

Circulation. — Son action sur la circulation est directe et indirecte.

Directe mécaniquement, indirecte par l'intermédiaire du système nerveux vaso-moteur.

Les pressions exercées sur les parois des veines hâtent leur déplétion, d'où diminution de la stase veineuse, s'il en existe; la tension veineuse diminuant, la circulation artérielle se trouve facilitée d'autant. La circulation

étant favorisée, l'absorption reçoit une impulsion nouvelle, et tandis que l'exsudation diminue ou tend à
diminuer, se produisent la transformation, la disparition des exsudats épanchés.

Ajoutons que cette résorption est favorisée par ce fait
que le massage détermine la transformation directe de
l'exsudat et détruit plus ou moins les capillaires encore
incomplètement formés qui le nourrissent et tendraient
à provoquer ou favoriser une organisation anormale.

Les téguments des régions massées sont plus colorés,
conséquence de la suractivité imprimée à la circulation
capillaire et à la circulation veineuse superficielle; la
température locale s'élève.

Cette suractivité de la circulation se généralise de la
partie massée à tout l'appareil circulatoire.

Des effets généraux consécutifs à ces effets locaux se
produisent; le pouls devient plus large, plus soutenu,
plus régulier.

L'action du massage (*sur la sécrétion des glandes*) est
intéressante : M. Colombo, grâce à une série de recherches faites sur des chiens « a constaté que le massage
appliqué localement sur la région correspondant au
siège des diverses glandes (glandes de l'estomac, sali-
vaires, sudoripares, lacrymales, foie, reins, testi-
cules, etc.) active la fonction des épithéliums sécréteurs,
en provoquant dans les glandes mêmes un afflux plus
abondant du sang. A la suite du massage on voit augmenter la quantité totale des sécrétions, ainsi que la proportion des éléments chimiques spécifiques propres à
chaque glande, mais surtout la proportion de l'eau qui
les tient en solution. »

Le fait est important à noter, à mon avis, car il
explique les heureux résultats obtenus par le massage
de l'intestin, de la région hépatique, du corps thy-

roïde, etc., dans les divers cas où il s'agit d'éveiller la fonction d'une quelconque de ces glandes, le massage produit ainsi une sorte d'opothérapie de cause mécanique.

Système nerveux périphérique. — En dehors de ses effets directs, le massage agit indirectement sur les vaisseaux sanguins par l'action qu'il exerce sur les terminaisons nerveuses qui s'y rencontrent. Au niveau du tégument, il détermine une sorte d'anesthésie des filets nerveux quand la main de l'opérateur peut agir directement sur leurs ramifications; sans doute, telle est son action dans le cas de névrite périphérique consécutive à un traumatisme ou à d'autres causes.

Le massage produit une excitation des extrémités terminales des nerfs ganglionnaires dans la région massée, excitation transmise au système tout entier, d'où suractivité des fonctions auxquelles il préside. Chez certains sujets, cette impression peut aller jusqu'à la douleur, mais la continuation du massage émousse la sensibilité et l'anesthésie se produit bientôt.

Nutrition, absorption. — Sous l'influence du massage se produit une augmentation de l'absorption interstitielle, par la suractivité imprimée à la circulation en retour et aussi par la division infinie des produits normaux ou pathologiques accumulés dans les interstices musculaires et les mailles du tissu cellulaire.

Il en résulte la dissémination de ces produits, la *multiplication de leurs points de contact* avec les parois des veines et des vaisseaux lymphatiques, la diffusion de ces substances dans la lymphe et leur retour dans la circulation générale.

Ainsi donc, le massage provoque une véritable augmentation d'énergie, intéressant les fonctions absorbantes des radicules lymphatiques, d'où résorption des infiltrations et exsudats dans les cas pathologiques, et accroissement dans l'activité des fonctions normales.

De ces effets particuliers du massage sur les divers systèmes, il est facile de déduire l'action du massage général.

MASSAGE GÉNÉRAL. — Son action est complexe; elle se traduit par des effets mécaniques, thermiques et électriques.

Elle détermine la diminution du poids du corps en facilitant la désassimilation ou la destruction de la graisse sous-cutanée; elle augmente la force musculaire. Le massage de l'abdomen produit une augmentation d'énergie des mouvements péristaltiques de l'intestin; ainsi s'effectue le retour dans la régularité des selles. Il agit à la manière d'un procédé mécanique, qui non seulement enlèverait les déchets, mais apporterait de nouveaux matériaux nutritifs. Le massage général produit une suractivité des fonctions vitales, avec un sentiment de bien-être et de souplesse dans les mouvements, une augmentation de l'appétit et du sommeil.

C'est un adjuvant puissant de la résorption, qui s'adresse au système veineux et surtout au système absorbant, et accélère le cours des liquides en tous sens. — En diminuant la tension dans le système veineux, il facilite la circulation dans le système artériel.

On voit combien, dans le cas où la circulation faiblit pour une cause pathologique quelconque (affections cardiaques[1], dyscrasies, anémies, etc.), le médecin pourra utiliser ces puissants effets d'un adjuvant thérapeutique qu'il sera si facile de combiner avec la médication classique par les toniques.

Effets du massage général sur la calorification, la circula-

_____

1. Huchard, *Leçons sur l'artério-sclérose*, 1892.

tion, la respiration, l'excrétion de l'urée et de l'acide phos-phorique. — En 1884[1], j'entrepris à l'hôpital Lariboisière, dans le service de mon savant maître le professeur Bouchard, quelques recherches, afin d'étudier les effets du massage général sur quelques-uns des appareils de l'économie.

J'ai pratiqué moi-même, chaque jour, sur un sujet en expérience, un massage général d'une durée de 25 minutes, faisant porter l'effleurage et le pétrissage profonds sur chaque groupe musculaire, et individuellement sur chaque muscle accessible du tronc et des membres. J'ai adjoint à ces manœuvres le massage abdominal et fait exécuter aux articulations et aux membres leurs mouvements normaux portés aux limites physiologiques extrêmes. Par des effleurages superficiels et profonds, j'ai refoulé vers les centres circulatoires le contenu des vaisseaux lymphatiques et des veines.

Le sujet qui a servi à mes expériences était en cours de traitement dans le service de M. le professeur Bouchard, pour un mal de Bright. Il fut soumis pendant toute la durée du traitement à un régime alimentaire constant : le régime lacté (trois litres et demi de lait par jour).

Je me suis efforcé tout d'abord d'établir quelles étaient, chez le sujet en expérience, les qualités physiques et chimiques de l'urine, observées et analysées pendant quinze jours (l'urine de 24 heures étant recueillie avec le plus grand soin).

La quantité d'urée, rapportée aux 24 heures, fut en moyenne de 26^{gr},10, dans la période qui précéda celle du massage général.

Afin de bien établir l'état normal, le massage ne fut

1. Georges Berne, *Société de thérapeutique*, 1884.

exécuté qu'après seize jours d'observation; chaque séance durait 25 minutes et fut renouvelée pendant plusieurs jours consécutifs. Le chiffre de l'urée s'élevait, le lendemain du massage, à 38^{gr},57, et atteignait les jours suivants le chiffre de 33^{gr},51 et de 33^{gr},17 [1].

Le malade fut soumis à ce massage général pendant dix jours. Le chiffre moyen de l'urée s'est élevé à 32^{gr},39.

C'est donc un chiffre d'élimination de l'urée qui équivaudrait à 6^{gr},29 par jour, que nous avons obtenu par ces manœuvres de massage général, exécutées, je dois l'avouer, avec autant d'énergie qu'il m'était possible.

J'ai dosé l'acide phosphorique chaque jour; la moyenne était de 2^{gr},30 par jour pour les urines de 24 heures. Ce chiffre s'est maintenu sensiblement le même pendant la période correspondant au massage.

La réaction de l'urine, parfois alcaline avant la période de massage, s'est montrée uniformément acide pendant cette dernière.

La densité de l'urine s'est élevée de 1,010 à 1,020.

La température axillaire, en moyenne de 37°,6, s'est élevée après 25 minutes à 37°,9, chiffre bien faible, insignifiant même, sans doute, mais qui ne doit nullement surprendre. Il contraste singulièrement avec l'élévation locale de la température que j'ai constatée à la suite de massages locaux prolongés. (Voir mes recherches sur la température locale.)

Variations sans importance de la température rectale. Le pouls a subi quelques modifications; il s'est élevé en moyenne de 80 à 100 pulsations.

Le nombre des incursions respiratoires a été à peine

---

1. Ce chiffre paraîtra sans doute fort élevé. Nous le donnons comme rigoureusement exact: toutefois nous n'oublions pas qu'il s'agit d'une seule observation.

augmenté. Ainsi, au lieu de 28 (chiffre moyen avant le massage général), nous avons trouvé que le nombre des incursions thoraciques s'élevait tantôt à 48 fois par minute, une autre fois à 32, au lieu du chiffre 28.

Je crois devoir signaler, au nombre des effets du massage général bons à noter, la sensation extraordinaire de bien-être éprouvée par le sujet soumis à l'observation. Outre une sensation de chaleur générale et de vigueur inaccoutumée succédant immédiatement au massage, ce malade ressentait un impérieux besoin de dormir, vers le soir. Le sommeil (contre son habitude depuis le commencement de la maladie) était ininterrompu jusqu'au matin et réparateur. Notons que le malade n'éprouvait plus la sensation de céphalalgie qui suivait habituellement son lever. Ajoutons enfin que l'appétit s'accrut notablement et que les selles devinrent régulières.

Avant mes recherches, Mme Putman Jacobi avait dosé l'urée avant et après l'application du massage. Elle avait constaté l'augmentation de l'urée. Ses expériences diffèrent des miennes en ce que les sujets observés avaient été enveloppés dans des draps mouillés. Mais Mme Putman n'a rendu compte dans ses expériences ni de l'alimentation, ni des conditions dans lesquelles le massage avait été exécuté.

Sans doute, le massage général a produit, dans le cas dont j'ai fourni ici l'observation succincte, des mutations nutritives, une augmentation des oxydations intercellulaires ; les métamorphoses, les échanges de la matière ont reçu une impulsion nouvelle favorisant la transmutation désassimilatrice, et, pour employer les termes mêmes du professeur Bouchard, nous pouvons dire : « que ce qui se brûle pour créer la force de fonctionnement, c'est surtout la matière circulante. En conséquence, ce n'est pas uniquement le travail musculaire

qui produit l'élimination de l'acide urique. » Notre émi‑
nent maître, en divers points de son travail sur le *Ralen‑
tissement de la nutrition*, traitant cette question des
transformations de la matière, signale les acides urique,
hippurique, oxalurique et oxalique, comme constituant
les quatre ordres de corps de la matière décomposée
lors de la désassimilation de la matière azotée[1].

1. *Influence du massage sur les échanges nutritifs chez l'homme
sain*, par BENDIX (*Zeitschr. f. klin. Med.*, vol. XXV, fasc. 3 et 4). —
Le massage général donne toujours une augmentation de la quan‑
tité d'urine et de l'élimination d'azote; cette augmentation est
d'abord considérable, mais diminue plus tard. L'élimination d'azote
augmente de 10 p. 100 après la cessation du massage. Le déclin de
la courbe d'azote n'est pas brusque, mais se produit en deux ou
cinq jours.
Le massage augmente l'azote des fèces, dans la proportion de
18 p. 100.
Bendix pense que, dans les affections chroniques du foie et des
reins, le massage ferait partir l'ascite, par l'élimination des liquides.
L'utilisation plus active des graisses fait penser que l'application
du massage dans le traitement de *Weir-Mitchell* agit mieux qu'un
simple succédané compensant l'absence de mouvements corporels.
Il contribue probablement à l'engraissement, en favorisant la
résorption des aliments ingérés en masse.
Nous voyons à peu près les mêmes données fournies par les
recherches de MITCHELL sur l'*Influence du massage sur les échanges
nutritifs* (*Medical News*, 10 novembre 1894). — Les observations de
M. Mitchell démontrent d'une façon péremptoire que des modifica‑
tions notables s'observent dans la richesse du sang en hématies à
la suite de l'application du massage. Chez les individus sains, un
massage méthodique augmente la diurèse et le taux des matières
azotées de l'urine; ce phénomène est progressif pendant quelques
jours, puis reste stationnaire pendant toute la durée du traitement.
La diminution n'a lieu que quatre ou cinq jours après cessation
du traitement.
Il est probable que le massage a pour effet de faire passer par
l'intermédiaire du sang une quantité d'eau plus considérable à
travers le filtre rénal. L'augmentation des matières azotées élimi‑
nées est due probablement à l'accélération de la circulation sanguine.

M. Bouchard fait remarquer que chez les obèses, si l'urée diminue généralement, en revanche fréquemment l'acide urique, qui représente un moindre degré d'oxydation, se trouve en excès. Chez les obèses qui éliminent peu d'urée, la température centrale est abaissée. « Chez ceux-là, non azoturiques, le massage, en activant la désassimilation, serait sans doute fort avantageux. Pour accélérer les mutations nutritives, il faut relever l'énergie du système nerveux. Le massage, par sa stimulation sur les filets périphériques et les excitations cutanées qu'il provoque, est un excellent moyen. Lorsqu'il faut mettre en jeu les appareils dont le fonctionnement crée de la force et brûle de la matière, la contraction musculaire entre en première ligne. » (Bouchard, *Ralentissement de la nutrition.*)

D'après Junk (cité dans le même ouvrage), l'imbibition peut produire de la chaleur, même dans les membranes mortes.

Modifications de la température locale sous l'influence du massage[1]. — Si les importantes recherches de Petrowsky, de Vulpian, de Marey, ont établi l'action locale des excitations sur l'appareil vaso-moteur de la peau, leurs travaux ne mentionnent que vaguement ce qui a trait aux modifications de la température : sur un point quelconque du tégument, la congestion neuro-paralytique produite par une excitation prolongée et un peu violente provoque la distension et la dilatation des artérioles, des veinules et des capillaires. La chaleur est d'autant plus élevée dans cette région que la circulation du sang est plus active. Mais dans quelle mesure cette température peut-elle s'accroître?

1. Extrait du compte rendu des communications faites à la Société médico-pratique, novembre 1885. (*Recherches sur les modifications de la température locale sous l'influence du massage*, Dr G. BERNE.)

La littérature médicale n'offre que très peu de documents sur ces divers points. En effet, à part les recherches de Von Mosengeil, aucun travail n'existait sur cette question intéressante à plusieurs titres. Mosengeil évalue l'élévation de la température locale, sous l'influence du massage, à 2° et même 3° centigr. J'ai reconnu que la température pouvait s'élever encore davantage, et atteindre même 5° centigr. La moyenne qu'on pourrait établir serait de 1° 1/2 centigr. Ce chiffre repose sur les données fournies par 21 observations. Chez tous les malades que j'ai examinés, grâce à l'emploi du thermomètre du Dr Constantin Paul, la température locale a été recueillie avant et après le massage. Celui-ci a été exécuté chaque fois pendant une durée précise de 10 minutes. C'est dans ces conditions que j'ai pu observer, chez un sujet atteint d'hémiparaplégie syphilitique localisée au côté gauche, les faits suivants :

Après le massage, la température, qui atteignait 30°, s'est élevée à 31° du côté malade (membre inférieur gauche). Du côté sain, la température s'élevait davantage, et de 30° montait à 32°,4. C'est donc une élévation de plus d'un degré qui s'observait du côté sain, comparé au côté malade. A plusieurs reprises, j'ai constaté que l'élévation thermique des deux côtés comparés l'un à l'autre s'effectuait en conservant la même inégalité.

En un mot, tandis que le côté sain présentait une augmentation de température de 2°,4 après chaque massage, le côté malade ne subissait qu'une élévation thermique d'un degré.

Chez un autre sujet (un neurasthénique), j'ai pu reconnaître que diverses parties du tégument offraient une élévation thermique différente suivant les régions.

Tandis qu'en effet le tégument de la partie supérieure du corps était le siège d'une augmentation de température de 2°,8, les deux membres inférieurs présentaient une inégale excitabilité, à ce point que, consécutivement à des manipulations de même énergie, la température s'élevait de 1°,2 à droite et de 0°,8 à gauche.

Certains sujets peuvent présenter une augmentation de température considérable : chez un malade traité pour une atrophie des muscles péroniers consécutive à une fracture de jambe, la température s'est élevée de 28° à 33° après 10 minutes de massage, ce qui donne une augmentation de 5°. Comme type de variété dans l'élévation thermique chez un même individu, je signale l'un de mes malades, chez lequel, tandis que la température du tégument abdominal s'élevait de 1°,4 (de 32° à 33°,4), après le massage (10 minutes) elle atteignait une élévation de 1° au mollet droit et au bras droit, de 2° à la jambe gauche, de 1°,8 à la cuisse droite et de 1° au genou du même côté. En général, le degré maximum d'élévation thermique était atteint dès les 4 ou 5 premières minutes du massage.

Chez un malade jadis atteint de fracture de l'extrémité inférieure de l'humérus aujourd'hui consolidée, mais en traitement actuellement pour une impotence fonctionnelle marquée de tout le membre supérieur correspondant à la fracture, j'ai observé que la température était inférieure de 1°,5 du côté malade comparé au côté sain (30°,1 au lieu de 31°,6). Ajoutons qu'un massage de 10 minutes élevait la température de 1°,8, ce qui rétablissait sensiblement l'équilibre de la température entre les deux membres supérieurs.

Il m'a été facile de reconnaître qu'il n'était pas nécessaire d'exercer *des massages de longue durée* pour obtenir le maximum de température possible, car chez la plupart des sujets observés, dès la 5e ou 6e minute, le chiffre maximum était atteint. Ce fait est, du reste, conforme à ce que l'on sait concernant les excitations du tégument en général, dont les effets sont d'autant plus énergiques que l'excitation est de plus courte durée.

La sensation de chaleur perçue par les malades peut persister pendant un temps variable, mais qui peut être assez prolongé (une heure ou deux chez certains sujets).

Je recommande le massage comme un agent puissant *de calorification* pouvant être utilisé dans nombre de cas pathologiques où il est nécessaire de stimuler la circulation, d'éveiller les réflexes cutanés et d'élever la température en un point quelconque du tégument des membres. Si l'on pense, avec M. Joffroy, « que la dérivation, sous ses formes multiples, est restée un mode de traitement, depuis la flagellation jusqu'au vésicatoire », cela peut s'appliquer au massage, dont on connaît les bons effets dans nombre de lésions articulaires. L'action du massage trouve son application dans le traitement de ces *cyanoses locales* avec anesthésie, que le professeur Gubler traitait volontiers par des frottements énergiques. Ces sortes d'*asphyxies locales*, ces *troubles de la calorification* signalés par Weir-Mitchell à la suite des lésions nerveuses traumatiques, s'accompagnent, on le sait, d'un abaissement notable de la température, pouvant atteindre de 0°,6 à 8°,3 (Weir-Mitchell). Le massage est d'un très grand secours dans le traitement de ces troubles, presque inévitables, de la calorification. Pendant le traitement des fractures, je propose d'exercer des *manipulations des muscles et du tégument des membres aussi précocement que possible, lorsque les conditions présentées par les fractures ne sauraient s'y opposer*[1].

Le massage peut être un moyen d'exploration permet-

1. Je rappellerai que ces lignes ont été imprimées en novembre 1885. Or *toutes les publications quelconques* sur le traitement des fractures du péroné par le massage sont postérieures à cette date.

tant de reconnaître dans quelle mesure, chez les sujets atteints de lésions médullaires, le grand sympathique se trouve intéressé; on peut penser que toute excitation de la peau n'est accompagnée de modifications de la température, que grâce aux réflexes ayant pour siège les centres nerveux. Le fait se trouve démontré par la différence observée dans les phénomènes de calorification chez un même malade, la température du côté hémiplégique étant comparée à celle du côté sain.

Nous empruntons à la *Revue d'hygiène thérapeutique* (décembre 1891) les conclusions du Dr Maggiora sur l'action physiologique du massage (*Giorn. d. r. soc. ital. d'igiene*, nov. 1890) : *Contributo allo studio dell'azione fisiologica del massaggio.*

De ses recherches, le Dr Maggiora tire les conclusions suivantes :

1° Dans le muscle fatigué, on peut, par le massage, améliorer notablement les conditions de résistance au travail ;

2° Le massage peut empêcher que la fatigue ne s'accumule dans le muscle qui vient d'exécuter un travail trop soutenu. Il permet d'obtenir un travail mécanique notablement supérieur à celui fourni après des périodes équivalentes de repos ;

3° L'augmentation dans la résistance au travail du muscle est, entre certaines limites, proportionnelle à la durée du massage. Dix minutes de massage donnent le maximum ;

4° Il n'est pas encore établi que les muscles qui ne travaillent pas directement ressentent la fatigue de ceux qui travaillent ;

5° Enfin, le massage, pratiqué durant des périodes de temps de 5 à 10 minutes, est capable de faire cesser temporairement, dans les muscles, cet état d'affaissement qui se manifeste quand on est soumis, pendant un temps prolongé, à un travail physique très intense.

En raison de sa très grande importance, je crois devoir publier la partie du travail de Castex intitulée : *Étude expérimentale sur le massage (Arch. gén. de méd.*, 1891). Il s'agit ici de l'*examen microscopique des diverses parties ayant subi le massage.*

Examen microscopique des diverses parties ayant subi le massage. — Comme je l'ai déjà dit, un des buts de ce travail était d'examiner au microscope les divers éléments d'une région massée après le traumatisme et de les comparer aux éléments correspondants de la région symétrique, traumatisée de même, mais non massée. Je voulais chercher, dans les examens comparés, les effets du massage sur l'élément anatomique et peut-être trouver l'explication de son influence favorable.

J'ai sacrifié les animaux environ six mois après le début des expériences, pour donner aux lésions possibles le temps de subir leur évolution naturelle. J'ai pris des fragments de muscles sur le côté massé et le côté non massé, en des points symétriques. Ces fragments ont été placés, les uns non tendus, les autres tendus, sur des plaquettes de liège :

1° Dans l'alcool au tiers;

2° Dans l'alcool à 90°;

3° Dans le liquide de Müller.

J'ai pris de petits vaisseaux (les ramifications des fessiers entre autres) que j'ai mis dans l'alcool à 90°.

J'ai pris encore des ramifications nerveuses que j'ai tendues sur des plaquettes de bois, pour en mettre ensuite :

a) Dans du liquide de Muller ;

b) Dans de l'acide osmique à 1/100. Vingt-quatre heures après, je les en retirai pour les placer, sans être lavés, dans l'alcool faible.

Enfin les moelles épinières ont été jetées dans le liquide de Muller, mis en grande abondance.

1° *Muscles.* — *Muscle deltoïde non massé.* — Il s'agit d'un fragment de muscle deltoïde pris sur un chien qui avait subi la luxation des deux épaules. Coupe préparée à l'hématoxyline.

Faible grossissement. — Le muscle est divisé en faisceaux secondaires très nettement séparés les uns des autres. Ces faisceaux, d'inégal volume, comprennent : les uns, un nombre de fibres variant de 16 à 20 (les petits faisceaux sont assez nombreux); les autres, un nombre de 50 à 60 fibres (ils sont moins nombreux que les petits).

Le tissu conjonctif qui les sépare est un tissu lâche, formé de fibres très fines, renfermant peu de vaisseaux, excepté au niveau de certaines grosses travées où on voit des branches artérielles accompagnées de leurs deux veines. Ces travées interfasciculaires, dans certaines régions du muscle, sont *presque aussi larges que les faisceaux musculaires.*

Fort grossissement. — On voit entre chaque fibre un nombre assez considérable de noyaux assez minces, allongés, et on peut en compter de 7 à 8 autour de chacune des fibres. Ces noyaux semblent faire partie de la gaine de la fibre musculaire. Outre les noyaux minces et allongés, on voit encore, çà et là, quelques traînées conjonctives à noyaux ovalaires avec quelques fibres extrêmement fines.

Les artères qu'on trouve dans les grosses travées fibreuses ont conservé leurs membranes interne et moyenne intactes, mais l'externe est épaissie et environnée d'une zone fibreuse dense.

En résumé. — Abstraction faite de la grosseur des fibres musculaires, dont il est difficile d'apprécier les variations de volume, ce muscle semble envahi par des tra-

vées fibreuses qui dissèquent les faisceaux et les séparent beaucoup plus nettement qu'à l'état normal. Cette
sorte de sclérose atteint également le système artériel.

Il s'agit d'une *sclérose très régulièrement diffuse*.

A. *Muscle deltoïde massé.* — Dès l'abord, le muscle paraît normal. Les gros faisceaux principaux sont encore
séparés par des travées fibreuses, mais il n'existe plus de
travées secondaires dissociant les faisceaux, comme dans
le muscle non massé. On ne voit pas non plus autour des
branches artérielles la zone scléreuse si prononcée dans
le muscle non massé. Quant aux fibres musculaires, elles
semblent dans leur ensemble plus volumineuses.

De cet examen fait par M. Toupet, je puis rapprocher
le suivant, dû à M. Remy.

B. *Deltoïde non massé.* — Le tissu conjonctif est épaissi
avec hémorrhagies interstitielles, très intenses surtout
dans le tissu cellulaire périmusculaire, c'est-à-dire que
les deux périmysiums externe et interne sont infiltrés de
sang, ainsi que les fascia périmusculaires.

La striation transversale qui indique la normalité du
muscle est effacée en beaucoup d'endroits, tandis que la
striation longitudinale (qu'on ne voit pas normalement)
est très accusée.

La préparation à l'hématoxyline révèle un plus grand
nombre de noyaux dans le sarcolemne et les périmysiums.

Deltoïde massé. — Le muscle paraît normal. Peu de
tissu conjonctif. Les vaisseaux sont normaux, la striation
transversale très nette. Par la préparation à l'hématoxyline, qui colore tous les noyaux, on voit qu'aucune
modification n'est intervenue, ni dans le sarcolemne, ni
dans le tissu conjonctif qui l'entoure.

C. *Muscle grand fessier non massé (après contusions de la
hanche).* — A un faible grossissement, on voit que le tissu

conjonctif est un peu plus épais, sans être enflammé, que les stries longitudinales sont *beaucoup* plus apparentes.

A un fort grossissement, la striation longitudinale est encore plus apparente, les fibrilles musculaires sont même dissociées. Les stries transversales sont à peine apparentes.

Muscle grand fessier massé (après contusions de la hanche). — Aux deux grossissements, fort et faible, le muscle se montre parfaitement normal. Il n'y a pas d'épanchements sanguins.

D. *Muscle grand fessier non massé (après contusions de la hanche).* — *Coupe transversale.* — Autre animal. Tissu conjonctif plus épais, taches brunes autour des vaisseaux. Hémorrhagies interstitielles dans le tissu conjonctif. Veines gonflées de sang.

Coupe longitudinale. — La striation longitudinale des fibres est très apparente; la striation transversale, moins visible.

Même muscle massé. — Normal, même l'enveloppe fibreuse périphérique, même les éléments tendineux. Striation transversale très évidente.

E. *Grand fessier non massé (après contusion).* — Tissu conjonctif plus épais, fibres musculaires volumineuses, apparence de transformation colloïde du muscle. Striation transversale apparente.

Grand fessier massé. — Fibres musculaires plus petites, mais aucune altération, ni au muscle, ni au tissu conjonctif, ni au tissu adipeux, ni au tissu tendineux.

Je crois inutile de multiplier les descriptions microscopiques. Presque toutes reproduisaient la même différence entre le muscle massé et non massé. Une seule fois, il n'existait pas de différence marquée entre les deux. Il s'agissait du moyen fessier, qui avait été peut-être moins atteint par l'action traumatique.

En somme, il résulte de ces diverses préparations microscopiques : 1° que, d'une part, le muscle traumatisé, mais massé, retrouve sa constitution normale, 2° que le muscle traumatisé et laissé sans massage offre comme altérations :

a) Une dissociation en fibrilles de la fibre musculaire, marquée par des stries longitudinales très évidentes;

b) Une hyperplasie, quelquefois un simple épaississement du tissu conjonctif annexe dans ses diverses parties;

c) Par places, une augmentation du nombre des noyaux annexés au tissu conjonctif;

d) Des hémorrhagies interstitielles;

e) Un engorgement des vaisseaux sanguins avec hyperplasie conjonctive de leur paroi adventice;

f) Le sarcolemme est intact en général. Sur une seule préparation, on voyait une multiplication de ses noyaux, traduisant un peu de myosite interstitielle.

2° *Vaisseaux et nerfs fessiers (côté non massé après contusions).* — *Vaisseaux.* — Le tissu conjonctif s'est hyperplasié autour des petits vaisseaux. C'est leur couche externe qui s'est hypertrophiée presque exclusivement. Autour de ces petits vaisseaux existent un certain nombre de cellules plates du tissu conjonctif à noyau très apparent qui donne à l'épaississement total une apparence concentrique.

Nerfs. — Sur une coupe transversale, le tissu conjonctif forme des enveloppes superposées autour du périnèvre. A l'intérieur du périnèvre se trouvent des amas d'une substance blanchâtre. Il en existe jusqu'à cinq dans une même enveloppe, comprimant l'élément nerveux.

Sur une coupe longitudinale, on voit que ces amas sont des bandes qui divisent le nerf en faisceaux. Il semble que ce soit le tissu conjonctif qui est autour des vaisseaux du nerf qui se soit développé à l'intérieur du périnèvre.

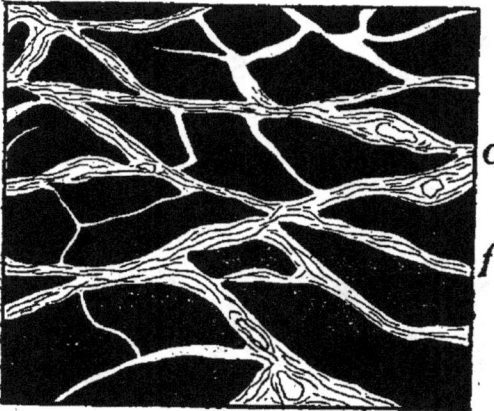

Fig. 21.
Muscle traumatisé *sans* massage.

f Faisceau musculaire.
c Cloison conjonctive.

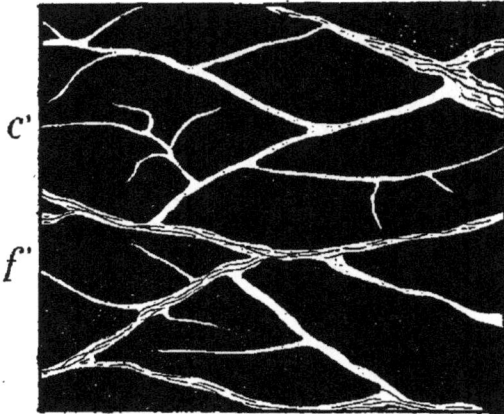

Fig. 22.
Muscle traumatisé *avec* massage.

f' Faisceau musculaire.
c' Cloison conjonctive.

(On voit, en comparant les figures 21 et 22, que le muscle massé — deltoïde de chien (fig. 22) — a conservé le volume normal de ses faisceaux musculaires et cloisons conjonctives qui, au contraire, sont devenus, les uns plus grêles et les autres beaucoup plus épaisses dans le deltoïde non massé de l'autre épaule (fig. 21).

Celui-ci étant inextensible, les fibres nerveuses sont comprimées.

Les noyaux de la gaine de Schwan ne paraissent pas multipliés. L'altération des cylindres-axes est considé-

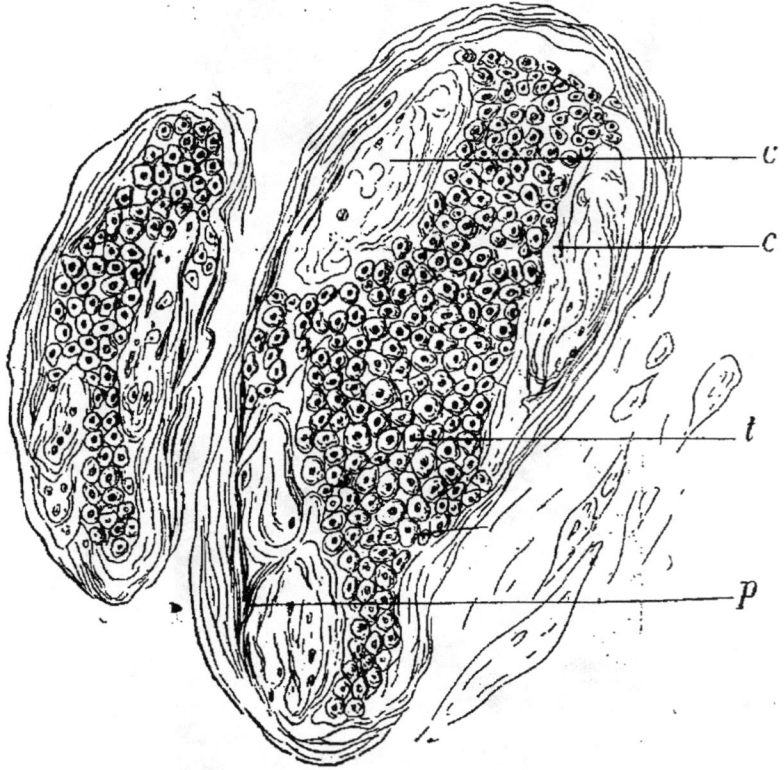

Fig. 23.
Nerf traumatisé *sans* massage.
p Périnèvre.
t Tubes nerveux.
c. c Néoformation conjonctive.

rable, puisque, sur une coupe transversale, nous trouvons que la moitié de la surface circonscrite par le périnèvre est remplie par la néoplasie périvasculaire. Le tissu conjonctif, qui est autour du périnèvre et qui est épaissi, est riche en noyaux. Le périnèvre est du moins trois fois plus épais dans le côté non massé que dans le côté massé (résultat très nettement visible).

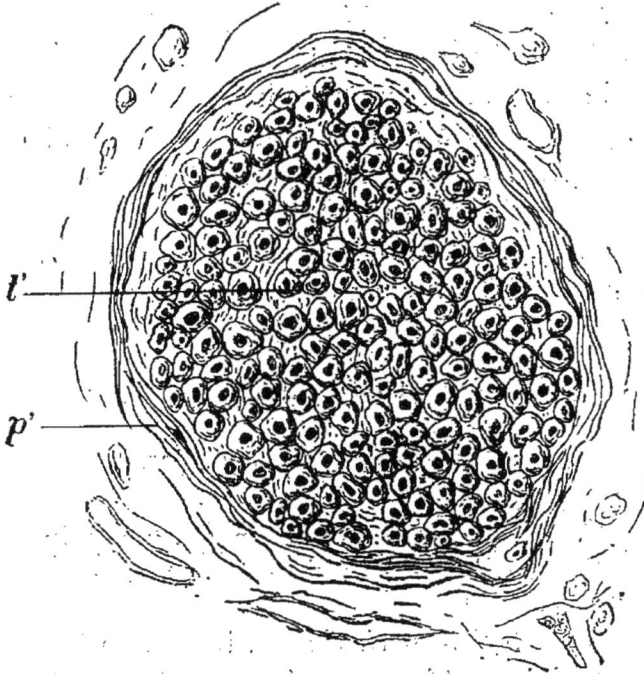

Fig. 24.

Nerf traumatisé *avec* massage.

p' Périnèvre.
t' Tubes nerveux.

(Par la comparaison des fig. 23 et 24, on voit que le nerf massé — rameaux d'un nerf fessier supérieur de chien (fig. 24) — est resté normal dans tous ses éléments, tandis que le même nerf de l'autre fesse non massé (fig. 23) a son périnèvre très épaissi et présente au-dessous de cette gaine des dépôts de néoformation conjonctive qui ont refoulé et comprimé les tubes nerveux.)

En somme : périnèvre épaissi.

Les petits vaisseaux qui sont au milieu des éléments nerveux contenus dans ce périnèvre sont le siège d'une hyperplasie périphérique.

C'est la lésion nerveuse qui est la plus évidente (périnévrite, névrite interstitielle et compression des tubes nerveux).

Côté massé. — Tout est normal dans les vaisseaux et les nerfs.

3° *Moelle épinière.* — J'ai encore cherché dans les deux moitiés de la moelle épinière correspondant aux régions symétriques massée et non massée. Je n'y ai constaté aucune différence, malgré le long temps écoulé entre l'expérience et l'examen histologique. Mais mes recherches ont été peu nombreuses et de nouvelles investigations sur ce point pourraient être utiles.

CONCLUSIONS

I. — *Résultats cliniques.*

Dans les *contusions simples*, le massage procure la disparition rapide des divers troubles, principalement de la douleur.

Dans les *contusions articulaires*, il dissipe les contractures musculaires réflexes ou les parésies, mais surtout il prévient les amyotrophies rebelles qui en sont la complication la plus grave.

Appliqué aux *entorses*, il est remarquable par la rapidité de ses bons effets. D'après ma statistique, le résultat cherché est obtenu entre trois et quatre jours.

Dans les *luxations*, on doit y recourir dès que la réduction est assurée, car il réduit au plus vite gonflement, ecchymoses, douleurs. Il éveille la fibre musculaire de cette stupeur locale où la plonge le traumatisme. Il prévient les atrophies et raideurs tardives.

Appliqué aux *fractures juxta-articulaires*, il vient rapidement à bout des douleurs et gonflements (une fracture simple, sans déformation, de l'extrémité inférieure du radius guérit en une quinzaine de jours, quand il en fallait quarante au moins avec l'immobilisation plâtrée). Si on y a recours après la levée des appareils, il assouplit les parties et dissipe les œdèmes.

Contre les *amyotrophies* acquises[1], le massage s'est montré impuissant. Il les prévient, si on l'applique d'une façon précoce.

Mes conclusions sont étayées sur les résultats, tant *cliniques* qu'*expérimentaux*, consignés au cours de cette étude.

II. — *Résultats histologiques.*

Le muscle traumatisé et non massé présente une *sclérose diffuse* avec : hypertrophie du tissu conjonctif annexe dans ses diverses parties, hémorrhagies interstitielles, engorgement des vaisseaux sanguins et hypertrophie de leur tunique adventice.

Le muscle traumatisé, mais massé, offre son histologie normal. C'est la *restitutio ad integrum.*

Les vaisseaux sanguins sont normaux dans le muscle massé. Dans le muscle non massé, ils offrent une hyperplasie de leur tunique externe.

Les filets nerveux normaux dans le muscle massé présentent, dans le muscle non massé, de la périnévrite et de la névrite interstitielle.

La lésion des nerfs est plus marquée que celle des vaisseaux

---

1. Nous ne partageons pas cette opinion un peu pessimiste de notre distingué confrère : nombre d'amyotrophies post-traumatiques sont susceptibles d'être guéries par le massage. V. l'article *Amyotrophie.* (Note de l'auteur.)

III

En résumé : d'après mes recherches, on constate *de visu* que le massage agit en détergeant une partie des matériaux diversement nuisibles que le traumatisme y a versés, en ramenant cette partie à son état normal et en prévenant de la sorte le processus de sclérose diffuse qui en serait résulté.

Telle est l'explication positive de l'action du massage. Elle ne pourra qu'accroître son crédit.

(Castex, *Arch. gén. de Médecine*, 1891.)

TECHNIQUE OPÉRATOIRE

Tables de massage. Instruments. — J'ai pu constater, en Hollande et en Allemagne, que nos confrères en mas-sothérapie se servent de tables à massage, sorte de petits tréteaux exigus, trop courts, trop étroits, du haut desquels le patient, étendu en équilibre instable, pou-vait faire une chute dans un mouvement mal combiné. Ajoutons que parmi lesdites tables, les unes, trop élevées, nécessitaient la station debout du praticien; d'autres, trop basses, obligeaient l'exécutant à se baisser trop. Autant d'attitudes fatigantes. Nous ne voyons aucune utilité à posséder autre chose, comme arsenal de massage, que des chaises longues d'une lon-gueur et d'une largeur suffisantes, *sans rebords* et *sans dossiers*, munies de coussins pouvant se superposer, afin dans certains cas de pouvoir servir d'appui à un coude, un bras, une épaule.

Le médecin devra posséder, de plus, des coussins mo biles, de longueur et largeur variées, de consistance dif-férente, depuis la balle d'avoine jusqu'au coussin de sa-ble, qu'il fera supporter par des tables mobiles très légères. Le massage d'un poignet, d'une main, d'un coude sera ainsi rendu plus facile, grâce à l'appui que ces

segments du membre supérieur pourront recevoir. Des
tabourets de différente hauteur seront également utiles,
pour servir d'appui aux membres inférieurs.

Il est bon de se munir de ballons en caoutchouc creux,

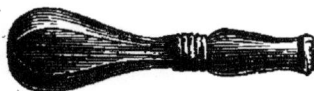

Fig. 25. — Ballon percuteur.

montés sur des tiges en bois, afin d'exécuter les percussions brèves sur les attaches tendineuses des muscles et
sur le corps même des groupes musculaires. »

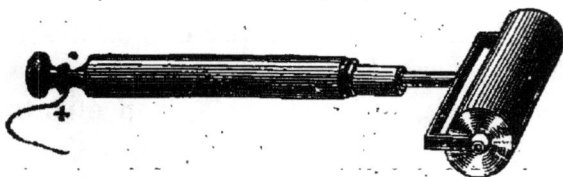

Fig. 26. — Rouleau de Butler.

L'usage du rouleau de Butler, du cylindre de Stein,
des palettes et battoirs est abandonné. Les avantages du
percuteur de Sarlandières, du battoir dorsal de Klemm

Fig. 27. — Battoir dorsal de Klemm.

ne me paraissent pas supérieurs à ceux du percuteur
élastique désigné plus haut.

Signalons le percuteur électrique de Granville, qui
pourrait être conservé pour la production des vibrations
très faibles (fig. 28, 29, 30).

A propos de la vibration et de la trépidation, moyens

employés par Kellgren, par Monfort, par Zander et aussi par Charcot dont le fauteuil trépidant (*Progrès med.*, 1892) est la réédition du fameux trémoussoir de l'abbé de Saint-Pierre en 1734, nous rappellerons que ce fauteuil de Charcot a précédé le casque métallique vibrant (construit en collaboration avec Gilles de la Tourette, Larat et Gautier), et dont la vibration est obte-

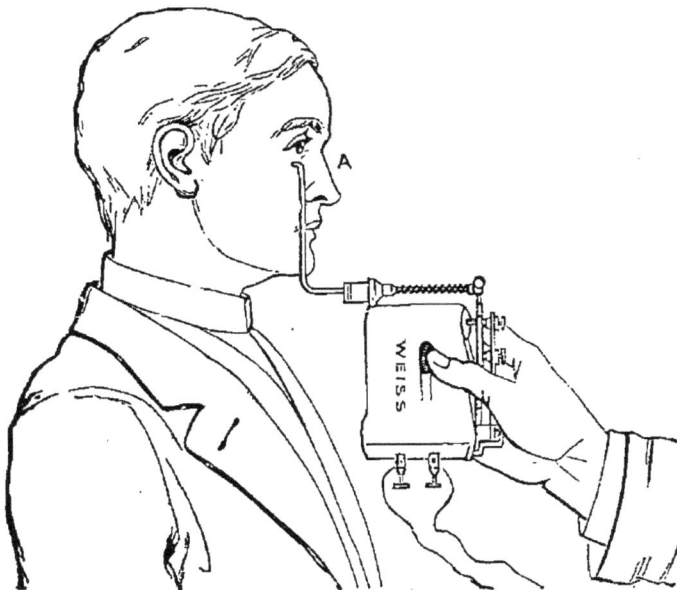

Fig. 28. — Percuteur électrique de Granville.

nue par un moteur genre Gramme possédant un excentrique (utilisé dans la mélancolie et dans la neurasthénie).

Mentionnons les divers vibrateurs de Vigouroux et de Boudet de Pâris, le vibrateur de Liedbeck, de Stockholm, modifié par Paquet, de Nantes (vibrateur à la main, 2 000 vibrations à la minutes), le vibrateur de Bourcart, de Genève, dans lequel un moteur électrique est substitué à l'action de la main ; une tige souple d'acier ou de baleine terminée par une boule de caoutchouc remplace les contacts rigides.

Signalons l'utilisation d'un vibrateur à main, modèle fixe transmettant à l'aide d'un flexible en acier le mouvement à un manche destiné à recevoir les divers concusseurs.

Technique du massage. — Le mot de *massothérapie* devrait être substitué au mot massage usité communément.

Massothérapie veut dire application du massage à l'art

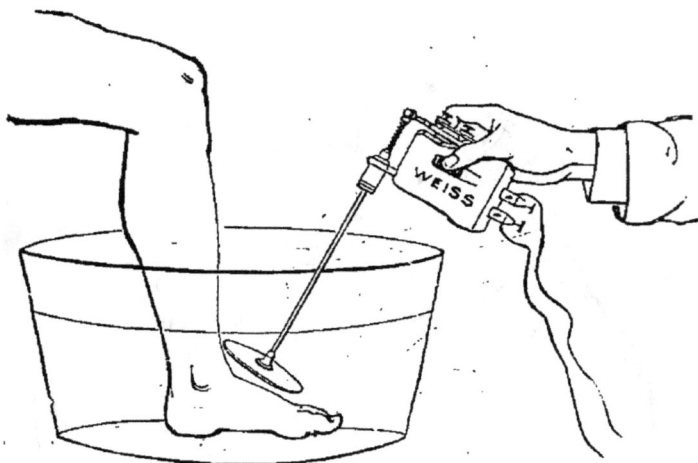

Fig. 29. — Percuteur électrique.

de guérir, utilisation de la *main* au traitement scientifique des maladies.

Dally avait proposé le mot de « manipulations ». L'intention était sans doute louable, mais le mot était long et n'exprimait que l'acte matériel pur et simple, sans lui adjoindre la désignation de son emploi scientifique.

Le massage est tellement entré dans la pratique journalière qu'il nous semble tout à fait inutile d'en donner ici une plus complète définition; nous nous bornerons donc à exposer en un tableau synoptique les manœuvres variées du massage, à expliquer leurs effets, tout en indiquant les motifs qui doivent déterminer le choix du praticien.

Avant d'aborder cette partie purement technique, nous devons nous élever contre un préjugé trop répandu dans le public et, bien que cela puisse surprendre, même dans un certain groupe médical; à savoir, que tout le monde peut pratiquer le massage sans avoir étudié le manuel opératoire et sans avoir appris, sous la direction d'un

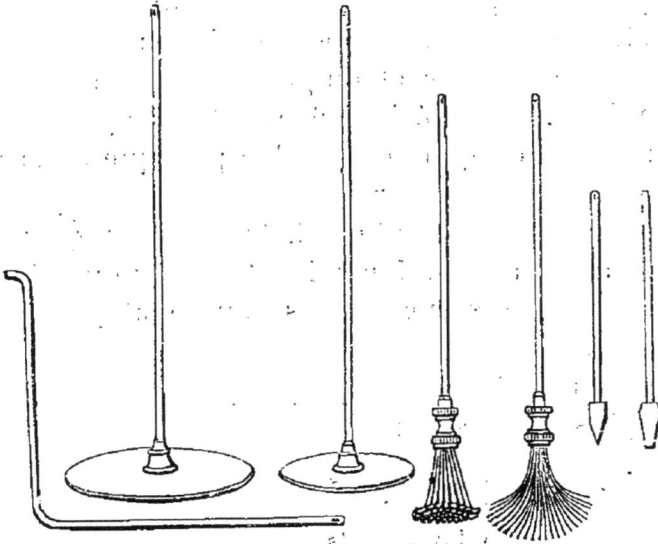

Fig. 30. — Série de percuteurs et pinceaux électriques.

maître, exactement l'anatomie du corps humain, les indications et les contre-indications de l'emploi de la massothérapie. C'est là évidemment une erreur profonde et qui explique les insuccès nombreux, les accidents dus aux pratiques de manœuvres ignorants autant que téméraires, n'hésitant pas à traiter par le massage les phlébites en pleine évolution et les arthrites suppurées, au risque de provoquer de redoutables accidents [1].

1. On m'a cité récemment un cas de rupture de varices volumineuses, sous l'influence de massages pratiqués par un opérateur de fantaisie.

Pratiqué par des comparses de l'art, le massage n'a donné pendant longtemps que des résultats insignifiants ou déplorables; on attribuait l'insuccès à la méthode thérapeutique, alors qu'il n'était imputable qu'à l'opérateur.

Pour retirer du traitement par le massage tous les effets curateurs qu'il peut fournir, il faut donc absolument qu'il soit pratiqué par *un médecin instruit*, expérimenté. Il est indispensable de posséder une connaissance entière du *diagnostic* et du *pronostic* des maladies. La lecture des traités spéciaux ne suffit donc pas et ne saurait remplacer ce qu'une véritable pratique de la médecine peut seule enseigner.

Ces manipulations sont en effet nombreuses et variées; chacune a son application suivant les cas ou suivant les différences phases successives d'un état pathologique déterminé.

En voici un tableau synoptique que nous avons dressé avec le plus grand soin :

A. Effleurage. . . . { Frôlements. / Onctions.

B. Pétrissage. . . . { Pincements. / Malaxations.

C. Pressions. . . . { Douces. . { Rectilignes. / Elliptiques. / Spiroïdes. } Fortes. . { Froissement. / Foulage. }

D. Percussions. . . { A plat, (calmantes, hyposthénisantes). / A poings { Douces. / fermés. { Fortes (éclatement, résorptions). }

E. Mouvements. . . { Secousses. / Traction. / Torsion. / Flexion. / Extension. / Rotation. / Circumduction, supination, pronation. / Adduction. / Abduction.

D. Massages vibratoires (Braun-Garnault).

Il nous reste maintenant à dire quelques mots sur chacune de ces manipulations, à en indiquer le manuel opératoire, les modifications que celui-ci subit suivant les régions et aussi suivant les cas particuliers.

Les différentes manœuvres du massage nécessitent, de la part de celui qui veut se livrer à leur pratique, une réelle vigueur physique; elles sont en effet très fatigantes dans certains cas. Pour exercer avec facilité la massothéraphie, il convient de posséder un corps robuste et résistant; sans cette condition, le praticien est exposé à ressentir de grandes lassitudes, pouvant même l'obliger à renoncer à sa profession. Il faut aussi que l'opérateur puisse se servir indifféremment de l'une ou l'autre main, faculté qu'il acquerra par des exercices fréquemment répétés; les ongles doivent être limés régulièrement, afin de ne pas déchirer les téguments du patient. Contrairement à l'opinion commune, j'estime qu'ils doivent de plus ne pas être coupés trop courts, car après des séances réitérées de massage, la matrice unguéale deviendrait douloureuse; l'ongle est en effet le protecteur naturel des parties molles des phalangettes. Il faut de plus que les doigts soient souples, très mobiles et vigoureux. Des éminences thénar et hypothénar pourvues de muscles volumineux constituent deux véritables coussinets charnus dont l'élasticité rend les pressions d'autant plus douces et supportables. C'est pourquoi le massage exécuté par l'homme est en général mieux toléré que celui dû aux mains féminines, peu musclées d'ordinaire.

Ainsi donc, vigueur et grande dextérité de mains, telles sont les qualités physiques nécessaires.

Mais il est de nécessité absolue que le praticien ajoute à ces qualités naturelles une *connaissance approfondie de l'anatomie* et de la physiologie.

Ainsi s'explique, sans qu'il soit besoin d'insister davantage, la différence des résultats obtenus par la massothéraphie appliquée par les rebouteurs d'une part, et les médecins d'autre part.

Le médecin opère en connaissance de cause, avec me-

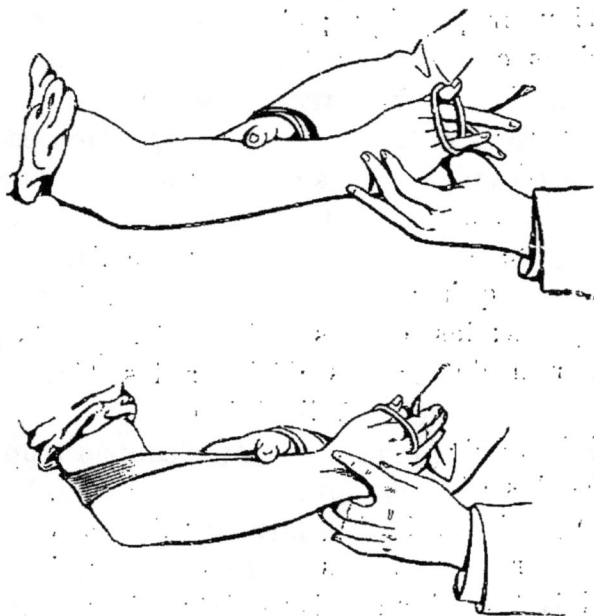

Fig. 31. — Fixation de quelques groupes musculaires pour faciliter le massage.

sure; l'empirique pétrit, percute et mobilise à tort et à travers, « au petit bonheur ».

Il existe entre eux toute la différence qui sépare dans les diverses branches de l'activité humaine l'homme de l'art et le manœuvre.

Dans la pratique du massage, je me sers, suivant les régions et suivant l'âge et le sexe du patient, de certaines substances dont je donne ici les formules.

Pour les hommes à système pileux très développé :

Pommade.
{ Acide borique. . . . .   8 grammes.
{ Vaseline. 60   —
{ Baume de Fioravanti. 10   —

Essence de citron ou teint. de bergamote, q. s. p. aromatiser.

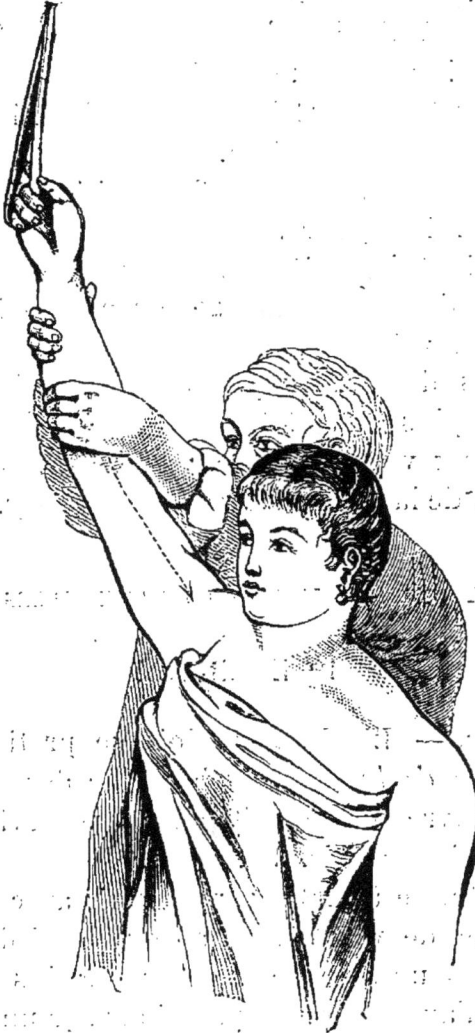

Fig. 32. — Suspension pendant le massage.

Chez les sujets dont le système pileux est peu développé, ou lorsqu'il s'agit de régions dépourvues de poils, j'emploie la vaseline simple ou la fécule de pommes de terre (celle-ci *dans les points qui ne répondent pas aux plis articulaires*).

Dans les régions péri-articulaires ou dans les plis articulaires, c'est à l'huile d'olive fine que je donne la préférence ou à la vaseline ; cela s'applique surtout au massage chez les femmes et les enfants, dont l'épiderme est particulièrement susceptible.

On fera prendre au malade la position la moins fatigante pour lui et pour l'opérateur ; le système musculaire du patient devra être autant que possible maintenu dans un état de relâchement absolu pour éviter de gêner la circulation veineuse, lorsque cela est possible, dans le décubitus dorsal ; les parties périphériques doivent être tenues plus élevées que le tronc, pour faciliter le cours du sang veineux et de la lymphe, de telle sorte que l'action de la pesanteur soit utilisée (fig. 32).

ENSEIGNEMENT DES MANŒUVRES FONDAMENTALES DU MASSAGE

1er EXERCICE

Effleurage. — L'effleurage doit se pratiquer avec la *face palmaire de la main* ou la pulpe des doigts ; dans cette manœuvre on ne doit jamais se servir de l'extrémité des phalanges (fig. 33).

La main tenue à plat est promenée avec un mouvement rapide de va-et-vient accompagné d'une légère pression dans un seul sens. Dans certains cas, s'il est nécessaire d'augmenter la pression sur un point, c'est à l'aide des éminences thénar et hypothénar ou des bords de la main qu'on le fera.

La main droite doit être souple, non contractée,

exercer une pression uniforme et refouler les liquides
du côté du cœur, c'est-à-dire vers la racine des membres,

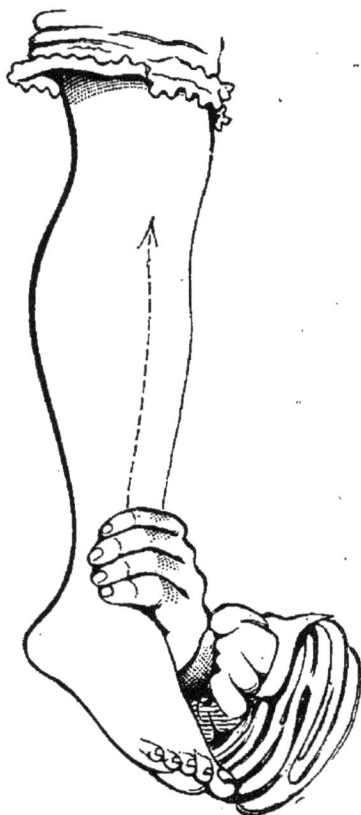

Fig. 33. — Effleurage dans l'entorse du pied.

vers les ganglions et les veines de la région *dans le sens
centripète* (fig. 34, 35 et 36).

Doux quand il s'adresse à des lésions superficielles,
l'effleurage devient plus accentué pour les lésions profondes, où il va se modifiant alors depuis le simple frô-
lement jusqu'à l'*onction* et l'*expression profonde*.

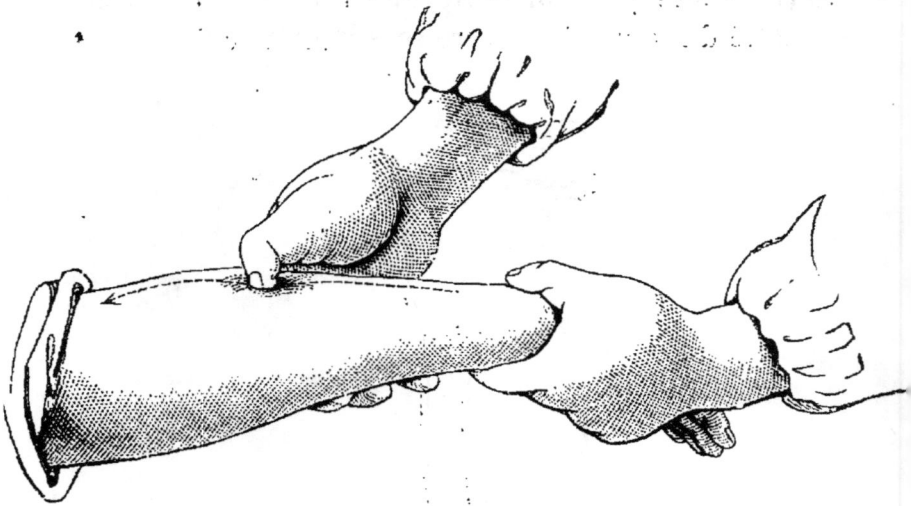

Fig. 34. — Effleurage avec l'extrémité du pouce.

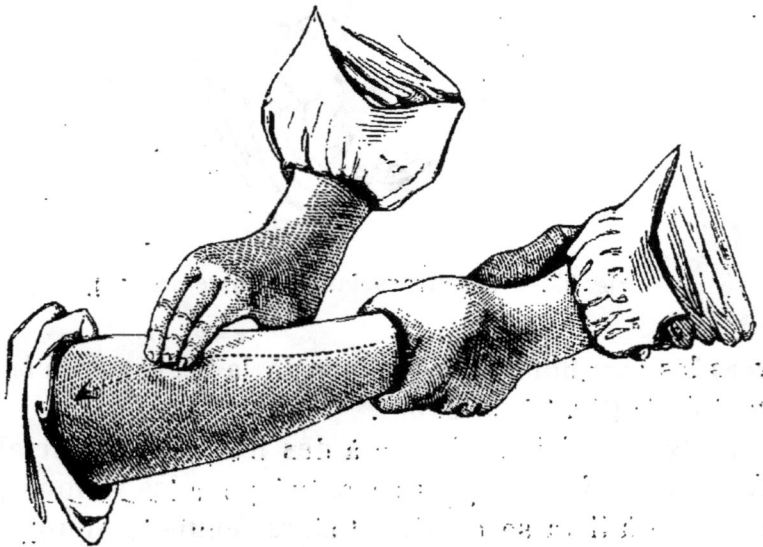

Fig. 35. — Effleurage avec plusieurs doigts, dans les espaces intermusculaires.

2ᵉ EXERCICE

Pétrissage. — Pétrir, c'est exercer sur les parties molles des pressions alternatives. Comme pour l'effleu-

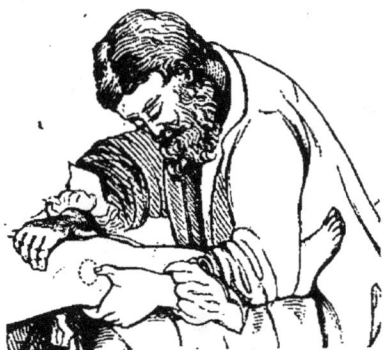

Fig. 36. — Massage à frictions dans un cas d'arthrite chronique du genou droit.

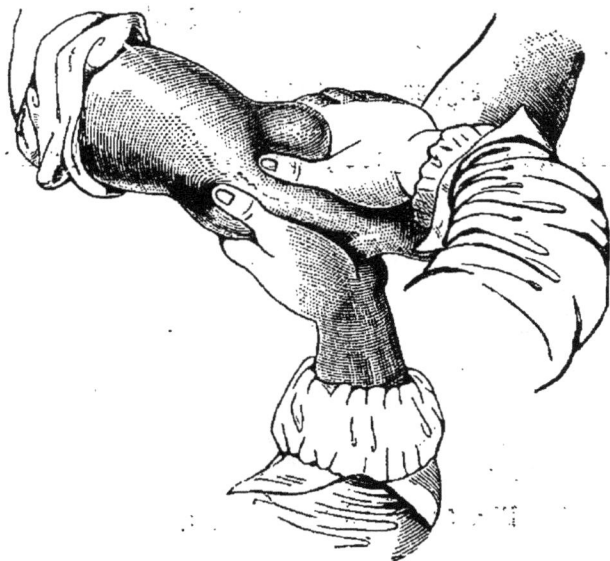

Fig. 37. — Pétrissage.

rage, cette manœuvre doit être pratiquée avec la *face*

palmaire de la main et la pulpe des doigts, jamais avec
l'extrémité des doigts (fig. 37, 38, 40).

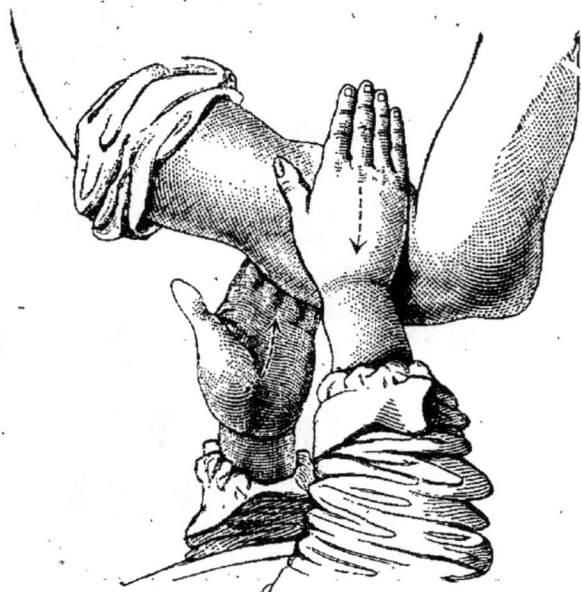

Fig. 38. — Pétrissage.

Pour être bien pratiquée, c'est-à-dire pour ne pas

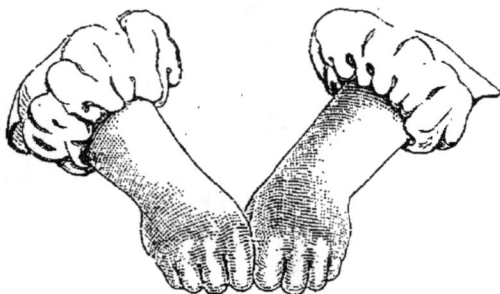

Fig. 39. — Le kammgriff[1].

occasionner de douleurs au patient et ne pas déterminer

1. Ce mouvement, dit du « coup de peigne », peut s'opérer avec
une seule main.

d'ecchymoses, elle demande une grande dextérité de mains qui ne peut être acquise que par des exercices souvent répétés.

Éviter avec soin le pétrissage des régions pourvues de veines, nerfs, artères et ganglions lymphatiques volumineux (triangle de Scarpa et creux de l'aisselle), d'où nécessité absolue de connaître l'anatomie.

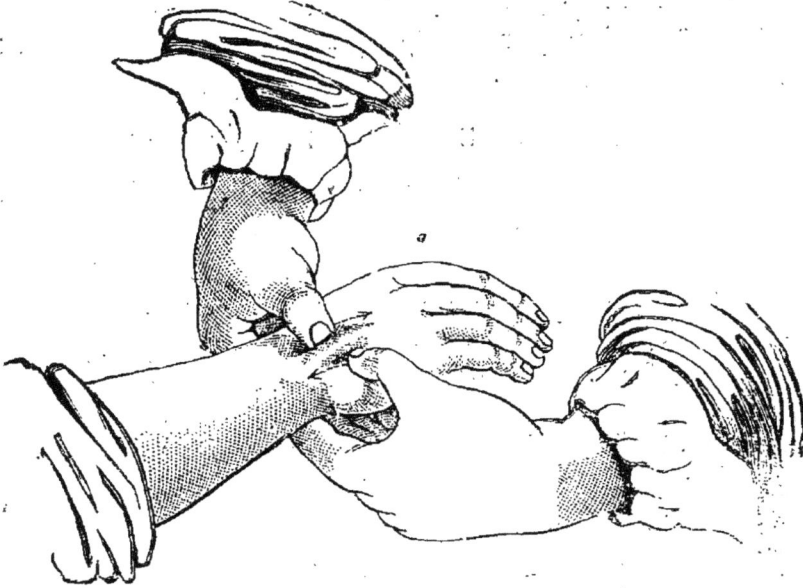

Fig. 40. — Pétrissage, avec les deux pouces, d'un kyste tendineux du poignet.

Le pétrissage, en déterminant une légère anesthésie des téguments, permet d'arriver progressivement à des manœuvres plus énergiques, qui n'auraient pas été tolérées au début.

Le pincement est surtout employé quand on veut agir sur une lésion bien nettement délimitée et sur un organe d'un volume restreint (muscles des gouttières vertébrales); il s'exerce avec la pulpe des doigts; il peut être *faible* ou *fort*; ce n'est qu'une variété du pétrissage

Les malaxations, autre variété du pétrissage, s'adressent aux lésions plus étendües; elles s'exercent soit d'une main, soit avec les deux mains, mais en ce cas la pulpe des doigts seule est insuffisante, il faut employer aussi la face palmaire de la main.

En général, on doit malaxer toute région qui a été soumise au pincement pour amener la diffusion des produits exprimés par le pincement et par là leur plus rapide absorption par les lymphatiques, et finalement leur élimination.

3º EXERCICE

Pression. — Les pressions se pratiquent soit avec la

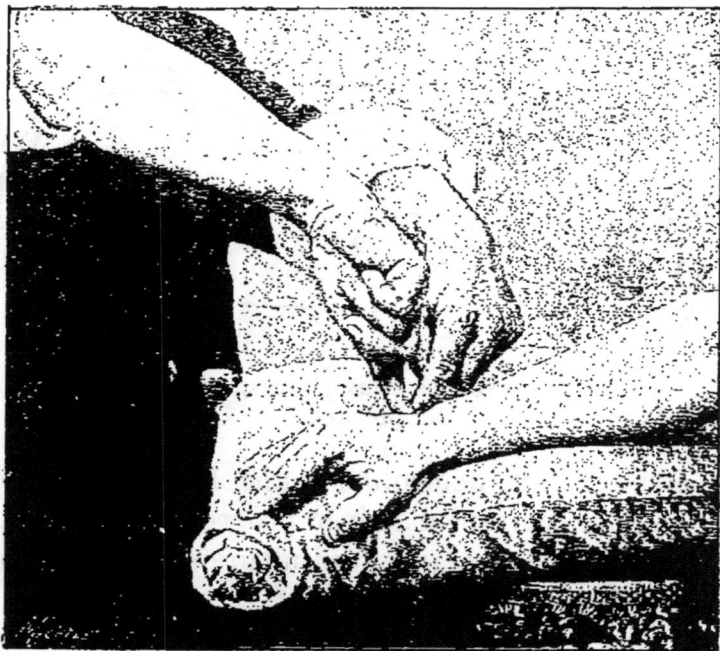

Fig. 41. — Manœuvre de « foulage » du poignet.

pulpe des doigts, soit avec la paume de la main; elles peuvent être *douces* ou *fortes*.

Lorsqu'elles sont douces, elles peuvent s'exercer, suivant les cas et les régions, sous forme de pressions *rectilignes, elliptiques* ou *spiroïdes;* ces variétés s'appliquent aux lésions superficielles ou récentes.

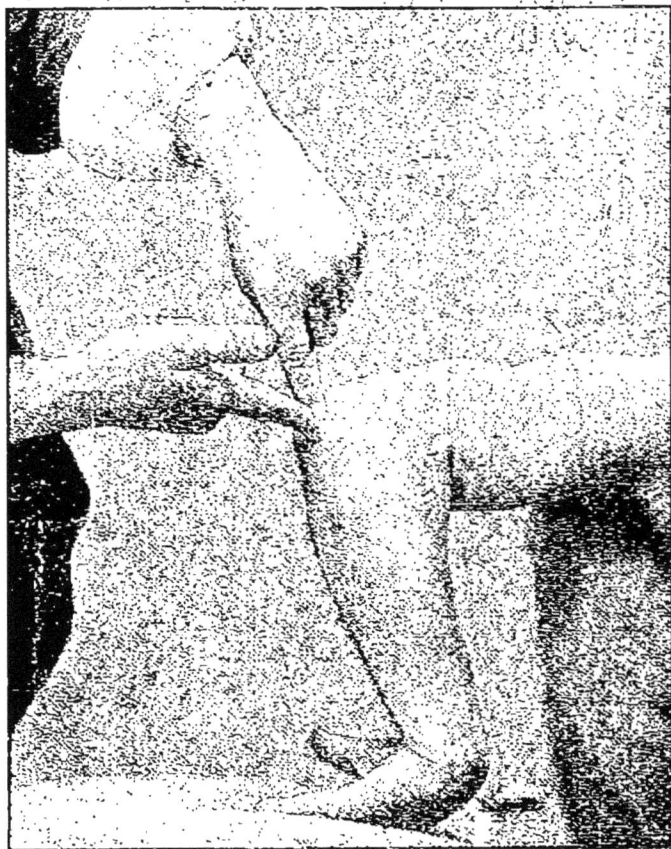

Fig. 42. — Manœuvre de « foulage » du coude.

Lorsqu'il s'agit de lésions anciennes ou profondément situées, on a recours aux pressions fortes, qui peuvent aller jusqu'au froissement, pour les lésions situées à une profondeur moyenne et au foulage pour les lésions très profondes ou très anciennes.

On peut exercer des pressions avec : 1° le talon de la main ; 2° le poing fermé en exécutant le mouvement de peigne, kammgriff (fig. 39) (estomac, intestin, épaule et fesses) ; 3° le pouce (partie antérieure de l'avant-bras, interstices intermusculaires) ; 4° avec l'extrémité des index (foulage) (périarthrites, etc.).

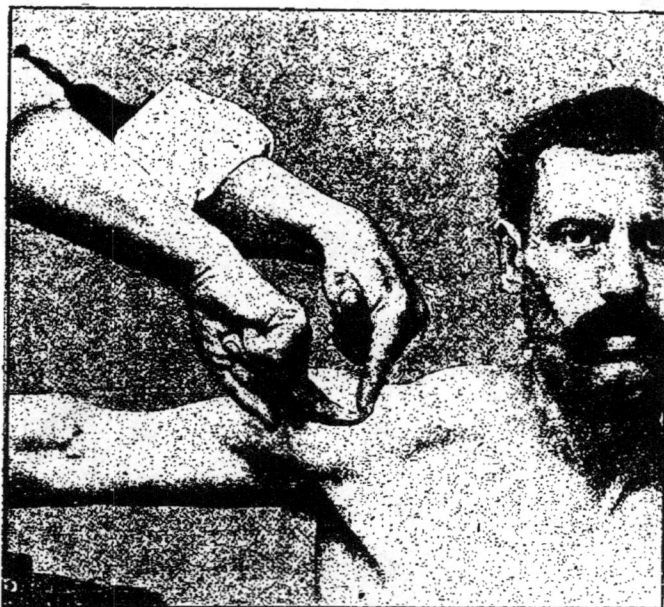

Fig. 43. — Manœuvre de « foulage » de l'épaule.

Nous employons fréquemment « le foulage », c'est-à-dire des mouvements consistant en pressions circulaires ou elliptiques, au moyen des extrémités digitales (les index en général), lorsqu'il s'agit de fouiller (ou fouler *ad libitum*) plus ou moins profondément une région articulaire, par exemple, dans les cas d'entorse ou de périarthrite (fig. 41, 42, 43).

4° EXERCICE

Percussion.

1° { Percussion avec la main { ouverte { un seul doigt, { pression et mouve-
pouce ou index { ments ondulatoires.
fermée { en cône.
pour surf. cubitale.

2° { Percussion avec un instrument.

1° Percussion avec la main.

Main ouverte. (x')

Main fermée. (y)

(Hachures.)

A

Percus. faib. A

Percussion forte. B

A — Les doigts formant éventail, on percute avec le bord cubital de l'auriculaire ; les autres doigts viennent successivement percuter la région à la manière d'un instrument passif (fig. 44).
Effets : excitation.
Moyen excellent pour produire l'excitation des grandes masses musculaires (muscles des gouttières vertébrales et du dos, hanche, etc.).

Au moyen de la paume de la main et de la face palmaire des doigts (Percussion à plat). (Main en creux.)
Effets : *effet calmant.* Action particulière sur les filets nerveux et qui est peut-être due à une vibration spéciale communiquée aux éléments nerveux ?

A — Employée surtout dans les régions avoisinant les grandes articulations.
Effets : action hyposthénisante sur les gros troncs nerveux.
Stimulation des muscles.
- Résorption des exsudats.
Grande variété dans l'intensité suivant l'effet à produire. Je ne l'applique qu'au cul-de-sac de l'articulation du genou.
(Traitement de l'hydarthrose par le procédé de l'éclatement.)
(Méthode de l'auteur).

B — Effets :
Production d'une fissure dans le cul-de-sac permettant le passage du liquide dans les tissus voisins (peut être appliquée à toute rupture de poche séreuse anormale).

4

2° Percussion avec un instrument.

a) Percuteur à surface plane.

b) Percuteur cylindrique.

c) Percuteur cylindrique digité.

d) Percuteur sphérique. (Modèle de l'auteur.)

Révulsion cutanée.
Excitation des téguments.
Augmentation de la températ. locale.
Contractions musculaires (muscles vertébraux).
Stimulation (muscles des membres).
Stimulat. des muscles profonds.
(Fesse, cuisse, épaule.)

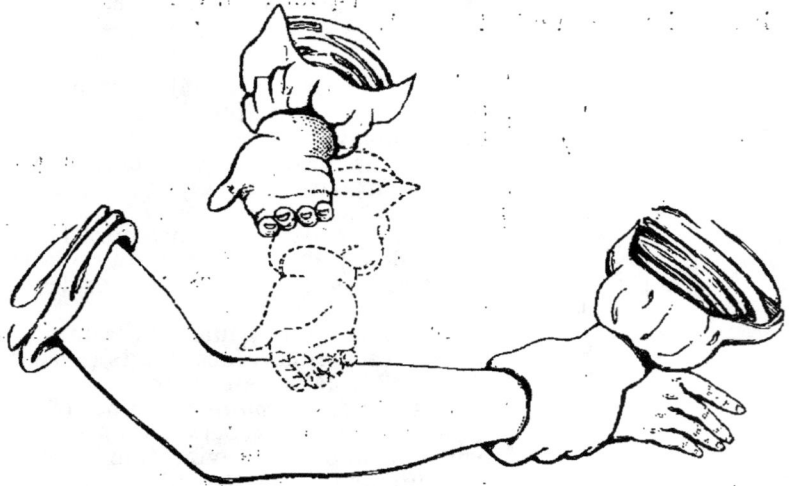

Fig. 44. — Tapotement avec la face dorsale des phalanges dans la paralysie des muscles de l'avant-bras.

Mouvements actifs et passifs. — Pour pouvoir faire exécuter avec sûreté et précision les divers mouvements actifs et passifs propres aux articulations, il est indispensable d'en connaître les fonctions normales. Il va de soi que le praticien devra, par des exercices préalables sur un sujet sain, connaître « les résistances » des différentes parties constituant les articulations et les membres.

L'opérateur priera le malade, tantôt de fléchir l'avant-bras sur le bras, tantôt de pratiquer l'extension du membre (*mouvement actif*).

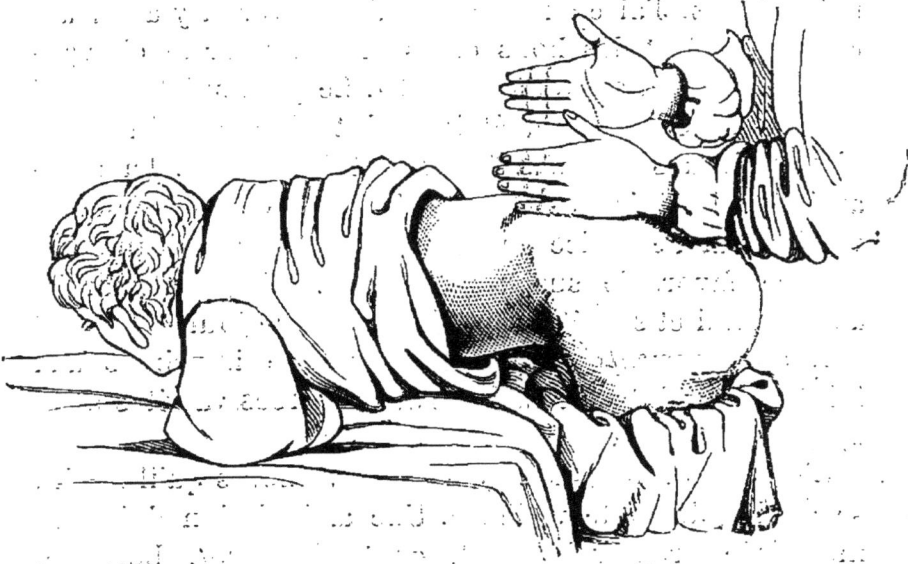

Fig. 45. — Tapotement (hachure des muscles dans le lumbago).

D'autres fois, le médecin, saisissant le poignet, ordonnera au patient de fléchir l'avant-bras, plus ou moins

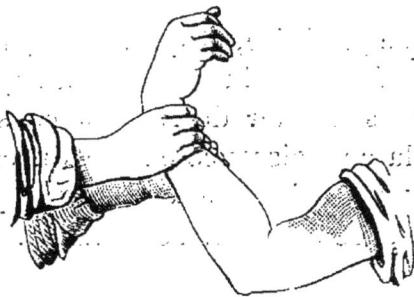

Fig. 46. — Mouvement contrarié.

énergiquement sur le bras, malgré la résistance (*mouvement contrarié*) (fig. 45).

Chez certains sujets, ces divers mouvements peuvent

être variés, multipliés à l'infini suivant le but que l'on se
propose ; il sera nécessaire d'utiliser parfois des moyens
mécaniques. J'ai eu l'occasion d'observer il y a un an,
chez un enfant, les bons effets produits par le chevau-
chement « d'un cheval à ressort ». Le petit sujet, que j'ai
traité par le massage, était atteint d'un certain degré
d'atrophie des muscles fessiers et lombaires. La mère
avait fort ingénieusement pensé que le « dandinement »
produit par l'exercice du cheval à ressort aurait une influence favorable sur les muscles. L'enfant marche
aujourd'hui et son état s'améliore chaque jour.

Les mouvements passifs doivent être imprimés aux
jointures atteintes de raideur, aux diverses variétés d'ankyloses curables.

C'est dans l'exécution de ces mouvements qu'il faudra
se garder de toute violence. Une articulation doit être
mobilisée progressivement, *anatomiquement*. Lorsque,
après une flexion trop longtemps prolongée, suivie
d'adhérences et raideurs tendineuses, une articulation
est soumise au traitement massothérapique, on doit se
rappeler (en particulier pour le genou) que parfois un
raccourcissement très considérable des gros vaisseaux de
la région a pu se produire, et qu'il est de toute nécessité
d'en éviter l'allongement brusque et la rupture possible.
Nous ne pouvons donner de règle à ce sujet ; tout est
subordonné à la connaissance exacte du cas particulier.

Nous renvoyons à l'article « Gymnastique » pour les
mouvements à faire exécuter activement.

LÉSIONS ARTICULAIRES

CONTUSIONS ARTICULAIRES

Bien que les contusions des articulations ne paraissent pas, *a priori*, exiger une intervention aussi active que les entorses, je crois devoir insister sur la nécessité d'utiliser la massothérapie très précocement, surtout lorsqu'il s'agit de la hanche ou de l'épaule, afin d'obvier à ces atrophies musculaires si rapides survenant à l'occasion de contusions parfois très minimes [1]. (Valtat, Lefort, Guyon, Féré, Castex, Poirier ont signalé cette prompte apparition de l'atrophie.) Raymond et Onanoff ont montré, au moyen d'expériences de laboratoire exécutées au Collège de France, que l'influence des troubles médullaires réflexes jouait un rôle prépondérant dans la production des phénomènes d'amyotrophie.

Le massage produit la guérison des contusions avec une surprenante rapidité. Ce moyen, non seulement favorise la résorption du sang épanché dans les parties molles périarticulaires, grâce à la désagrégation produite au sein des éléments coagulés du sang extravasé, mais, tout en rétablissant la circulation, conserve aux muscles leur énergie, leur vitalité, alors que l'influence médullaire

1. Il s'agit, dit Castex, de « lutter de vitesse. »

paraît momentanément annihilée, probablement sous l'influence du choc traumatique. Sans doute aussi, le massage doit décongestionner les nerfs de la région contusionnée, et par ce moyen s'opposer à ces phénomènes de névrite traumatique ascendante, qui, par voie réflexe et avec l'intermédiaire de la moelle, peuvent avoir, du côté de l'appareil musculaire du membre, un si fâcheux retentissement, alors que la lésion articulaire est en apparence peu importante.

Traiter précocement par le massage les contusions articulaires, c'est assurer la conservation de l'état normal des muscles, c'est préparer le retour *ad integrum* de la fonction.

Nous n'ignorons pas que la tonicité musculaire (propriété physiologique) dépend du système nerveux. On admet, avec Brondgest, Testut, Tschirieff, Charcot, qu'il suffit de sectionner les nerfs sensitifs d'une région pour faire disparaître la tonicité des muscles correspondants. Le tonus musculaire serait donc lié non seulement à l'intégrité des nerfs moteurs et de la substance grise de la moelle, mais encore à celle des nerfs sensitifs (Testut).

Testut pense que le point de départ du réflexe produisant le tonus musculaire « se trouve dans les terminaisons nerveuses des aponévroses et des tendons ». La contusion d'une région articulaire peut, on le conçoit, produire des lésions des extrémités nerveuses expliquant les phénomènes d'atrophie. D'autre part, rien ne prouve que les lésions cutanées qui s'associent à l'attrition plus ou moins complète de rameaux nerveux, lors d'une contusion, ne produisent cette perte du *sens musculaire* qui est probablement la première étape de l'atrophie.

Erb et Westphall ont démontré que les points de départ des réflexes tendineux avaient pour siège les tendons eux-mêmes. Il n'est pas douteux que le traumatisme peut abolir plus ou moins ce réflexe par lésion de ces mêmes extrémités tendineuses, d'où abolition de ces « sensations *inconscientes* ou *excito-motrices* en rapport avec la tonicité et la nutrition des masses musculaires ». (Testut, th. *Syst. osseux fibreux*, etc. Agrégation, 1880.)

Ajoutons que si, avec ce même auteur, nous nous reportons aux travaux de Cl. Bernard, nous admettons que le sang veineux qui revient d'un muscle paralysé ou privé de sa tonicité contient 7,20 p. 100 d'oxygène, tandis que celui revenant d'un muscle possédant son tonus intact présente 5 p. 100 d'oxygène ; cet état traduit le trouble profond apporté à la nutrition du muscle. Le massage peut, à un haut degré, réveiller la tonicité du muscle et par là concourir à maintenir la nutrition dans l'intimité des tissus musculaires.

Dans son important et très ingénieux travail paru en 1891 (*Étude clinique et expérimentale sur le massage*), Castex a démontré, par des expériences, les bons effets du massage dans le cas de contusions.

Nous faisons presque *in extenso* l'exposé de ces recherches, en raison de la nouveauté du sujet ainsi présenté et de l'intérêt qui s'y rattache au point de vue scientifique.

EXPÉRIENCE I (Castex)

Contusions simples.

Chien de garde de haute taille.

Le chien est étendu sur la table à vivisection, reposant sur le ventre, les quatre membres et la tête attachés, mais non trop serrés, afin que l'animal puisse exécuter quelques mouvements de défense et se trouver dans les conditions d'un individu qui reçoit une contusion accidentelle. Le gras de la cuisse est rasé à la tondeuse. Je profite du moment où le chien est un peu dressé sur ses pattes de derrière pour faire la contusion.

Avec une grande bouteille vide en grès (une de ces bou-
teilles dans lesquelles on met du mercure), je frappe douze
coups violents et consécutifs sur les faces externe et antérieure
de la cuisse. Mon bras droit s'abat à toute volée sur la partie
désignée. L'animal, par ses cris de plus en plus violents, indique que la contusion est forte et vivement ressentie. Elle
s'arrête pourtant à ce degré où j'ai l'impression qu'une plus
grande force fracturerait les os.

Immédiatement après ces coups redoublés, on voit un gonflement bleuâtre modéré se dessiner sur les parties contusion-
nées. L'animal se calme peu à peu. On le laisse ainsi reposer
pendant environ une demi-heure, puis le massage commence
et est continué sans interruption pendant dix minutes exactement. Il est pratiqué à droite exclusivement.

Il consiste en frictions centripètes avec les pouces, puis avec
le talon de la main, par écrasement, enfin en pétrissages avec
toute la main.

L'animal ne manifeste aucune douleur. Le massage terminé,
la mensuration montre 1 centimètre de moins de circonférence à droite qu'à gauche.

L'animal est détaché de la table à vivisection, puis promené
dans le laboratoire, tenu en laisse au moyen d'un collier.
Tout d'abord la marche paraît naturelle, mais en y regardant
de près on voit manifestement que l'animal a le membre inférieur gauche raide ; il ne boite pas à proprement parler, mais
la jambe traîne un peu et présente beaucoup moins de souplesse que le membre inférieur droit, dont les fonctions semble absolument intactes.

10 juillet. 2e massage. Il résulte de l'examen attentif du
chien qu'il y a raideur dans le membre gauche, tandis que le
droit fonctionne librement. Massage de dix minutes supporté
très docilement. Après le massage, le membre droit fonctionne
librement sans apparence de douleur. Le gauche paraît toujours un peu raide.

Le 11. 3e massage. Deux observateurs se placent en face l'un
de l'autre, à une trentaine de mètres, pendant que le chien
est promené au collier de l'un à l'autre, pour mieux observer

l'expérience. Le chien traîne un peu la patte postérieure gauche et glisse de cette jambe lorsqu'il gambade. — Massage pendant cinq minutes, parce qu'on remarque que pour les les chiens la séance de dix minutes est vraiment excessive. Massage non douloureux. On renouvelle l'observation après le massage. elle n'apprend rien de plus. En somme, on voit dès à présent que le membre massé ne se ressent plus de l'accident.

Le 12. 4ᵉ massage. Mêmes observations qu'au troisième massage.

Le 15. L'animal traîne toujours un peu la jambe gauche. Elle reste en arrière et semble plus difficile à mettre en mouvement. Il ne peut y avoir erreur, car le Dʳ Spehl, professeur à l'Université de Bruxelles, qui est de passage au laboratoire, constate le fait sans savoir quel côté a été massé. En examinant comparativement les deux cuisses, on voit que la cuisse gauche reste un peu plus gonflée que la droite (de 1 cent. 1/2). On suspend le massage, puisque les bons effets qu'il a produits sont acquis.

Le 30 septembre 1890, deux mois et demi après ces expériences, j'examine attentivement ce grand chien noir. D'abord au point de vue des contusions de cuisse : en le faisant aller d'un bout à l'autre du laboratoire, je ne constate rien de particulier dans la marche. Peut-être la cuisse gauche est-elle un peu paresseuse quand l'animal court, mais c'est très peu sensible. Les différences dans les deux côtés se montrent au contraire très manifestes quand on fait la palpation et surtout la mensuration des deux cuisses.

La cuisse gauche, en effet, celle qui n'a pas été massée, présente à quatre travers de doigt au-dessus du genou une circonférence de 24 centimètres. La cuisse droite, au contraire, en mesure au même niveau 26 ; du reste la palpation montre que cette cuisse droite est plus pleine que la gauche.

Remarques. — Cette première expérience nous montre :

1° Que l'effet immédiat du massage, loin d'aggraver la

contusion violente de la cuisse, a sur-le-champ réduit les extravasations et diminué le gonflement traumatique;

2° Que les fonctions musculaires d'une partie fortement contusionnée sont sauvegardées si le massage intervient après l'accident;

3° Que les manœuvres du massage ont encore pour effet de prévenir l'amyotrophie qui survient à la longue dans la partie contusionnée.

La comparaison des deux cuisses de ce premier chien, deux mois et demi après l'expérience, et surtout leur mensuration, l'établit péremptoirement.

Expérience II (Castex)

Contusions d'articulations.

Chien de chasse de haute taille.

L'animal est fixé identiquement comme le premier sur la table à vivisection. Les deux régions de l'épaule sont rasées à la tondeuse.

Faisant renverser un peu l'animal sur le flanc, de manière que mon maillet puisse successivement aborder les diverses masses musculaires qui enveloppent la tête humérale, et me plaçant moi-même à une certaine hauteur pour que mon maillet s'abatte avec force sur la partie en expérience, je donne de toute la force de mon bras droit douze coups successifs avec un gros maillet en bois, tantôt sur le deltoïde même, tantôt sur le haut de l'épaule, tantôt en arrière, tantôt en avant. J'en fais de même pour les deux épaules, donnant à la contusion toute la force possible, mais évitant dans la mesure du possible de fracturer le squelette.

Comme le premier, ce chien indique par ses cris que la contusion est très douloureusement ressentie, puis il tombe dans une sorte de sommeil entrecoupé de plaintes, pendant environ dix minutes après lesquelles il se réveille, s'agite, se plaint et semble souffrir beaucoup plus que le premier, qui a été seulement contusionné au gras des cuisses.

Un quart d'heure après, on pratique le massage de tous les muscles de la région de l'épaule droite : frictions avec les ouces, refoulements centripètes avec le talon de la main, trissages circulaires et centripètes. L'animal ne manifeste aucune douleur. Il semble même éprouver du soulagement de ces manœuvres. La séance du massage est continuée pendant dix *minutes* exactement, après lesquelles l'animal détaché est promené de long en large dans le laboratoire. Rien non plus au premier abord ; mais lorsqu'on se place en face de lui à une certaine distance et qu'on le fait venir à soi, on voit que la patte antérieure gauche, qui n'a pas été massée, a peu de souplesse. Ses diverses articulations s'abstiennent de jouer et le membre s'appuie obliquement en dehors, en s'écartant de l'axe du corps, rappelant ainsi l'attitude de l'homme qui a reçu une forte contusion de l'épaule et qui maintient le membre atteint dans une certaine abduction.

Très nettement, la patte droite fonctionne sans la moindre irrégularité.

10 juillet. 2ᵉ massage. Raideur sensible du membre gauche. Massage de dix minutes supporté docilement. Après le massage, le membre droit fonctionne très librement. Le gauche est dans le même état que précédemment.

Le 11 juillet. 3ᵉ massage. On examine le chien au sortir du chenil, dans les mêmes conditions que le premier. L'animal boite manifestement de l'épaule non massée ; en outre, quand on presse légèrement sur cette région, qui est restée gonflée, il pousse des cris de souffrance, et cette constatation est réitérée plusieurs fois. Massage du côté droit, qui n'est ni gonflé ni douloureux, pendant dix minutes. Avant le massage, on a remarqué que la boiterie de l'épaule non massée était encore plus accentuée que la veille.

Le 12 juillet. 4ᵉ massage. Mêmes observations qu'au 3ᵉ massage.

Le 15. On se contente d'examiner le chien en le faisant marcher d'un observateur à l'autre, comme précédemment. On évite de le faire courir, car lorsque les animaux courent, la boiterie est moins évidente. On remarque que l'épaule droite

ne boite aucunement. Au contraire, l'animal boite de l'épaule
gauche; mais il faut dire qu'une ulcération de la dimension
d'une pièce de 2 francs s'est produite sur le moignon de cette
épaule. En outre, non seulement l'épaule massée ne présente
pas d'ulcération, mais elle reste absolument indolore aux manipulations. Le chien est ramené au chenil pour attendre la
cicatrisation. On cesse le massage, puisque, malgré une interruption de quarante-huit heures, l'épaule massée reste guérie,
au contact comme à la marche.

Remarques. — L'influence favorable du massage se
montre ici de toute évidence. Des deux épaules, celle qui
a subi les manipulations se trouve préservée de toutes
les fâcheuses conséquences de la contusion. L'autre, au
contraire, gonfle, devient douloureuse au toucher et le
membre correspondant ne peut porter l'animal.

Expérience III

A la suite d'une autre expérience, Castex conclut en
ces termes :

En dégageant ce que cette observation présente de particulier, on voit que :

1° Malgré l'intensité particulière du traumatisme, le massage n'était pas douloureux et faisait au contraire disparaître
l'élément douleur résultant des contusions fortes;

2° L'amélioration est rapide, puisque, après quarante-huit
heures et trois séances de massage, le membre gauche, plus
atteint par le traumatisme, n'est pas moins valide que le droit,
et qu'après la 5° séance il ne boite plus;

3° Les mensurations en circonférence, prises en haut et en
bas des cuisses, sept jours et soixante jours après le début de
l'expérience, concordent pour indiquer que le massage a fait
disparaître le gonflement sur la cuisse gauche;

4° Cette observation est particulièrement intéressante parce qu'elle tend à prouver que, dans les traumatismes de la hanche (sans fracture ni luxation), qui, bénins d'apparence, laissent si souvent après eux des impotences fonctionnelles et boiteries rebelles d'origine musculaire, un massage précoce et persistant pourrait conjurer le danger.

C'est dans le but de m'éclairer sur ce point spécial que, dans mes expériences, j'ai compris des contusions sur les hanches.

ENTORSES

Entorse. — On peut dire que l'entorse est un des accidents les plus fréquents que rencontre le chirurgien dans
sa pratique.

Le public médical emploie aujourd'hui presque exclusivement un procédé longtemps dédaigné par les chirurgiens (le massage), bien supérieur aux antiphlogistiques
aux compresses résolutives, au repos absolu, à l'immobilisation [1].

En quelques mots nous allons tracer l'anatomie pathologique de l'entorse.

L'entorse (de *in*, en; *torquere*, tordre) est le déplacement partiel, brusque, momentané, des surfaces articulaires, c'est le résultat d'une luxation avortée

Elle est produite par des mouvements faux ou forcés
résultant soit d'une violence extérieure (chute habituellement), d'une contraction trop énergique des muscles.
— La peau reste saine et les surfaces reprennent immédiatement leurs rapports normaux.

L'entorse peut atteindre toutes les articulations. Elle
semble avoir pour lieu d'élection l'articulation tibio-tarsienne.

1. Thèse de Bertrand (Paris, 1888).

Le professeur Bonnet, de Lyon, a fait de nombreuses recherches à ce sujet. (Bonnet, *Maladies des articulations*, tome Ier, p. 200. Lyon, 1845.)

Quelques autopsies de malades morts avec une entorse ont été décrites par Dupuytren, J. Cloquet, etc. — Moutard-Martin (Société anatomique, 1876) trouva à l'autopsie d'un malade mort avec une entorse du genou une rupture du ligament latéral interne. Sedillot, dans une entorse de même nature, trouva une rupture des muscles de la patte d'oie (1817).

Dans une articulation atteinte d'entorse, nous devons considérer :

1° Le tissu cellulaire péri-articulaire ;

2° Les muscles ;

3° Les vaisseaux ;

4° Les nerfs ;

5° Les ligaments ;

6° La synoviale ;

7° Les cartilages ;

8° Les os.

Tissu cellulaire. — Toujours déchiré plus ou moins, d'où gonflement et ecchymoses superficielles. Décollement possible de la peau.

Muscles. — Les muscles extenseurs sont parfois rompus, et cette rupture se produit à l'union des fibres musculaires et des fibres tendineuses ; les tendons peuvent être déchirés, luxés, expulsés de leurs gaines.

Vaisseaux et nerfs. — Ils sont rarement le siège de lésions graves ; leur élasticité les met à l'abri d'une rupture par traction ou élongation ; la gangue plus ou moins épaisse de tissu qui les entoure les protège suffisamment. (Assaky, thèse Paris, 1886.)

S'il y a ecchymose, elle est due soit à la rupture des petits vaisseaux des ligaments (on a l'occasion de constater dans la pratique des cas d'ecchymoses dues à la rupture probable des ligaments croisés), soit au sang versé par les vaisseaux d'un os lésé.

Ligaments. — Tantôt les ligaments se rompent, tantôt ils arrachent leur surface d'implantation (c'est le cas pour les ligaments épais et solides). Il est facile de comprendre ce phénomène en songeant au développement des ligaments et des épiphyses. (Variot, Thèse d'agrégation, 1883.)

Les lésions osseuses par arrachement ne sont pas les seules ; il peut s'en produire par contusion, par écrasement, ainsi que l'ont observé Dupuytren et J. Cloquet.

En 1863 et 1881 (*Revue de Chirurgie*), Ollier a décrit les accidents produits dans les régions juxta-épiphysaires par les mouvements forcés des articulations. Ces accidents, très fréquents chez les enfants jusqu'à l'âge de trois ans, consistent en écrasement, tassement, fractures trabéculaires du tissu spongieux, décollement plus ou moins étendu du périoste.

Notons en passant la coïncidence si fréquente de l'entorse et de la fracture du péroné par arrachement ; ce fait se produit aussi pour le radius dans l'entorse du poignet, mais avec une moindre fréquence.

Synoviale. — La synoviale est rouge, vascularisée ; elle peut se recouvrir de fausses membranes ; elle est le siège d'un épanchement plus ou moins abondant de liquide séreux, séro-fibrineux, séro-sanguinolent, parfois hémorrhagique, etc.

Les tissus péri-articulaires, les cartilages, les os eux-mêmes offrent quelquefois les altérations caractéristiques de l'inflammation, surtout lorsqu'il y a arthrite ; ce qui est l'exception.

Ce qui nous intéresse plus particulièrement, c'est l'épanchement sanguin. C'est le sang extravasé, en effet, qùi provoquerait, s'il n'était expulsé, dans le tissu séreux cette inflammation caractérisée par une vascularisation exagérée de la synoviale et la production d'une fausse membrane épaisse, vasculaire, enkystant complètement le caillot sanguin. (Expériences de Baillarger, Vulpian, Laborde et Luneau. Voir Farabeuf, *Séreuses*, 1876.)

Si on en rapproche les expériences de Ranvier et Cornil (Société de biologie, 1871), qui arrivent à cette conclusion que le sang délibriné à une action moins irritante sur les séreuses, on accordera sans peine que c'est le cas ou jamais de mettre en œuvre l'action favorable du massage·

Symptômes. — Douleur. — Douleur très vive, marche impossible. On a même quelquefois constaté des phénomènes de syncope.

Cette douleur est due à la distension des nerfs des ligaments et surtout peut-être à la compression des nerfs par le sang extravasé. — Plus l'épanchement est considérable, plus la douleur est vive ; elle disparaît à mesure que le sang et la sérosité sont résorbés.

Gonflement. — Plus ou moins considérable, il est produit par le liquide qui s'épanche hors des petits vaisseaux déchirés.

S'il existe un épanchement sanguin assez abondant, l'*ecchymose* se produit.

La température peut s'élever du côté malade de 3 ou 4 degrés. (Terrillon, la *Chronique*, thèse Paris, 1881.)

Plus tard apparaissent d'autres phénomènes, tels que dégénérescence et paralysie des muscles. (Th. de Valtat.)

Le Dr Poirier a observé, consécutivement à des entorses graves, des lésions atrophiques des péroniers, des triceps et des muscles fessiers du côté correspondant (communication orale). L'extravasation sanguine constitue le phénomène important. C'est afin d'obtenir la résorption de ce sang que l'on doit pratiquer ces effleurages pro-

fonds destinés à faire cheminer le sang de la périphérie
vers la racine des membres; la main « faisant le vide,
fait en quelque sorte appel » et attire loin de la jointure le
sang extravasé. (Expériences de Von Mosengeil sur le
cheminement de l'encre de Chine au sein des lymphatiques des membres.)

Les résultats obtenus par le massage sont d'autant plus
rapides *que le sang est extravasé depuis moins de temps.*

Après quelques jours, en effet, il devient moins fluide
et chemine plus difficilement à travers les réseaux veineux et lymphatiques, d'où résorption plus lente[1].

Traitement de l'entorse. — Nous nous bornerons à énu-
mérer :

Les réfrigérants, les lotions froides, les compresses
glacées, l'eau-de-vie camphrée, l'alcool, l'eau blanche,
les applications topiques de narcotiques, la saignée, les
sangsues, etc., tous moyens d'une efficacité à peu près
nulle et qui ne produisaient leur effet curatif qu'à une
échéance lointaine. Nous nous élevons surtout contre
l'emploi de l'arnica, qui, à notre connaissance, a plusieurs
fois occasionné des érysipèles. De même, nous ne saurions guère nous déclarer partisan de l'emploi de la
bande en caoutchouc. Si l'on admet qu'une bande élastique doive en effet être serrée suffisamment, pour pouvoir faciliter *la circulation en retour*, il faut avouer que
dans ces conditions elle constitue une gêne fort grande
et qu'elle est mal tolérée par les patients. Ajoutons que
si, rigoureusement appliquée, elle semble favoriser la
circulation veineuse et lymphatique, en revanche elle

---

1. Larger préconise une méthode à laquelle il donne le nom de
massage ischémique (enveloppement ouaté du pied et du tiers inférieur de la jambe, puis application d'une bande d'Esmarch pendant
vingt minutes, puis de nouveau appliquer un bandage ouaté). Ce
procédé nous parait très inférieur au massage.

produit souvent un arrêt plus ou moins grand de la circulation artérielle. De là ces battements qui, suivis d'engourdissement douloureux du membre, obligent les malades à solliciter l'abstention de toute pratique de cette nature. Bien serrée, la bande élastique est mal tolérée; insuffisamment serrée, outre qu'elle est inutile, elle produit une sorte de fermentation nauséabonde et fort désagréable de la sueur qu'elle provoque au niveau des tissus sous-jacents [1].

Ravaton (*Pratique moderne de chirurgie*, t. IV, p. 227) s'exprime ainsi :

« Je saisis l'articulation blessée de mes deux mains en croisant les doigts en dessus, et la presse en tous sens pour ramener les os, s'ils sont dérangés, dans leur position normale.

» Je glisse ensuite mes doigts sur les tendons extenseurs pour les remettre en place ; je fais étendre et fléchir l'articulation et passe ensuite au pansement. ».

Ribes conseille aussi les mouvements provoqués.

Bonnet est d'avis d'imprimer à l'articulation malade tous les mouvements qu'elle peut exécuter à l'état sain et d'exercer des tractions, s'il est nécessaire, pour que ces mouvements se produisent.

Cet avis était loin d'être partagé par tous les chirurgiens ; un grand nombre le proscrivaient comme dangereux. (Lagrange, article *Entorse* du *Dict. encyclopédique*, 1887.)

Quels étaient les résultats de ces traitements par l'immobilisation, les réfrigérants, les antiphlogistiques?

---

1. Je ne veux parler ici évidemment que de l'application permanente de la bande élastique ; celle-ci peut être employée utilement d'une *façon intermittente*, pendant un quart d'heure ou vingt minutes. Elle peut, dans ces conditions, ainsi que Reclus le recommande être utilisée concurremment avec le massage.

Dans les cas d'entorse légère, le malade gardait le lit de quinze à vingt jours.

Dans les cas graves, avec épanchement considérable, arrachement minime des extrémités osseuses, le patient était condamné à un repos absolu pendant des semaines et quelquefois des mois, au grand détriment de sa santé générale.

Il n'était pas rare en effet de voir chez les scrofuleux et les tuberculeux une entorse être suivie d'altérations profondes dans la nutrition de l'articulation, de suppuration, d'abcès, de tumeur blanche.

Les résultats étaient donc désastreux.

Une autre thérapeutique s'imposait, celle qui avait été abandonnée jusqu'à ce jour aux rebouteurs : le massage.

Le massage dans l'entorse. — Par l'exposé succinct de l'anatomie pathologique de l'entorse au début de cette étude, nous faisons pressentir quel but doit être poursuivi par le praticien ; je rappelle pour mémoire les expériences de Von Mosengeil (cheminement des produits injectés artificiellement dans les synoviales). (V. *Physiologie*.)

Soumettant au massage une articulation atteinte d'entorse, on doit s'efforcer d'obtenir *la résorption du liquide* épanché (infiltration sanguine ou séro-sanguine dans le tissu cellulaire et dans l'intérieur même de la cavité articulaire).

Le massage a pour premier effet de transporter mécaniquement et instantanément le liquide sanguin dans un point plus rapproché des centres circulatoires et d'en provoquer la diffusion sur une surface beaucoup plus étendue, ce qui en facilitera la résorption.

Les caillots sanguins et fibrineux, qui jouent dans les mailles du tissu cellulaire le rôle de corps étrangers, sont écrasés, réduits à un état voisin de la forme liquide, et par suite sont résorbés plus facilement ; la circulation s'active ainsi à la fois dans l'appareil veineux et l'appareil lymphatique. A ce premier effet purement mécanique produit par les manœuvres du massage, viendra encore s'ajouter un second phénomène d'ordre physiologique et qui sera dû aux excitations de la fibre musculaire.

Ces contractions, dues à la propriété idiomusculaire, ont ceci d'éminemment favorable qu'elles n'entraînent pas un raccourcissement total du muscle, puisqu'elles ne provoquent pas de secousses brusques, mais agissent simplement sur l'ensemble de l'appareil vasculaire intramusculaire, et, lorsqu'il y a fracture, elles ne sont pas de nature à déplacer les fragments, dans les cas où le massage est appliqué précocement, car il s'agit alors de fractures dans lesquelles les fragments n'ont pas de tendance à se déplacer.

On pratique sur les muscles une véritable action « d'expression » destinée à agir sur les vaisseaux (veines, lymphatiques) qui traversent les muscles ; ces manœuvres activent donc la circulation. Ainsi donc, le massage agit de deux manières :

1° Directement, par les pressions de la périphérie vers le centre ;

2° Indirectement, en provoquant des contractions fibrillaires dans les muscles et en assurant ainsi la conservation du « sens musculaire ».

Le liquide épanché aura donc tendance à disparaître rapidement, résorbé sur place ; les autres symptômes de l'entorse cesseront d'exister.

La douleur due à la compression des nerfs des ligaments et de la synoviale par le sang extravasé diminue rapidement et disparaît parfois si vite que nombre de malades peuvent marcher sans douleur après la première séance.

5.

L'ecchymose, dans les divers traitements de l'entorse
indiqués plus haut, met un certain temps à disparaître ;
les manœuvres du massage, par leur double action mécanique et physiologique, hâtent sa disparition.

Par le massage donc, disparition rapide des trois
symptômes de l'entorse : gonflement, douleur, ecchymose.

Quelle que soit l'efficacité du massage, il est des cas où,
en raison de certaines complications, il peut devenir
absolument nuisible ; d'où la nécessité de n'appliquer le
massage qu'en parfaite connaissance de cause.

Le massage doit être rejeté :

1° Lorsqu'il y a une plaie étendue des téguments ;

2° Lorsqu'il y a coïncidence ou menace de phlébite ;

3° Lorsque le malade présente un état diathésique
avancé (diabète, albuminurie, goutte) ;

4° Lorsqu'il y a coïncidence de l'entorse avec une fracture compliquée.

DES DIFFÉRENTS PROCÉDÉS DU MASSAGE

C'est l'entorse du pied que nous avons choisie comme
type ; c'est à elle que nous allons appliquer les différents
procédés de massage pour en donner la description.

Ces procédés sont au nombre de cinq ;

1° Procédé de Lebâtard ;

2° Procédé de Girard ;

3° Procédé de Magne ;

4° Procédé de Milet, de Tours ;

5° Procédé proposé par l'auteur.

Procédé de Lebâtard.

1° *Traction énergique sur le tendon d'Achille ;*

2° *Pression des pouces dirigée du bord externe au bord*

postérieur de la malléole externe; — même manœuvre sur la malléole interne;

3° Pression à l'aide du pouce exercée de la racine du gros orteil au-devant de l'articulation tibio-tarsienne; — *mouvements de va-et-vient imprimés au gros orteil;*

4° Pression de bas en haut dans les rainures sous-malléolaires du calcanéum, aux bords du tendon d'Achille jusqu'à l'extrémité inférieure du mollet;

5° Fortes pressions sur la face dorsale du pied dirigées de l'extrémité inférieure à l'extrémité supérieure, en contournant l'articulation d'avant en arrière et obliquement de chaque côté.

Procédé de Girard.

1° Frictions *très légères* pendant dix à quinze minutes;
2° Pressions *légères* dont on augmente progressivement

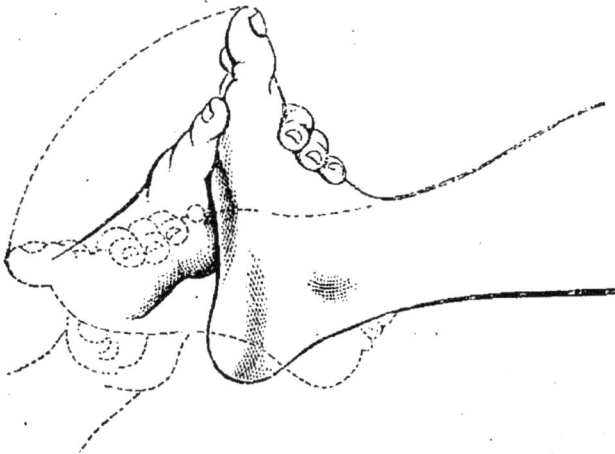

Fig. 47. — Mouvements passifs dans l'entorse du pied.

l'intensité pour arriver jusqu'aux pressions fortes (de vingt à trente minutes).

Ces frictions et pressions partent de l'extrémité des

doigts pour remonter *jusqu'au tiers supérieur du tibia ;*

3° On imprime à l'articulation des mouvements dans tous les sens. Cette troisième manœuvre ne doit être appliquée que lorsque les pressions les plus fortes n'éveillent plus aucune sensation douloureuse (fig. 47).

Procédé de Magne.

1° Frictions très légères dont on augmente graduellement l'intensité. *Ces frictions doivent être faites sur toute l'articulation en insistant sur les points douloureux ;*

2° On imprime quelques légers mouvements à l'articulation, puis on recommence les frictions que l'on fait suivre de mouvements complets.

Procédé de Milet, de Tours.

1° A l'aide des pouces, *passes légères* de la racine des orteils au tiers inférieur de la jambe (faces dorsale et latérale du pied);

2° *Pressions plus fortes à l'aide des pouces qui suivent le contour des tendons ;*

3° Pressions énergiques, malaxations, pétrissages, légers mouvements latéraux d'élévation et d'abaissement.

Procédé de l'auteur.

Manœuvres par rotation et foulage. — L'effleurage, si léger qu'il soit, n'est pas toujours toléré d'emblée par les malades. J'ai donc recherché un moyen qui me permît d'aborder progressivement l'articulation sans provoquer de douleurs trop vives :

J'applique la paume de la main droite sur l'extrémité des orteils, tandis que la main gauche fixe l'extrémité

inférieure de la jambe. Puis j'imprime à la main droite
une série de mouvements rotatoires qui se transmettent
aux coulisses tendineuses des extenseurs. C'est le premier temps, ou *rotation des orteils.* Ces mouvements ne
s'accompagnent en général d'aucune douleur; ils « appri-
voisent » en quelque sorte le malade; et au cas où il exis-

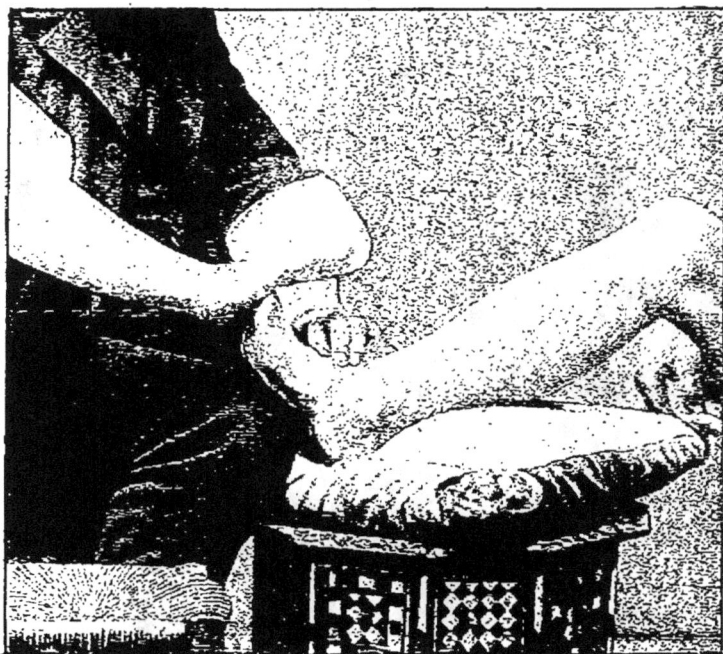

Fig. 48. — Rotation des orteils (procédé de l'auteur).

terait une douleur, même vive, ces manœuvres la font
disparaître rapidement (fig. 48).

Cette manœuvre terminée, je pratique l'*effleurage*, non
pas directement au niveau de l'entorse, mais *au-dessus,
à deux ou trois travers de doigt de l'articulation;* appliquant
largement la main sur la région externe de la jambe, je
place mes pouces de chaque côté du tendon d'Achille et
je remonte de bas en haut jusqu'au creux poplité, prati-

quant ainsi ce que je nomme un *mouvement d'appel*, destiné à vider au préalable les vaisseaux sanguins et lymphatiques destinés à recevoir le sang qui va être chassé
de l'articulation (fig. 49).

Ensuite j'imprime à l'articulation des mouvements très
légers dont j'augmente progressivement l'étendue sui-

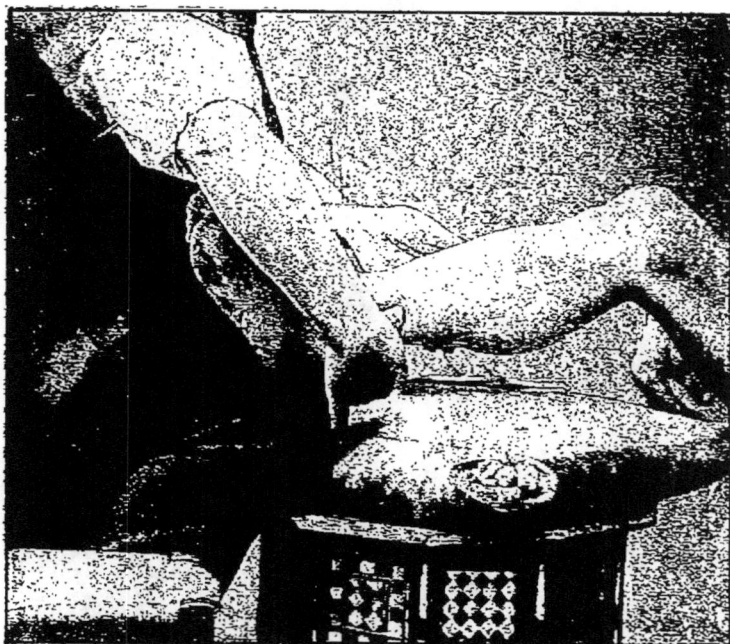

Fig. 49. — Effleurage.

vant la tolérance du malade ; j'opère des tractions sur le
talon et le tendon d'Achille. Ces tractions, d'abord douces,
sont augmentées graduellement (fig. 50).

J'attaque alors la partie externe de l'articulation,
m'efforçant de suivre dans leur direction les ligaments
latéraux externe, moyen et antérieur de l'articulation
péronéo-tibiale, ainsi que le ligament (externe) de l'articulation calcanéo-astragalienne.

Mes deux pouces étant placés sous la plante du pied, les deux index excercent un mouvement de rotation sur leur axe, mouvement alternatif d'après lequel l'extrémité d'un des index décrit une sorte d'ellipse, tandis que l'autre décrit des circonférences d'un plus petit rayon.

Cette variété de foulage constitue le moyen le plus com-

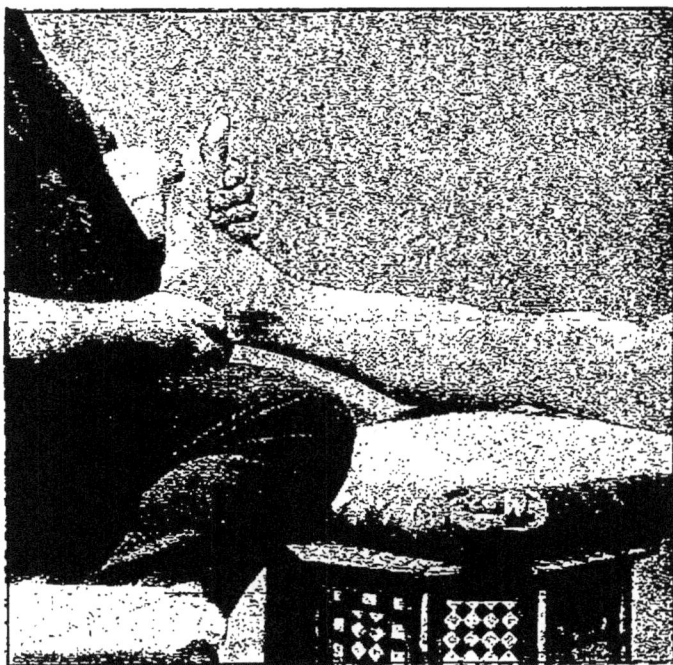

Fig. 50. — Traction du tendon d'Achille.

mode pour faire pénétrer l'index au-dessous du péroné, dans cette partie comprise entre le ligament latéral externe moyen, l'articulation et le ligament latéral externe antérieur, point où siègent en général les lésions de l'entorse (fig. 51).

Si cette manœuvre n'est pas immédiatement tolérée par le patient, je pratique un effleurage d'abord très superficiel, puis de plus en plus énergique, jusqu'à ce que je puisse exécuter la manœuvre ci-dessus décrite,

Ensuite j'applique la paume des mains sur les bords externe et interne du pied, auquel j'imprime des mouvements de rotation autour de son axe de dedans en dehors et réciproquement. Le mouvement de dehors en dedans peut s'accompagner d'une assez vive douleur qui cède

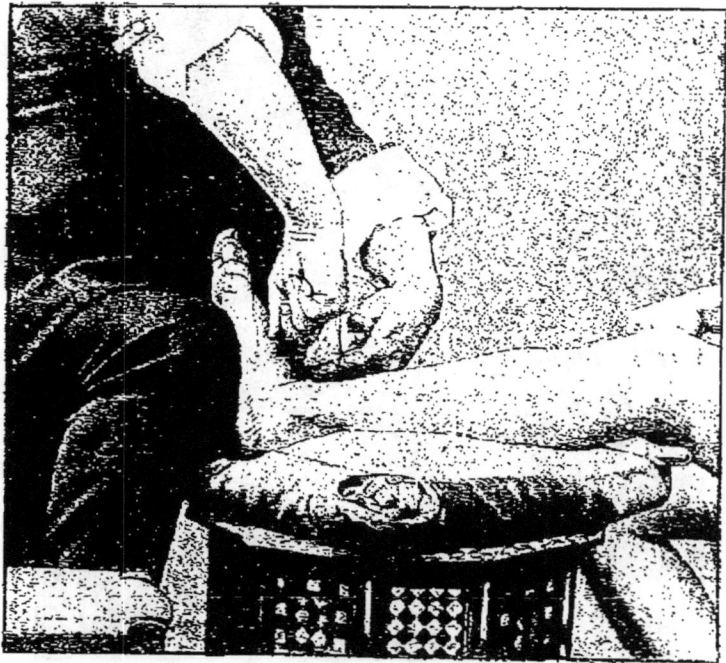

Fig. 51. — « Foulage » de l'articulation tibio-tarsienne.

brusquement, au point de permettre la marche immédiate.

Bon nombre de mes malades ont pu marcher dès la première séance, et généralement, lorsqu'il s'agit d'entorses simples, lorsque j'ai pu instituer le traitement immédiatement après l'accident, trois ou quatre séances ont suffi en moyenne pour obtenir la guérison. J'ai l'habitude, après chaque séance de massage, d'appliquer un léger bandage ouaté, maintenu par une bande de flanelle ; celle-ci est préférable à toute autre, car elle s'applique très exactement et, d'autre part, présente l'avantage d'exercer une compression *doucement élastique* fort bien supportée par le patient.

Il est de toute évidence qu'une entorse compliquée d'arrachements osseux, de lésions de gaines tendineuses et des tendons péri-articulaires, ou encore de ruptures musculaires plus ou moins voisines de l'articulation, sera plus longue à guérir, plus difficile à traiter et exigera ces soins spéciaux appropriés à la nature des désordres et dont la pratique enseigne l'application raisonnée. On aura dans certains cas à appliquer un bandage ouaté compressif sur tout un segment de membre, à immobiliser plus ou moins rigoureusement, suivant que la marche devra être permise ou défendue momentanément. On doit se rappeler que, malgré toute la rapidité habituelle des bons effets du massage, il faut un temps relativement long pour la réparation de fibres musculaires déchirées ainsi que de téguments arrachés avec leurs points osseux d'insertion.

De quelques entorses en particulier. — Nous nous sommes longuement étendu sur l'entorse tibio-tarsienne et sur son traitement par le massage ; nous allons donner rapidement quelques indications sur les manœuvres spéciales à quelques articulations.

Membre supérieur. Entorse des articulations des phalangettes et des phalanges. — Segond (*Bull. de la Soc. anat.*, 1879) a bien décrit l'entorse des articulations des phalangettes. Il existe dans ces cas une lésion constante : « l'arrachement des deux languettes d'insertion phalangettienne du tendon extenseur ».

Une parcelle, une lamelle osseuse de quelques millimètres est emportée par ces languettes tendineuses ;

la phalangette reste fléchie à angle droit, « en marteau sur la phalangine étendue » ; ecchymose dorsale. Avant tout traitement par le massage, il convient d'abord d'immobiliser le doigt au moyen d'une petite attelle, en forçant même l'extension de la phalangette, de façon à réparer l'arrachement osseux, à l'exemple de Nélaton. (Nélaton, *Traité de chirurgie*.) Nous empruntons au travail de Lagrange (*Rev. de chir.*, 1882) ce qui a trait aux entorses *phalango-métacarpiennes* et *phalango-phalangiennes*, Lagrange a observé, sur le cadavre :

1° Qu'après l'inflexion latérale forcée des doigts, avec légère rotation, il y avait déchirure des ligaments latéraux ; cette déchirure ne s'accompagnerait d'aucun arrachement osseux ;

2° Si le doigt est renversé en extension sur la face dorsale de la main, par une poussée brusque, un petit craquement se fait entendre ; la dissection montre constamment l'avulsion par le ligament antérieur d'une bandelette osseuse linéaire transversale sur le bord de la cavité glénoïde phalangienne ou phalanginienne ; les aréoles du tissu spongieux sont ainsi ouvertes. On ne constate pas, dans l'entorse métacarpo-phalangienne du pouce, d'arrachement osseux. Il peut y avoir simple éraillure ou désinsertion du ligament métacarpo-sésamoïdien externe. (Huguier, Farabœuf, Nélaton.) L'arthrite est à craindre dans ce genre d'entorse, ainsi que l'ankylose ; le doigt de polichinelle », l'atrophie, l'amaigrissement, peuvent se produire. « Le meilleur traitement consiste à immobiliser le doigt par une petite attelle palmaire, afin de favoriser la réparation osseuse, puis, vers le *huitième jour*, à rétablir les mouvements par le *massage* et les mouvements communiqués. Cette dernière méthode nous paraît la meilleure. » (Nélaton.)

Le traitement massothérapique consiste en des mouvements de flexion, d'extension et de traction, lesquels, modérés au début, sont progressivement étendus.

On y ajoute des frictions, du pétrissage de l'articulation et de tout le doigt. Éviter une immobilité trop prolongée par crainte de l'ankylose.

Entorse du poignet. — Pétrir le métacarpe, le carpe, le poignet et diriger le pétrissage et l'effleurage profonds jusqu'au milieu de l'avant-bras.

Faire tour à tour le pétrissage et la malaxation des muscles de l'éminence thénar et hypothénar et du centre de la main, en appuyant fortement pour atteindre les interosseux. Imprimer à l'articulation des mouvements d'extension, de flexion et de latéralité. L'entorse du poignet étant *très douloureuse,* il faut procéder lentement et n'arriver au foulage que progressivement. Je pratique le foulage avec l'extrémité des index, ceux-ci pénétrant très loin, en refoulant les ligaments dans l'interligne articulaire. On peut ainsi pratiquer une malaxation des plus complètes et des plus énergiques.

Entorse du coude. — Après de larges effleurages, ne pas oublier d'exécuter de chaque côté de l'olécrâne (le coude étant maintenu en flexion) de profonds mouvements de *foulage* avec les extrémités des index. Ensuite, mouvements passifs d'extension et de flexion; ne pas omettre le massage très soutenu de la partie interne de la jointure, car en ce point existe parfois un très abondant épanchement au niveau de la déchirure du ligament latéral interne. « Il est long à se résorber ; l'ankylose du coude peut en résulter. » (Nélaton.)

Entorse de l'épaule. — Pour l'entorse de l'épaule, dès que, soit au début, soit après quelques jours, le traitement est institué, un aide est nécessaire. Ce dernier doit tirer horizontalement sur le bras afin d'obtenir un léger écart des surfaces articulaires, pendant que le médecin exerce des frictions et des pressions sur les parties péri-articulaires. Chaque séance doit durer de quatre à cinq minutes ; les répéter deux fois par jour ; pétrir le deltoïde très soigneusement, car on connaît la fréquence de la paralysie et de l'atrophie de ce muscle. Le massage constitue au début du traitement le meilleur moyen d'éviter la formation de la périarthrite.

Entorse des orteils. — Rien de particulier à signaler qui ne soit applicable aux doigts ; étendre le massage aux muscles de la jambe, afin d'éviter les contractures et les atrophies.

Entorses médio-tarsiennes et tarso-métatarsiennes. — Toutes les variétés d'entorse peuvent se produire au sein des articulations de ce genre. Nous en avons constaté principalement chez des cavaliers, soit qu'il y ait eu chute (le pied s'étant trouvé retenu par l'étrier, ou encore ayant été comprimé entre un cheval tombé et le sol, ou encore pendant une course sous bois, l'avant-pied ayant butté contre un obstacle : arbre, cavalier venant en sens inverse, etc.). Ces entorses sont en général longues à guérir.

Larges effleurages, mouvements passifs **appropriés**, bandage méthodique soutenant la voûte plantaire. Éviter de permettre au malade la marche trop précoce.

Entorse de la hanche. — Massage méthodique ; puis, le tronc étant fixé par un aide, on fait exécuter des mouvements divers à l'articulation coxo-fémorale, en commençant toujours par des mouvements légers et finissant par des mouvements plus étendus.

Dans un cas d'entorse coxo-fémorale très douloureuse et très nette, que notre savant confrère Le Roy de Méricourt avait constatée et qui était survenue chez l'une de nos principales artistes chorégraphiques, en 1885, la marche devint possible dès le 2e jour du traitement ; le

8ᵉ jour, la guérison fut assez complète pour lui permettre de créer avec succès un rôle important et de continuer sa carrière, dès ce moment, avec l'entière possession de ses moyens.

Il y a loin, on le voit, de tels résultats à ceux qu'auraient pu produire les traitements dits classiques et qui auraient nécessairement immobilisé la malade pendant un ou plusieurs mois. (Notons que le traitement par le massage fut commencé quelques heures à peine après l'accident. C'était là une circonstances des plus favorables.) Dans les traumatismes de la hanche, il y a grand intérêt à agir vite, afin d'éviter ces atrophies rapides des muscles qui se manifestent, pour la hanche, avec une fréquence qui égale celle de l'atrophie deltoïdienne, dans les traumatismes de l'épaule. Voir à ce sujet le travail de MM. Guyon et Féré (*Progrès médical*, 2 avril 1881), cité par Castex, page 10, *Étude sur le massage* (*Arch. gén. de Méd.*, 1891). »

Dans d'autres circonstances, j'ai eu dans ma pratique des cas d'entorse de la hanche accompagnés de douleurs violentes, que j'ai pu guérir en une ou deux semaines.

Entorse du genou. — Pour Segond (*Prog. méd.*, 1879), l'entorse du genou succède à des mouvements de rotation. La jambe étant en état maximum de flexion sur la cuisse, avec rotation du pied, soit en dehors, soit en dedans, c'est dans ces conditions, lors d'une chute, que l'entorse du genou se produit le plus aisément.

La situation du talon, en dehors ou en dedans de la cuisse, détermine la déchirure des parties internes ou externes du genou. Les ligaments croisés à leurs attaches supérieures, le ligament adipeux, peuvent être rompus.

A la rupture du ligament latéral externe peut s'adjoindre « l'arrachement d'une bandelette osseuse de 5 à 10 millimètres de profondeur », située sur la marge de la tubérosité externe du tibia, immédiatement en arrière du tubercule de Gerdy.

Le faisceau de fibres nacrées qui, dépendant de l'aponévrose fémorale, forme la partie antéro-externe du surtout fibreux péri-articulaire, s'attache sur le tubercule d'insertion du muscle jambier antérieur, étant très distendu, la parcelle osseuse qui répond à son implantation se trouve arrachée. Ainsi se produit l'ouverture des aréoles du tissu spongieux tibial, d'où hémarthrose. (Segond, *Prog. méd.*, 1879, et Nélaton, *Traité de chirurgie*.)

Voici son traitement: on fait coucher le malade horizontalement sur le dos; un aide fixe solidement le bassin, un autre opère une légère traction pour éloigner le tibia du fémur; l'opérateur fléchit la jambe sur la cuisse et imprime à l'articulation tous les mouvements qui lui sont propres et que l'on considère comme compatibles avec la tolérance du patient; il convient donc de s'arrêter dès que les manœuvres deviennent douloureuses

Après une période d'immobilisation de quelques jours, lorsqu'il y a douleur trop vive (8 à 10), ou d'emblée, lorsque le cas paraît sans gravité, le massage uni à la compression ouatée donne des résultats excellents. Je l'ai plusieurs fois employé d'emblée dans certains cas d'entorse avec épanchement abondant. Nous devons évidemment tenir compte de ces cas signalés par Segond, où l'articulation est littéralement inondée par le sang. La ponction immédiate et antiseptique, suivie d'immobilisation, sera indiquée. Il est de toute nécessité de pratiquer un examen des plus attentifs avant de se déterminer à appliquer l'un ou l'autre de ces trois moyens.

Entorse du rachis. — Au cou, après les frictions et le pétrissage des parties, on doit terminer la séance par des mouvements de latéralité et de rotation.

J'exerce le massage le long de la colonne vertébrale de bas en haut, avec les pouces ou les extrémités des doigts réunis en faisceaux, ou avec la main tout entière. Quoique très douloureuses, ces entorses cèdent facilement.

Vieilles entorses. — Certains malades viennent consulter les praticiens, pour des raideurs siégeant sur des articulations jadis atteintes d'entorses ; en général, celles-ci ont subi divers traitements plus ou moins rationnels. Les unes traitées par les compresses froides imbibées d'arnica ou d'eau de Goulard, par l'emploi de l'eau froide en affusions ou en irrigations continues, l'eau très chaude employée comme moyen exclusif, ainsi que la bande élastique, l'immobilisation exagérée, les cataplasmes, les emplâtres variés, le massage mal fait par l'un de ces innombrables et ignorants comparses de l'art qui pullulent, tant à la ville qu'à la campagne. Tantôt l'application trop prolongée de l'eau froide pure ou additionnée d'une substance médicamenteuse a réveillé le rhumatisme latent chez certains sujets ; tantôt, appliqué sans méthode et sans précision, avec excès ou insuffisance dans les manœuvres, le massage d'un empirique a produit une irritation, ou au contraire n'a pu parvenir qu'à diminuer d'une manière imparfaite l'épanchement sanguin consécutif à l'accident. J'ai eu à examiner plusieurs cas de ce genre, chez lesquels il s'agissait pour moi de « reprendre » un traitement de seconde main, le premier n'ayant pas réussi entre les mains d'un rebouteur. En général, le malade se plaint d'éprouver une certaine gêne dans la marche ; soit qu'une douleur, une raideur soient ressenties au niveau (le plus ordinairement) de la partie externe de l'articulation calcanéo-astragalienne, soit encore en bas, à l'extrême limite de l'articulation péronéotibiale inférieure. Dans d'autres cas, la douleur, presque

constamment réveillée par la marche, siège aux points
correspondant aux articulations du groupe tarsien ou
encore tarso-métatarsien (la 5e le plus ordinairement).
Dans d'autres cas, en examinant la partie sous-jacente à
la malléole interne, on peut constater une sorte d'état
d'empâtement des tissus, qui à première vue pourrait
simuler des fongosités, mais qui offre un aspect plus
étalé, une consistance différente. La périarthrite est
fréquemment, chez les rhumatisants, la conséquence
d'une entorse traitée par l'immobilisation trop sévère
chez un sujet prédisposé. Le massage rend de signalés
services dans ces cas de vieilles entorses. C'est un moyen
puissant auquel il est bon d'adjoindre la balnéothérapie
à thermalité très élevée. Les eaux d'Aix-les-Bains, de
Dax, de Luchon, etc., constituent d'utiles adjuvants
dans le traitement des cas rebelles.

KYSTES. ÉPANCHEMENTS SÉREUX
ET SÉRO-SANGUINS

*Kyste du creux poplité communiquant avec l'articulation.
— Traitement par la méthode de la rupture sous-cutanée.*
— M. X..., valet de chambre, 45 ans, présentait à la
partie postérieure du genou une tumeur élastique en
partie réductible, gênant la marche et datant d'une année et demie ; j'examinai le malade maintenu couché sur
le ventre ; je n'eus pas de peine à constater l'existence
d'un kyste séreux occupant exactement la ligne médiane
au niveau de l'espace inter-condylien. Il me sembla que,
dans le mouvement de flexion de la jambe sur la cuisse,
ce kyste avait des tendances à se réduire partiellement ;
mais, pour obtenir la rupture sous-cutanée du kyste, je
priai le malade de mettre le membre dans l'extension.
Saisissant avec chacune de mes mains les parties latérales du genou, j'appuyai mes deux pouces sur la partie
moyenne du kyste et pressai avec énergie de bas en haut,
afin que le maximum de tension fût supporté par la
partie supérieure. Je ressentis brusquement une sensation de détente: la poche du kyste se trouvait rompue. Il me suffit d'un bon appareil ouaté compressif
pour exercer une pression continue sur la poche kystique.

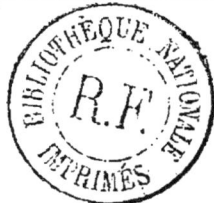

BIBLIOTHÈQUE NATIONALE R.F. IMPRIMÉS

6

J'ai revu le malade les jours suivants; il se plaignait d'éprouver une légère cuisson au niveau du creux poplité. Cette sensation cessa rapidement; je revis mon malade après une période de repos que je lui avais ordonnée. Le kyste ne se reproduisit plus.

Kyste synovial tendineux de la partie interne du genou. — Un sportsman vint me consulter pour un kyste siégeant à la partie postéro-interne du genou; la poche kystique n'offrait aucune tendance à la réduction par flexion de la jambe. Dès la première séance, je m'efforçai de provoquer la rupture de ce kyste à la partie supérieure; cela nécessita de ma part des efforts plus énergiques que dans le cas précédent; il me sembla, du reste, que j'obtenais une réduction plus complète que dans le dernier cas.

Je mis un appareil ouaté compressif, mais permettant la marche. J'ai revu le malade pendant plusieurs jours, l'opération n'avait laissé aucun phénomène douloureux, mais le kyste, au bout de quatre à cinq jours, avait récupéré une partie de son volume. — Je renouvelai mes tentatives de rupture. — La guérison fut enfin obtenue au bout d'une quinzaine. Je n'ai pas eu l'occasion de revoir le malade.

On voit que ces kystes sont faciles à rompre et que leur rupture ne s'accompagne d'aucun phénomène douloureux ni de complications d'aucune sorte.

Massages dans les kystes séreux extra-articulaires. — Ces affections étant surtout fréquentes au poignet et à la main, c'est le kyste séreux de cette région que nous prendrons pour type de notre description. Rappelons quelques données anatomiques :

Chez les fœtus, il existe deux synoviales au poignet.

L'une, externe, entoure le tendon du long fléchisseur

du pouce et remonte jusqu'au niveau de l'articulation métacarpo-phalangienne.

L'autre, interne, entoure les tendons des fléchisseurs superficiel et profond, et remonte au même niveau que la précédente.

En bas, elle envoie un prolongement sur chaque tendon des trois doigts médians en formant une ligne oblique de haut en bas et de dehors en dedans, pour se terminer au niveau de l'articulation métacarpo-phalangienne du petit doigt. Chaque doigt a sa gaine propre indépendante.

Chez l'adulte, la gaine externe du poignet s'est fondue avec la gaine digitale du pouce ; la gaine interne communique avec la gaine du petit doigt.

Les gaines synoviales des autres doigts conservent leur indépendance.

Chez les ouvriers, il n'est pas rare que les gaines externe et interne fusionnent pour constituer une gaine unique comme au poignet, au pouce et à l'auriculaire.

En résumé, les gaines synoviales de la paume de la main varient avec les individus, tout en affectant cependant une forme générale qu'il est utile de connaître.

En effet, vu leur disposition, toutes les tumeurs développées dans leur intérieur devront affecter une forme en bissac, bridées qu'elles sont vers la partie médiane par le ligament annulaire.

Lorsqu'elles sont indépendantes l'une de l'autre, la tumeur développée dans la gaine externe communiquera toujours avec le pouce ; la tumeur développée dans la gaine interne pourra ne pas communiquer avec l'auriculaire, mais se prolongera, dans tous les cas, jusqu'à la racine de ce doigt.

Dans le cas de communication des deux gaines interne et externe, la tumeur affectera de chaque côté les particularités indiquées plus haut.

Quel que soit le siège de ces kystes séreux, ils sont justiciables du même traitement par le massage.

J'ai eu maintes fois l'occasion de traiter des kystes synoviaux peu considérables des gaines tendineuses ou communiquant avec celles-ci. Lorsque la paroi qui les constitue est relativement mince, il est facile d'en pratiquer l'écrasement, soit au moyen des deux pouces, soit au moyen d'une pièce de monnaie qui sert à le comprimer fortement sur les parties sous-jacentes. Parfois, en procédant au simple examen de l'un de ces kystes, il arrive que l'opérateur sent sous son doigt que le kyste « cède »; la poche s'est rompue en un point. Il arrive que ce phénomène donne lieu à une sensation particulière bien mieux perçue du malade que du praticien. On est surpris de voir que la tumeur kystique s'est à peu près alors complètement effacée. D'autres fois, il est nécessaire de développer une certaine force pour parvenir à rompre la paroi. Si nous n'obtenons pas dès les premières séances la rupture du kyste, nous recommençons nos tentatives; il est rare que la membrane ne cède pas après quelques séances. Ainsi s'obtient une rupture subite que nous avions plusieurs fois recherchée en vain. Une compression exercée sur la poche rompue, au moyen d'une bande de flanelle, d'ouate et d'un corps dur (pièce de monnaie, segment d'une sphère en caoutchouc dur, etc.), nous permet d'accoler les parois du kyste et d'en provoquer la disparition par adhérence définitive des surfaces. Plusieurs séances seront nécessaires, en général, pour obtenir l'effacement complet de la tumeur. Certains cas sont entièrement rebelles à ce traitement et sont entièrement du ressort chirurgical.

Hydarthrose [1]. — L'hydarthrose peut être aiguë, sub-

---

1. V. *Union médicale*, 1889. (Berne, procédé de l'éclatement.)

aiguë ou chronique. C'est de l'hydarthrose subaiguë et chronique que nous nous occuperons.

Nous n'avons point à traiter ici de l'étiologie de l'hydarthrose ; nous nous attacherons simplement à exposer succinctement ses symptômes. Nous fondant sur les effets physiologiques du massage, nous aurons à démontrer l'efficacité de ce mode de thérapeutique, la supériorité qu'il présente sur tous les autres moyens, lorsqu'il s'agit de certains cas rebelles à l'action des procédés classiques.

L'hydarthrose est caractérisée par un épanchement de liquide séreux dans la cavité d'une synoviale ; c'est là le phénomène capital ; d'où gonflement de l'articulation et douleurs variables dans leur degré, impotence fonctionnelle plus ou moins marquée. Certaines hydarthroses du genou se montrent particulièrement rebelles à l'action thérapeutique ; la compression ouatée, l'immobilisation, l'application de teinture d'iode, les cautérisations ignées, etc., n'ont point d'autres résultats que d'accroître les souffrances du malade, ou en somme de n'être suivies d'aucune espèce de résultat. Dans ces cas, le massage peut être susceptible de produire une évolution vers la guérison.

Actuellement, ce mode de traitement est entré dans la pratique courante. Après qu'on a constaté chez certains sujets l'inefficacité des moyens classiques, on a volontiers recours au massage. Son action, parfois très prompte, est en effet très rationnelle : le massage atteint directement, profondément, les culs-de-sac synoviaux et peut même, ainsi que nous l'exposerons plus loin, déterminer la rupture de l'un des culs-de-sac, ce qui constitue une condition de guérison.

Dans ma pratique, j'use d'un procédé particulier que j'ai été le premier à employer et au sujet duquel j'ai fait

une communication à la Société de médecine de Paris
(1888-1889), c'est le procédé de « l'éclatement ». Je dois
dire qu'il diffère complètement des procédés timides
d'effleurage employés jusqu'à ce jour. J'emploie le mot
d'éclatement, pour exprimer la rupture brusque d'une
petite partie de la membrane séreuse, mais ce mot n'implique nullement l'idée d'une violence quelconque.

Lorsqu'on examine un genou atteint d'hydarthrose, on
s'aperçoit aisément que c'est à la partie supéro-interne
de la jointure que la fluctuation est perçue avec le plus
de facilité. Le cul-de-sac supérieur de la synoviale soulève la partie correspondante du vaste interne après s'être
réfléchie sur l'extrémité inférieure du fémur. Si l'on
place le genou dans la demi-flexion, cette partie du cul-
de-sac synovial présente une étendue relative plus considérable. Dans les épanchements synoviaux de quantité
moyenne, on peut circonscrire le liquide de ce cul-de-
sac en appliquant, au-dessus de la rotule et contre le
condyle interne du fémur, la partie concave de la main
comprise entre le pouce et l'index. Si l'on presse avec
une certaine force tous les tissus interposés entre la
main et le condyle, on circonscrira ainsi une sorte de
kyste séreux sur lequel on peut opérer de deux façons :

1° Soit avec le pouce resté libre, on peut presser le liquide de bas en haut, en dirigeant ses efforts vers l'extrémité supérieure du cul-de-sac ;

2° Soit au moyen de la partie cubitale du poing fermé,
on exécute une série de percussions plus ou moins énergiques.

Si parfois on observe une détente brusque survenue
dans l'ensemble du liquide, il faut déclarer qu'on ne produit pas toujours ce phénomène, mais que la mensuration du genou révèle fréquemment une diminution notable dans la quantité du liquide épanché.

En quelques séances, le liquide peut disparaître complètement.

Ces percussions produisent ou peuvent produire une rupture du cul-de-sac synovial en son point le plus faible, peut-être au niveau des insertions de la synoviale, immédiatement sur le pourtour du cartilage articulaire.

Je ne saurais me prononcer sur le point exact où l'excès de pression exerce son action. Je crois pouvoir admettre qu'une fissure plus ou moins étendue se produit au sein de la membrane en son point le moins résistant, et permet ainsi le passage du liquide de l'hydarthrose vers les vaisseaux lymphatiques et veineux, qui sont répandus en si grand nombre dans le tissu cellulaire voisin de la jointure.

La manœuvre très simple que je viens de décrire est d'autant plus facile à exécuter que la demi-flexion du genou est mieux faite, que la surface présentée par la partie antérieure du condyle fémoral est plus ample et, bien entendu, que l'hydarthrose est plus récente.

En ce dernier cas, en effet, la membrane est peu épaisse et plus facile à rompre; et, d'autre part, le liquide épanché est plus fluide [1].

Après la manœuvre de « l'éclatement », je pratique un massage très profond dirigé du genou vers le pli inguinal et consistant en larges et énergiques pressions centripètes.

Après chaque séance, il est bon d'appliquer un bandage ouaté comprimant la partie interne et la partie externe du genou, et laissant libre autant que possible la partie sus-rotulienne de la synoviale, car c'est là que

---

1. Des dépôts fibrineux se rencontrent fréquemment dans les jointures jadis atteintes d'inflammation; sans doute le massage, et mieux encore l'éclatement, facilitent le passage de ces dépôts de fibrine hors de la cavité synoviale. (N. de l'auteur.)

s'est produite la rupture ; c'est donc en ce point que la pression intra-articulaire déterminée par la compression ouatée devra être à son minimum, puisque nous cherchons l'expulsion de la synovie hors de la membrane par cette voie.

Plusieurs séances de traitement sont nécessaires, ce qui peut faire supposer que la rupture *ainsi produite est de peu d'étendue.*

Le procédé de l'écrasement des kystes synoviaux du dos de la main n'agit pas autrement et tout le monde reconnaît sa parfaite innocuité.

Le Dr Tillaux, dans son *Traité d'anatomie des régions*, signale plusieurs cas de ruptures spontanées d'hydarthroses survenues sans qu'aucun accident en soit résulté.

Le moyen que je propose offre le double avantage d'être d'*une action rapide* et d'une *innocuité parfaite.* Il m'a donné de nombreux succès.

On peut objecter à ce procédé qu'il ne doit pas infailliblement guérir tous les cas d'hydarthroses, et qu'il existe parfois un tel épaississement de la membrane, que l'on ne saurait la rompre qu'au prix d'efforts et de percussions violentes, constituant autant de traumatismes. Je répondrai : que mon procédé de « l'éclatement » ne s'adresse qu'aux hydarthroses relativement récentes, à paroi mince.

Une synoviale qui a présenté les phénomènes de « l'hydarthrose à répétition », dont les culs-de-sac, quoique non pourvus de fongosités, offrent un rebord saillant, dur, comme lardacé, donnant au doigt la sensation d'un « bourrelet », ne pourra guère être rompue au moyen de nos percussions à poing fermé[1]. De tels cas sont justi-

1. Je crois devoir faire remarquer que Marjolin a signalé des cas d'hydarthrose où l'épaississement de la membrane est *partiel;* il en résulte qu'on peut toujours considérer comme légitime de tenter là

ciables de la ponction et de l'arthrotomie, en un mot des pratiques de la chirurgie active proprement dite.

Je ne propose pas l'éclatement comme moyen exclusif, mais je crois devoir le mettre au premier rang des procédés à employer dans le traitement des hydarthroses rebelles; en raison de sa complète innocuité, il peut toujours être mis à l'essai, avant toute intervention chirurgicale.

Hémarthrose traumatique. — Les épanchements sanguins de l'articulation fémoro-tibiale consécutifs aux contusions et aux mouvements forcés de l'articulation ont été signalés par Bonnet.

Indiquons, en 1874, la thèse de M. Hennart: *De l'entorse du genou;* en 1876, celle de M. Noulis sur le même sujet; la même année, celle de M. Guedeney : *Étiologie et symptômes des épanchements sanguins traumatiques;* en 1879, le très remarquable mémoire de M. Segond : *Recherches cliniques et expérimentales sur les épanchements sanguins du genou par entorse.* Nous ferons ici de larges emprunts à ce travail.

Parmi les causes directes, nous trouvons les coups et chutes sur les genoux.

Parmi les causes indirectes, il faut citer tous les mouvements exagérés de l'articulation : extension, flexion, rotation en dedans et en dehors, mouvements de latéralité.

Les lésions doivent être classées sous deux chefs :

1° Lésions intra-articulaires (contusion ou rupture de la synoviale, du ligament adipeux ou des ligaments croisés, fractures complètes ou incomplètes des os communiquant avec l'articulation);

2° Lésions péri-articulaires (rupture du ligament rotu-

l'éclatement sous-cutané, si l'on a lieu de penser que la membrane n'est pas épaissie dans sa totalité.

lion, du ligament postérieur ou des ligaments latéraux).

Les fractures de la rotule et de l'épiphyse fémorale donnent lieu à un épanchement sanguin dans l'articulation; les fractures de la diaphyse fémorale s'accompagnent aussi de cet accident. Ces faits ont été particulièrement étudiés par notre savant maître, M. Paul Berger; d'après lui, l'épanchement est généralement séreux, parfois séro-sanguin.

M. Segond signale, dans les cas de traumatisme par rotation forcée en dedans, une lésion remarquable par la fixité de son siège : c'est une petite cavernule creusée dans les tissus spongieux du tibia; elle communique avec l'intérieur de l'articulation par une fente antéro-postérieure dont la lèvre externe est formée par la synoviale déchirée et dont la lèvre interne répond exactement à cette crête mousse, constituée par l'union de la face supérieure et de la face externe du plateau tibial.

Cette fissure, cachée par le fibro-cartilage semi-lunaire externe, a une largeur variable. C'est la portion d'os située en arrière du tubercule de Gerdy qui cède. Ce fait explique la prompte formation de l'hémarthrose dans certains cas.

La *déchirure de la synoviale*, peu riche en vaisseaux, ne donne lieu qu'à une *hémorrhagie lente*.

La *rupture des ligaments* croisés produit la déchirure des rameaux de l'articulaire moyenne; la lésion spéciale décrite par M. Segond, la fracture du fémur ou de la rotule, l'arrachement des parcelles osseuses aux points d'insertion des ligaments intra-articulaires, ont pour résultat la communication des aréoles spongieuses très vasculaires avec l'articulation. Le ligament adipeux pourvu de petits vaisseaux rectilignes peut être rompu; dans tous ces cas, l'*hémorrhagie* sera rapide.

Quant aux lésions des ligaments péri-articulaires, il faut qu'elles s'accompagnent de déchirures de la synoviale (ce qui est la règle) pour qu'il y ait épanchement intra-articulaire.

Si l'on a choisi le genou pour étudier l'hémarthrose, c'est parce que cette articulation tient le premier rang dans l'ordre de fréquence de cette lésion.

Bonnet a signalé ce fait : « Il n'est pas d'articulations, dit-il, où ces épanchements soient plus considérables et plus fréquents que dans celle du genou. »

Cette prédisposition s'explique par la présence dans cette articulation de ligaments intra-articulaires, par la vaste étendue de la séreuse, qui se laisse facilement distendre ; dans certaines positions du membre, les parties entourant l'articulation ne résistent pas et le sang s'épanche librement dans l'articulation.

Il ressort des observations faites jusqu'à ce jour sur la nature du liquide épanché que, si une ponction est pratiquée peu de temps après l'accident (4 à 5 jours), le liquide extrait est du sang pur ou presque pur ; l'épanchement est-il ancien, le liquide est hydrohématique ; cela tient à ce que des caillots se sont formés ; en ce cas, le liquide qui sort n'est plus que de la sérosité teinte par la matière colorante du sang.

D'où la nécessité d'une intervention rapide pour empêcher la formation des caillots, qui deviendraient d'une résorption de plus en plus difficile.

On trouve aussi dans le liquide extrait de nombreuses gouttelettes huileuses, donnant par refroidissement une légère couche de margarine cristallisée en aiguilles. On n'a pas encore donné d'explications de ce fait.

Voici les symptômes de l'hémarthrose :

1° La *douleur*, qui peut être plus ou moins vive, avec ou sans craquements, et à laquelle succède bientôt une douleur très faible. Si la douleur vive persiste, elle indique d'ordinaire une lésion osseuse ;

2° L'*épanchement*, généralement très rapide, met de 24 à 48 heures à se produire ;

3° L'*attitude du membre :* jambe demi-fléchie, le pied et le membre entier dans la rotation en dehors.

4° La *déformation :* la rotule est soulevée, les culs-de-sac latéraux sont distendus, le cul-de-sac inférieur fait deux saillies de chaque côté du tendon rotulien.

La palpation permet de reconnaître le choc prérotulien, une fluctuation pâteuse, la crépitation sanguine ;

5° L'*impotence* fonctionnelle. En général, pas de réaction inflammatoire locale, pas de fièvre, pas de frissons.

Livrée à elle-même, la marche de cette affection est bénigne, mais la guérison est lente à se produire, par suite de la longueur de temps que demande la résorption. De cette lenteur dans la résorption peuvent résulter des raideurs articulaires, une arthrite, de l'ankylose, la présence de corps étrangers dans l'articulation.

Vésicatoires, compression, ponctions simples, ponctions aspiratrices, le tout accompagné de l'immobilisation du membre, constituent autant de moyens qui ne sont pas toujours absolument efficaces. C'est dans de tels cas, qu'appliqué précocement, le massage peut intervenir très utilement ; ajoutons qu'on peut presque toujours l'employer dès le début de l'accident, au grand avantage du malade.

On peut établir en principe ceci : plus le massage est exécuté précocement, plus il est actif. Il consiste en de larges pressions commençant au niveau du cul-de-sac supérieur de la synoviale et remontant jusqu'au sommet du triangle de Scarpa.

1° Ces pressions, pratiquées aussi largement que possible avec la paume de la main, ont pour effet de « faire le vide » dans les vaisseaux absorbants ;

2° On fera de plus des pressions progressives au moyen de la pulpe des pouces appliqués de chaque côté de l'articulation, suivant le ligament rotulien et les ligaments latéraux. Je propose de donner à cette manœuvre le nom de « mouvements ondulatoires d'attrition »; on pourra se servir également, pour ces pressions, du talon de la main; ils doivent toujours être dirigés vers le cul-de-sac supérieur, l'articulation étant dans l'extension;

3° Placer le genou dans la demi-flexion, se servir alors de l'extrémité des index qui, adossés l'un contre l'autre, exerceront des mouvements *concentriques* et *centripètes* partant de la bourse séreuse sous-jacente à la moitié inférieure du ligament rotulien, pour gagner l'espace inter-articulaire; suivre par conséquent la ligne correspondant au fibro-cartilage inter-articulaire externe, puis, en dedans, la partie comprise entre l'extrémité postérieure de l'interligne articulaire interne et de là, jusqu'à la masse adipeuse sous-jacente, à la partie supérieure du tendon rotulien. Les mêmes doigts, toujours mus d'un mouvement rotatoire, presseront avec leur pulpe en longeant le bord interne de la rotule pour regagner le cul-de-sac supérieur de l'articulation. J'ai coutume alors d'exercer des mouvements alternatifs de flexion et d'extension de l'articulation, en pressant avec le pouce d'une main appliqué successivement sur les divers points répondant au fibro-cartilage articulaire, pendant que l'autre main exerce une traction assez énergique sur le segment inférieur de la jambe;

4° Ramener le genou dans la demi-flexion et pratiquer sur les parties latérales de l'article des percussions à poing fermé (avec le rebord cubital de la main);

5° Renouveler les larges pressions centripètes, terminer par le massage du triceps (torsion, percussion, etc.), puis appliquer un bandage au moyen d'une bande de flanelle

7

et de deux coussinets d'ouate en forme de croissant, appliqués l'un à la partie interne, l'autre à la partie externe de la rotule, en ayant bien soin d'exercer le minimum possible de pression au niveau de l'extrémité du cul-de-sac supérieur. (Je fonde cette pratique sur mon expérience personnelle, conforme aux observations d'Amodru, Schwartz et Henrict sur la moindre résistance de la synoviale à sa partie supérieure.)

Dans les cas exempts de complications, lorsque la douleur est modérée, l'épanchement médiocrement abondant, la guérison peut être obtenue en quatre, cinq ou huit jours, alors que les ponctions suivies de compression exigent une immobilisation minimum de 25 à 30 jours.

Je permets toujours la marche très modérée dès les premiers jours, lorsque la douleur n'est pas trop vive et lorsque le sujet n'est entaché d'aucune diathèse; on ne saurait oublier en effet que trop fréquemment, en ce qui concerne l'hémarthrose, se confirme cet aphorisme de l'éminent professeur Verneuil : « Le traumatisme bat le rappel des diathèses. »

ARTHRITES

Affections inflammatoires des articulations. — S'il est un fait actuellement bien établi, c'est que dans la plupart des arthrites, sauf l'arthrite tuberculeuse, où la lésion primitive siège dans le tissu osseux (le plus habituellement), qu'elles soient produites par un traumatisme ou par une autre cause, c'est la synoviale qui est primitivement atteinte : c'est la synovite qui prime tout.

On doit se rappeler que les synoviales présentent moins d'élasticité que la peau; il en résulte qu'un choc du genou par exemple, qui n'aura pas entamé le tissu cutané, peut avoir déterminé une déchirure de la synoviale suivie d'un épanchement sanguin dans la jointure; et en général c'est la contusion articulaire et l'épanchement sanguin dans la cavité synoviale qui produisent la synovite. C'est une notion importante à connaître, car le praticien devra tenir compte beaucoup plus de l'état des culs-de-sac synoviaux que des lésions plus ou moins marquées des téguments et des parties molles péri-articulaires.

Puisqu'il y a épanchement d'un liquide qui par sa composition ne possède aucun caractère de nocivité à l'égard des parties voisines, le massage est indiqué, pour faciliter par ses effets, énumérés à l'article *Physiologie,* une rapide résorption du liquide épanché.

C'était autrefois un axiome en chirurgie qu'une articulation récemment luxée (même alors que la réduction avait été obtenue complètement), ou bien encore qu'une articulation offrant ou ayant offert des phénomènes inflammatoires même très minimes et tout à fait à leur déclin, devaient être rigoureusement immobilisées. On conçoit que l'excès d'immobilisation puisse provoquer la formation d'une ankylose irrémédiable, comme résultat d'un traumatisme en lui-même insignifiant.

Mais il ne faudrait pas tomber dans un excès trop grand en fait de mobilisation. Le professeur Verneuil recommande d'immobiliser rigoureusement les articulations chez lesquelles peut se réveiller l'inflammation aiguë, par ce motif que l'immobilisation tendra moins à créer ces produits plastiques qui sont à redouter à la suite d'inflammations articulaires aiguës, comme produisant des ankyloses serrées et parfois au-dessus des ressources de l'art. Il s'agit d'établir nettement les cas où l'immobilisation doit être maintenue ou proscrite. L'indication varie avec la nature même de la lésion.

Quelques médecins cependant, Malgaigne entre autres, désireux d'éviter cette ankylose, conséquence du repos prolongé, se sont montrés partisans de la mobilisation précoce des articulations faiblement irritées ou atteintes de traumatismes. Ce n'est pas l'articulation seule qui a besoin de reprendre son jeu, mais tout le membre, afin d'éviter les lésions engendrées par le manque d'exercice et en particulier la cessation du fonctionnement de l'appareil musculaire.

S'il est parfaitement rationnel d'immobiliser les articulations atteintes d'inflammations suraiguës ou aiguës, il n'en est pas de même pour celles qui sont le siège d'un processus subaigu, comme dans certains cas d'arthrite blennorrhagique par exemple, où il s'agit d'exercer une action des plus promptes.

Dans le traitement de certaines inflammations articulaires subaiguës, on peut à leur déclin, sans hésitation, imprimer des mouvements à l'articulation atteinte. Conserver la fonction de l'organe malade doit être la préoccupation principale du praticien. Bien entendu, l'expérience est ici un guide très sûr. Tel malade atteint de polyarthrite rhumatismale infectieuse présentant la diminution complète des phénomènes d'acuité, l'absence de fièvre, pourra subir sans danger quelques mouvements articulaires très prudents, très doux, et qui pourront être progressivement augmentés. Ici, la parfaite connaissance de l'état général sera l'élément prédominant qui servira de guide dans le traitement à établir. Il est évident que des rechutes peuvent se produire, au moment où l'on était en droit d'attendre une convalescence bien nette. Le praticien doit donc se garder de trop promettre dans de telles circonstances, car ici son habileté manuelle n'est pas seule en jeu.

A l'immobilisation doit succéder le traitement par les frictions, l'effleurage, les mouvements de flexion, d'extension, la marche, aussitôt que cela sera possible.

Il est bon toutefois de faire remarquer que dans le cas d'arthrite infectieuse il ne faut point mobiliser précocement l'articulation ; il faut se borner à faire tous ses efforts pour éviter l'atrophie musculaire, et attendre que tout se calme pour commencer les mouvements, d'abord passifs. Il faut aussi rappeler que dans certaines arthrites (genou et coude), quels que soient les efforts du médecin, certaines conditions produites par une inflammation intense déterminent un obstacle qui échappe à l'application d'un moyen thérapeutique mécanique. **Dans le cas d'arthrite rhumatismale du genou, il se pro-**

duit souvent une adhérence irréductible de la rotule avec l'extrémité inférieure du fémur. Dans l'arthrite du coude il se fait, au niveau de l'extrémité inférieure de l'humérus, des productions analogues à l'exostose, qui empêchent à tout jamais l'article de récupérer l'intégrité de ses fonctions. (Cas de périostite de l'extrémité inférieure de l'humérus, formant un obstacle invincible à la flexion, ou encore gonflement extrême du cubitus à son extrémité supérieure, s'opposant à l'extension. — Faits signalés par Quénu.)

Arthrites infectieuses. — La massothérapie s'adressant le plus fréquemment aux articulations, nous croyons devoir consacrer dans ce travail un certain développement à l'étude des arthrites en général. Grâce à de récents et importants travaux, les arthrites sont mieux connues, tant au point de vue bactériologique qu'au point de vue de l'anatomie pathologique et de la clinique.

Notre savant maître, le professeur Lannelongue, a classé les arthrites sous les cinq chefs suivants :

1° Les arthrites traumatiques ;

2° Les arthrites inflammatoires par propagation ou de voisinage ;

3° Les arthrites généralisées du rhumatisme ou de la goutte ;

4° Les arthrites des maladies de l'encéphale et de la moelle épinière, de l'ataxie musculaire progressive, etc. ;

5° Les arthrites septiques, parasitaires ou virulentes, microbiennes pour la plupart, secondaires aux maladies générales. (Voir thèse d'agrégat. du Dr de Lapersonne, 1886.)

Les arthrites infectieuses dues à la contamination de l'organisme par un principe spécial venu du dehors, quelles que soient d'ailleurs l'origine et la nature de cet agent morbifique (Griesinger, de Lapersonne), peuvent être rapportées aux huit groupes suivants, pour nous conformer à la classification adoptée par de Lapersonne.

Pyohémie chirurgicale et médicale dite spontanée :

1° {
Ostéomyélite;
Angines septiques ou infectieuses;
Non diphtériques;
Lymphangites;
Kystes hydatides.
}

2° {
Blennorrhagie;
Maladies des organes génito-urinaires;
Puerpéralité[1].
}

3° {
Morve et farcin;
Charbon.
}

4° {
Pneumonie;
Erysipèle;
Méningite cérébro-spinale.
}

5° {
Scarlatine;
Variole;
Rougeole;
Diphtérie;
Oreillons;
Erythème polymorphe.
}

1. Charcot, en 1853, signale les arthrites survenant à la fin de la grossesse ou quelques semaines après l'accouchement naturel. Tous les tissus articulaires sont pris, lors de l'arthrite des rhumatismes secondaires de la grossesse; il y a grande tendance à la purulence, à la chronicité. Il existe des empâtements péri-articulaires, des demi-ankyloses (Quinquaud). Pronostic toujours grave (Lorrain).

Dans le rhumatisme secondaire suite de couches, le rhumatisme atteint :

A. Les petites articulations (Tuméfaction. Ténosynovites. Guérison lente;

B. Une ou deux grosses jointures (Lésions remarquablement fixes. Tendance à l'ankylose).

6° { Fièvre typhoïde ;
    Dyssenterie ;
    Choléra ;
    Fièvres intermittentes.

7° { Pseudo-rhumatisme infectieux ;
    Endocardite ulcéreuse.

8° { Syphilis.

Pyohémie chirurgicale[1]. — Siège de prédilection : l'épaule et le genou, quelquefois le coude, rarement les autres articulations. A l'autopsie, on trouve du pus dans les articulations. En raison de l'envahissement rapide de l'articulation par le pus, l'ensemble des parties constituantes de l'articulation, les surfaces articulaires, ligaments, cartilages, n'ont pas le temps d'être intéressées profondément (Lagrange).

Pyohémie médicale. — On trouve des collections purulentes dans les articulations ; c'est la maladie arthritophlegmoneuse de Quinquaud (1871), ou pyohémie sporadique de Tuffier. (*Revue de chirurgie*, 1883.)

Ostéo-myélite. — Les régions prédisposées sont l'épaule et le genou, le point de départ est une ostéomyélite épiphysaire ; quelquefois ces arthrites ne sont que des inflammations de voisinage ; le massage peut être utilisé contre les raideurs qui se produisent à la suite « d'ostéomyélites prolongées », une fois que le ou les séquestres ont été expulsés.

Angines septiques. — E. Gaucher cite un cas d'arthrite suppurée du poignet droit consécutive à une rhinopharyngite infectieuse.

Lymphangites. — En 1878, le professeur Verneuil pré-

---

1. Nous publions ici, sous une forme résumée, la plupart des documents du travail de Lapersonne, qui nous ont paru pouvoir être utilement rappelés au lecteur.

sente à l'Académie un mémoire relatant cinq cas d'arthrites ou hydarthroses du genou consécutives à une lym-
phangite du membre inférieur.

Kystes hydatiques. — Le professeur Verneuil cite le cas
d'un enfant opéré de kyste hydatique du foie par le procédé du gros trocart et qui fut atteint de douleurs vagues
des articulations, avec éruption confluente d'urticaire et
arthrite suppurée de l'articulation du gros orteil.

Blennorrhagie. — La blennorrhagie donne lieu dans
bien des cas à des arthralgies, des arthrites, des hydarthroses, et même parfois à des arthrites suppurées d'emblée. Certaines formes d'arthrite blennorrhagique ont une
remarquable tendance à produire *l'ankylose rapide.* On
est en droit de tenter une action précoce dans le but
d'éviter les conséquences de la *variété plastique ankylo-
sante.* Dès que la douleur le permet, et malgré qu'il y ait
encore des signes d'un état subaigu léger, je conseille
d'essayer, par une série de tâtonnements, le degré de
tolérance de l'articulation malade. On peut s'inspirer de
ce principe énoncé par Le Fort (Soc. de ch., 1880), que
l'on devra imprimer des mouvements gradués *aussitôt
que possible,* c'est-à-dire lorsque « la mobilisation n'éveil-
lera que les douleurs dues à l'extension des parties rétractées[1] ». Lagrange ajoute, dans un remarquable article sur cette question : « C'est surtout à l'égard de
l'arthrite blennorrhagique qu'il s'agit d'être ankylo-
phobe ; l'immobilisation trop prolongée aurait certainement pour elle des inconvénients, et il serait imprudent
de trop compter sur la mobilisation naturelle, le libre jeu
des muscles, après l'enlèvement tardif de l'appareil[2]. »
On doit rester dans de justes limites entre l'excès d'une
intervention trop audacieuse et le trop d'abstention.

1. Lagrange, *Traité de chirurgie,* article « Arthrites infectieuses »
2. Lagrange, *Traité de chirurgie.*

On a constamment retrouvé les gonocoques de Neisser dans le pus des articulations atteintes d'arthrite suppurée d'origine blennorrhagique.

Maladies des organes génito-urinaires. — Ces arthrites ont été signalées pour la première fois par Velpeau. Le professeur Guyon, Ollier, Bazy, en ont cité des cas ; leurs lieux d'élection sont le genou, le poignet, le coude, l'épaule, l'articulation acromio-claviculaire.

Puerpéralité. — Les arthrites sont fréquentes, quelquefois elle constituent de véritables arthrites infectieuses, d'autres fois c'est à une véritable attaque de rhumatisme que l'on a affaire.

MM. Pasteur et Doléris ont démontré dans les liquides articulaires la présence des streptococci.

Raymon, dans sa remarquable thèse d'agrégation, 1880, traite la question du rhumatisme puerpéral en se fondant sur ce fait : que toutes les affections des organes génito-urinaires semblent exercer une influence de même ordre que la blennorrhagie. Lorain a montré qu'on pouvait observer des affections arthritiques dans des cas d'écoulements leucorrhéiques et de lochies. Bouillaud avait insisté sur la ténacité des arthrites d'origine puerpérale. Rappelons l'opinion du professeur Bouchard : « On a décrit sous le nom de rhumatisme de la grossesse une inflammation le plus souvent mono-articulaire, tenace, avec *tendance à l'ankylose*, qui ressemble singulièrement au rhumatisme blennorrhagique, qui n'est certainement pas le rhumatisme vrai et que j'ai bien de la peine à considérer comme gravidique. Je me fonde sur l'extrême rareté de ce rhumatisme comparée à l'extrême fréquence de la grossesse. Il y a deux pseudo-rhumatismes : l'un puerpéral, qui tend à la suppuration ; l'autre en rapport avec la lactation, qui tend à l'ankylose. L'allaitement réalise chez la femme certaines conditions de la nutrition générale et de la composition chimique des humeurs, qui rapproche la nourrice du diabétique et des malades à dyscrasie acide, chez lesquels les attaques rhumatismales sont loin d'être exceptionnelles. » (Bouchard, *Mal. par ralent. de la nutrit.*, page 354.)

Morve, Farcin[1]. — Le lieu d'élection de ces arthrites *est le genou;* souvent on constate des périarthrites, des synovites; toutes ces manifestations s'accompagnent de suppuration. (*Observation de Bucquoy à l'Académie de médecine*, 1883.)

MM. Bouchard, Charrin et Capitan ont pu reproduire la maladie typique chez le solipède en prenant le microbe à la cinquième culture.

La culture avec les produits recueillis chez l'homme n'a pas encore été faite.

Charbon[2]. — La nature parasitaire du charbon a été démontrée par les travaux de MM. Davaine et Pasteur.

Dans son *Traité de la suppuration,* Chassaignac cite des arthrites suppurées du genou, de la hanche, du cou-de-pied, survenues au cours de cette affection.

Pneumonie. — La pneumonie est une maladie parasitaire.

M. Talamon a fait des cultures et des inoculations qui prouvent le fait. Max Schuller a démontré l'existence des pneumococci de Friedlander. Les arthrites sont fréquentes, elles sont souvent multiples, leur lieu d'élection *est l'épaule.*

Erysipèle. — Dans le cours de l'érysipèle, il se produit souvent des arthrites *mono-articulaire* ou *multiples.*

Fehleïsen a démontré la nature parasitaire de cette affection par la culture et les inoculations du streptococcus.

1. De Lapersonne
2. Id.

Méningite cérébro-spinale. — Les arthrites qui surviennent dans le cours de cette affection sont aiguës, souvent suppurées ; en général elles se localisent dans les *grandes jointures.* On rencontre même des lésions du côté des articulations de la colonne vertébrale. Cornil et Babes ont démontré l'existence de bactéries rondes zooglées.

Scarlatine. — On constate dans le cours de cette affection des arthrites séreuses aiguës, non suppurées, des arthrites suppurées et même purulentes d'emblée (Hebra, Kaposi, Henoch).

Existence d'un micro-organisme encore indéterminé (Schuller, Friedlander).

Variole. — On rencontre au cours de cette maladie des *arthropathies* à forme *rhumatismale, erratiques* (Rilliet et Barthez). Brouardel pense qu'il s'agit d'un *rhumatisme* proprement dit. Ces manifestations occupent les *grandes* et les *petites articulations* et s'accompagnent de fièvre.

D'après Bourcy, elles revêtent deux types :

1° Le type de *pseudo-rhumatisme erratique*, dont la durée ne dépasse pas huit à dix jours ;

2° Le type d'arthrites localisées à un petit nombre d'articulations ou à une seule ; dans ce cas-là, la purulence survient rapidement.

Rougeole. — D'après Descroizilles, les arthropathies sont fréquentes dans le cours de cette affection ; elles se produisent sous forme d'*arthrites* ou de *tumeurs blanches*, quelquefois elles manifestent de la tendance à la suppuration.

Pour Lagrange[1], les arthrites consécutives à la rougeole sont en général moins graves que celles de la variole et la scarlatine. Il admet deux variétés :

1° Les arthrites légères, marchant naturellement vers la guérison sans laisser de traces de leur passage ;

1. *Traité de chirurgie* (Duplay et Reclus), article « Arthrites infectieuses ». 1891.

2° Les arthrites aiguës, capables de suppurer et de se transformer en véritables tumeurs blanches.

Diphtérie. — On rencontre quelquefois des affections articulaires.

Max Schuller et Loeffler ont trouvé et cultivé un bacille qu'ils considèrent comme caractéristique.

Pseudo-rhumatisme ourlien, de E. Boisset. — Ces lésions se localisent sur l'*extenseur commun des doigts, l'extenseur propre de l'index,* le *long* et le *court extenseur du pouce.* Toutes ces manifestations ont une tendance marquée à la guérison. MM. Chauvin et Capitan ont cultivé le microbe des oreillons.

Fièvre typhoïde. — Bouillaud le premier trace l'histoire de l'*arthrite typhoïdique.*

A. Robin, en 1878, publie des cas de synovites purulentes.

Ces arthrites revêtent en général une forme grave, se terminant par *suppuration* ou *ankylose.* Elles ont pour lieu d'élection la *hanche,* le *genou.*

Rarement les articulations du membre supérieur sont atteintes (Lannelongue).

Au cours de ces arthrites, des luxations spontanées peuvent se produire; elles sont causées par l'atrophie musculaire précoce portant sur un seul groupe musculaire (Verneuil, Reclus). *L'extrémité osseuse est le siège de la lésion* (Lannelongue), d'où *impossibilité de la réduction.*

Dysenterie[1]. — Arthrite mono-articulaire, à début insidieux. Elle apparaît trois ou quatre jours après la guérison. Exceptionnellement l'articulation se prend pendant le cours de la maladie (Quinquaud, Fradet).

Lagrange émet des doutes sur l'existence de la suppuration articulaire dans la dysenterie.

1. De Lapersonne.

Lieu d'élection : *genou*. L'articulation est gonflée, tuméfiée, mais sans rougeur inflammatoire comme dans le rhumatisme ; on a affaire à un œdème blanc et mou.

S'il existe des arthrites multiples, l'amélioration se fait sentir au bout de quelques jours, sauf sur un genou généralement.

Épanchement parfois très abondant, sensation de fluctuation, mais pas de choc rotulien. Trousseau signale là rupture de la capsule produite par l'abondance de l'épanchement.

D'après Quinquaud, *tous les malades guérissent après un temps plus ou moins long* (2 ou 3 mois).

Thomas, de Tours, cite un cas d'arthrite suppurée. *Grande analogie avec le rhumatisme blennorrhagique.*

Choléra. — *Lésions articulaires étudiées* par M. Poulet, agrégé du Val-de-Grâce. On observe dans ce cas des *épanchements de synovie* ne ressemblant en rien à ceux qui accompagnent les arthropathies communes ; *synovie concrète*, visqueuse, coloration blanchâtre, quelquefois rosée, reste adhérente aux surfaces des condyles.

Désordres peu marqués de la synoviale ; pas de lésions apparentes des cartilages.

En résumé, altérations diffuses très superficielles sous la dépendance des lésions vasculaires périphériques qui semblent appartenir au choléra.

Fièvres palustres. — Origine microbienne de la fièvre palustre démontrée par les travaux de Laveran.

M. Rejon, dans sa thèse, parle d'une hydarthrose intermittente due, d'après lui, à l'infection palustre.

M. Panas a cité une observation d'*hydarthrose intermittente* où il n'est pas possible d'invoquer l'intoxication palustre. Rien de précis sur ce sujet encore à l'étude.

Pseudo-rhumatisme infectieux. — Fleury, Quinquaud, Archambault, Lorrain, ont signalé des états particuliers à débuts typhoïdes avec suppuration des jointures et terminaison fatale.

Le professeur Bouchard et Bourcy ont particulièrement appelé l'attention sur ces faits.

D'après Bourcy, ces affections revêtent deux types :

A. Les arthropathies tendent à la raideur plutôt qu'à la suppuration ;

B. Les arthrites évoluent en quelques heures vers la suppuration, l'autopsie révèle alors des lésions profondes des parties constituantes des articulations.

Le massage aura évidemment lieu d'être utilement appliqué dans le traitement de la première variété.

Endocardites infectieuses. — La nature parasitaire de l'endocardite ulcéreuse est hors de doute. Klebs, Orth, Cornil, Babes, Netter, Chantemesse, ont démontré la pluralité des différentes espèces de microbes capables de se greffer sur un endocarde.

On a noté la coïncidence fréquente de l'endocardite ulcéreuse avec les arthropathies.

Les arthrites qui accompagnent la forme pyohémique de l'endocardite infectieuse sont de véritables abcès articulaires, le symptôme important est un œdème diffus.

Pronostic toujours très grave.

Dans la forme infectieuse non septique, signalée par Netter, il se produit des gonflements articulaires de nature séreuse et non purulente.

C'est dans le traitement de cette dernière variété que le massage peut être utilisé, mais tout à fait exceptionnellement.

Syphilis. — Les arthrites syphilitiques se manifestent dans la période secondaire et dans la période de transition. A signaler les travaux de MM. Lancereaux, Fournier, Bouilly, Voisin, Cornil, Méricamp, Verneuil,

Elles se manifestent sous trois formes :

1° *Arthralgies;*

2° *Arthrites subaiguës;*

3° *Hydarthroses.*

1° *Arthralgies.* — Pas de signes objectifs; simplement de la douleur. D'après Fournier, le repos accroît la douleur, l'exercice la fait disparaître.

D'après Cornil et Fournier, elles doivent reconnaître des altérations matérielles des parties qui en sont le siège.

Elles affectent principalement les épaules, les genoux, le coude, les articulations tibio-tarsienne, *radio-carpienne*, *temporo-maxillaires*. A l'exemple de l'exercice, le massage diminue généralement la douleur.

2° *Arthrites subaiguës.* — Moins fréquentes que les arthralgies. Épanchement faible ou nul, douleur moins vive que dans l'arthrite aiguë du rhumatisme vrai.

Siège : le *genou*, en général, parfois les *malléoles*, l'*épaule* et le *poignet*.

3° *Hydarthroses.* — L'hydarthrose syphilitique ne présente aucun caractère spécial qui permette de la distinguer des hydarthroses vulgaires.

Épanchement peu abondant, douleur insignifiante.

Le lieu d'élection est le *genou*. Souvent un seul genou est pris. Sa durée est généralement courte.

Souvent on voit survenir des *hydarthroses* très abondantes, symptomatiques des lésions osseuses tertiaires.

MM. Richet et Defontaine ont signalé des infiltrations gommeuses de la synoviale.

Mais cette forme n'est justiciable que du traitement spécifique; nous en exceptons le cas d'adhérences ou de cicatrices vicieuses qui pourraient être améliorées par le massage.

Dans toutes ces affections articulaires dues à une infection microbienne absolument démontrée pour les unes, très probable pour les autres, le massage *est absolument contre-indiqué pendant la période aiguë.* L'immobilisation s'impose, et ce n'est que plus tard, lorsque tout symptôme inflammatoire a disparu depuis longtemps déjà et que cette disparition de phénomènes aigus donne lieu de croire que tout agent septique est absolument détruit, que le massage doit intervenir au moyen des mouvements passifs, pour rendre à l'articulation ses fonctions, en réveillant au sein de la synoviale, aussi bien que dans les organes péri-articulaires, cette activité vitale qui leur rendra leur souplesse, leur élasticité et leur tonicité.

Les arthrites tuberculeuses. — C'est en général du genou qu'il s'agit. S'il appartient à la chirurgie proprement dite d'établir quelle durée l'on devra assigner à l'immobilisation de la jointure dans un cas donné, comme aussi de provoquer le redressement par les moyens usités classiquement, c'est lorsque ces conditions ont été parfaitement remplies que le massage peut intervenir à son tour avec grand avantage. C'est par le massage, exécuté avec méthode et prudence, que l'on peut combattre les inconvénients dus à l'immobilité prolongée. Dans bien des cas, en effet, lorsque la *douleur articulaire* a disparu, lorsque les trajets fistuleux sont totalement taris, le praticien ne se trouve plus en présence que de troubles purement mécaniques dont le massage doit triompher. Teissier les a du reste signalés comme succédant à l'immobilisation; ce sont : la raideur des muscles péri-articulaires, l'épanchement de sang et de sérosité intra-articulaires, l'ankylose plus ou moins marquée. Gaujot a prétendu avoir retiré grand bénéfice de l'emploi du massage dès le début des arthrites tuberculeuses. Les manipulations, dans de tels cas, agiraient à la manière de la compression, lorsque la membrane non encore fongueuse est simplement épaissie. Nous estimons que c'est là un moyen prématuré.

On comprendrait plutôt que le massage fût appliqué à la conservation de l'appareil musculaire, dès le début de la lésion, mais il va de soi qu'il n'a pas le pouvoir de s'opposer à l'évolution des tubercules. Il pourrait même avoir l'inconvénient d'arrêter ce processus curateur qui n'est autre que la transformation fibreuse. Après les résections, les muscles pourront être massés régulièrement, afin d'éviter la formation des *articulations flottantes passives*.

Il n'est guère de question qui soit plus embarrassante pour le praticien que celle d'établir le moment précis où, dans le traitement d'une arthrite tuberculeuse, il s'agit soit de maintenir rigoureusement l'immobilisation, soit de la cesser, pour commencer la mobilisation de l'article et se livrer aux différentes pratiques de la massothérapie.

Si l'on immobilise avec trop de rigueur, en effet, l'entourage d'un malade fait volontiers au médecin le reproche d'avoir trop attendu et de s'être laissé devancer par les troubles musculaires et les rétractions de l'appareil ligamenteux. Si, d'autre part, le malade n'a pas été maintenu dans une immobilité suffisante, il y a danger de faire récidiver l'arthrite dans toute son acuité. Croq[1] nous dit en fort bons termes : « Il faut déterminer, *saisir* le point où il faut commencer à imprimer quelques mouvements. »

Malgaigne (*De la scapulalgie. Journal de Chirurgie*, 1844) nous fournit une donnée positive sur ce point. Selon cet auteur, en effet, il faut exercer une pression sur certains points de l'articulation qu'il appelle *les lieux d'élection de la douleur*. Ainsi, *pour l'épaule : en avant du moignon;*

Pour le coude : sur la tête du radius;

Pour la hanche : à la partie postérieure du fémur, en arrière du grand trochanter.

1. Croq (Bruxelles, 1853). *Tumeurs blanches.*

Si cette pression ne provoque aucune douleur, il y a lieu de mobiliser. Si elle en provoque, il faut s'abstenir.

Croq émet l'avis qu'il faut faire cet essai sur le pourtour de l'articulation. *Il ne faut faire de mouvements qu'autant que toute douleur a disparu.* La *douleur* indique en effet l'existence d'un *point enflammé.* « Tout mouvement serait dès lors nuisible [1]. Il faut de plus que de légers mouvements imprimés au membre ne provoquent pas de souffrance. Le contraire annoncerait aussi un reste d'inflammation.

Le médecin devra donc explorer une articulation sur tous ses points, tantôt exerçant des pressions, tantôt cherchant par de petits mouvements à éveiller la douleur.

Il sera bon de faire fixer par un aide l'un des segments d'un membre, tandis qu'on tentera de donner aux mouvements proprement dits de l'autre segment le plus d'amplitude possible, dans les positions les plus variées. Si une douleur vive se manifeste, il y a lieu de s'arrêter. Il ne faudra pas toujours se montrer aussi pusillanime que le malade. La pratique enseigne à reconnaître s'il y a lieu de cesser ou de renouveler des manœuvres que le malade déclare trop douloureuses. Croq recommande de ne pas se laisser arrêter par la crainte d'augmenter le gonflement d'une jointure, lorsque tout paraît calmé, en fait d'inflammation ou de réaction quelconque.

Les mouvements peuvent en effet aider singulièrement, dans certains cas, à provoquer la résorption de certains reliquats d'une affection d'ancienne date; le massage est très puissant pour amener un résultat prompt et définitif dans de tels cas. On peut fort utilement associer les mouvements passifs à l'immobilisation dans les appareils

1. Croq (Bruxelles, 1853). *Tumeurs blanches.*

amovo-inamovibles. Il faudra se garder *de faire marcher trop tôt* les sujets atteints de lésions du membre inférieur. Chez ceux-là, il faudra attendre que la marche puisse s'exécuter *absolument sans douleur* avant de les libérer définitivement de tout appareil immobilisateur.

Luxations. —Il paraît presque superflu de dire qu'après la réduction des luxations, rien n'est plus avantageux, rien n'entre mieux dans la pratique courante que d'exercer des massages aussi précoces que possible, destinés à favoriser la résorption du sang épanché dans certains cas et à prévenir les raideurs articulaires ; d'autre part, le jeu des muscles est ainsi entretenu et favorisé. Castex a entrepris une série d'expériences de laboratoire tendant à prouver les heureux effets du massage appliqué aux articulations luxées. Voici quelques-unes de ses observations du plus haut intérêt et qui, par la démonstration directe de faits que la pratique permet de prévoir, comblent une importante lacune dans l'étude de la massothérapie (*Arch. gén. de médecine,* 1891).

18 juillet 1898. Un grand chien de garde est endormi avec 30 grammes de la solution chloral et morphine, en injections intra-abdominales.

J'essaye d'abord inutilement de luxer l'épaule par la torsion de l'humérus en dehors. Je n'arrive qu'à luxer le coude droit en dehors et à fracturer le carpe droit par torsion. Je réussis au contraire à luxer très facilement les deux épaules par la torsion en dedans, sans même faire fixer l'omoplate, ce que j'avais fait inutilement pour la torsion en dehors. La tête de l'humérus devient très visible sous les téguments ; c'est une luxation en avant et en dedans qui me paraît intra-coracoïdienne ; toujours est-il que la moindre traction sur le membre luxé la réduit instantanément.

Un appareil immobilisateur est appliqué sur les diverses parties du membre droit, qui a été lésé en plusieurs endroits pendant les manœuvres, et on fait pendant cinq minutes le massage de l'épaule droite. On respecte complètement la région de l'épaule gauche. On met un bandage en huit de chiffre sur les deux épaules, et l'animal est rapporté dans son chenil sans y être immobilisé. On sait, en effet, que moins l'animal est attaché dans sa niche, moins il remue.

Les 19, 20 et 21. L'animal se meut difficilement sur les quatre pattes. L'épaule droite est moins douloureuse au toucher. Le chien semble relativement plus solide sur sa patte antérieure droite. Massage pendant cinq minutes chaque fois.

Le 22. L'animal est fatigué, il a de la diarrhée, de l'amaigrissement, les yeux chassieux.

En le faisant marcher, il appuie sur la patte de devant droite, modérément, il est vrai, tandis qu'il relève la patte de devant gauche, qui n'a pas été massée ; et quand on le pousse pour qu'il fasse quelques pas, on remarque qu'il tient toujours relevée et fléchie dans ses articulations cette même patte qui n'a pas été massée. On le couche sur la table de vivisection et on voit que toutes sortes de pressions exercées sur l'articulation massée ne sont aucunement douloureuses. Au contraire, quand on manipule l'articulation qui n'a pas été massée, l'animal s'agite et cherche à mordre.

Massage de cinq minutes. On reporte l'animal dans sa niche et on le met au régime du lait et du bismuth.

Il est d'autant plus intéressant de voir l'animal se servir de sa patte antérieure droite massée à l'épaule, qu'il a eu à cette patte luxation du coude et fracture du carpe.

Le 24. L'animal a été laissé au repos jusqu'à aujourd'hui, il est mieux comme état général. Il s'appuie bien sur la patte massée et tient toujours l'autre relevée et fléchie.

Les pressions sur la première articulation sont indolores, il n'y a pas d'arthrite, mais peut-être un peu d'atrophie musculaire ; il est vrai que le chien est émacié de partout.

L'articulation non massée est très gonflée, très douloureuse, le chien pousse des cris quand on la comprime, on y sent des craquements.

Les deux articulations restent réduites, malgré quelques mouvements passifs qu'on leur imprime.

Le 26. L'animal marche très bien sur sa patte massée, mais tient l'autre relevée. Le gonflement persiste à gauche. Massage de cinq minutes.

Le 28. L'animal se présente toujours dans les mêmes conditions, c'est-à-dire marchant très facilement sur sa patte massée et fléchissant dans toutes ses articulations celle qui ne l'a pas été. L'articulation de l'épaule massée est absolument indolore aux pressions ; pas de craquements articulaires.

L'articulation non massée et très tuméfiée, très douloureuse ; la luxation, qui semblait se faire et se défaire jusqu'à ce jour, ne se reproduit plus. J'ai même soin de porter l'animal par terre à deux reprises, après m'être assuré que la tête humérale est bien en place, et cependant l'animal reste avec son membre non massé fléchi.

D'instinct, il évite de s'en servir et le tient replié sous sa poitrine.

3 août. Massage de cinq minutes de l'épaule droite. L'animal, avant comme après le massage, se sert très bien du membre droit. Le membre gauche n'est pas encore rétabli, le chien s'en sert de temps à autre seulement.

30 septembre 1890. L'état de l'animal, quant à ses membres antérieurs, n'a guère varié :

1° Quand on le fait aller d'un bout à l'autre du laboratoire, un observateur se tenant à chaque extrémité du parcours, on constate qu'il se sert très bien de son membre antérieur droit, et dans la marche et dans la course, tandis que son membre antérieur gauche reste la plupart du temps fléchi dans ses jointures et n'appuie que très légèrement sur le sol, surtout dans la course ;

2° La palpation montre que les luxations sont bien réduites, qu'aucune n'est plus douloureuse, mais qu'il existe une atrophie non douteuse des masses musculaires autour de l'épaule gauche, tandis qu'à droite il faut la chercher avec plus d'attention.

3° La mensuration établit d'une façon encore plus certaine les résultats acquis. Ainsi la circonférence de l'épaule droite mesurée à la racine du membre, celui-ci étant fléchi à 90 degrés du tronc, mesure :

Pour le côté droit. . . . . 30 centimètres
Pour le côté gauche. . . . . 28 —

De même, la circonférence du bras mesure :

Pour le côté droit. . . . . 19 centimètres 5,
Pour le côté gauche. . . . . 18 —

Donc, l'atrophie autour de l'articulation non massée est certaine, et si le chien ne se sert pas de son membre antérieur gauche, c'est parce que ses muscles n ont plus de force, et non pas parce qu'il en souffre, puisque toutes les manipulations exercées *aujourd'hui* sur les deux épaules ne sont douloureuses ni à droite ni à gauche.

L'autopsie qui sera faite complétera encore ces résultats.

22 octobre 1890. On examine à nouveau l'animal au point de vue de ses luxations.

On remarque que le membre antérieur gauche reste fléchi ; l'animal ne se s'en sert que très exceptionnellement. L'articulation de l'épaule est un peu gonflée, douloureuse au toucher ; quand on lui fait exécuter des mouvements, on perçoit des frottements qui semblent bien être dans l'articulation. Le membre entier et surtout la région de l'épaule sont frappés d'atrophie manifeste. Quand on mesure comparativement le membre gauche et le membre droit, on voit qu'au milieu du bras il y a 4 centimètres en moins de circonférence, et à l'avant-bras 2 centimètres en moins.

Remarques. — L'heureuse influence du massage se montre encore avec évidence dans cette expérience, comme résultat immédiat et comme résultat tardif. Tandis que l'épaule massée ne conserve aucun souvenir de traumatisme, celle qui n'a pas été massée gonfle, devient douloureuse et a des craquements. L'animal évite de s'en servir. J'insiste particulièrement sur ce fait que, grâce au massage hâtif, l'épaule et le membre droit n'ont pas subi d'atrophie; les chiffres le prouvent. Les résultats sont d'autant plus probants que j'ai choisi pour le massage le côté le plus endommagé par les manœuvres de luxation.

Luxations de l'épaule.

17 octobre 1890. Grande chienne de chasse. Les dernières expériences faites après anesthésie n'ayant donné aucun résultat en ce sens que les animaux n'ont pas éprouvé les suites ordinaires du traumatisme artificiel, nous utilisons ces deux derniers animaux pour d'autres recherches. Nous procédons cette fois sans anesthésie, dans la pensée qu'elle a rendu vains les efforts produits.

L'animal attaché sur la table à vivisection, je lui luxe successivement les deux épaules, ce qui se fait avec peu de facilité et des résultats différents.

Chien mouton, que l'on endort avec 9 seringues de la solution connue de chloral et morphine.

Le sommeil arrive rapidement, et je pratique la luxation de chaque épaule, l'animal reposant sur le côté opposé du corps et moi prenant à deux mains le membre demi-fléchi dans toutes ses articulations et forçant la rotation en dedans de l'humérus sans fixation de l'omoplate jusqu'à ce que je sente la tête humérale sortir de sa place ordinaire. Ces luxations se font très facilement. Elles ne sont pas contestables :

1° Parce qu'on sent la tête humérale déplacée sous les muscles en avant et en dedans;

2° Parce que, en tirant sur le membre, on produit l'échappement caractéristique de la tête rentrant dans sa loge, et cela à plusieurs reprises, toutes les personnes de l'entourage voyant et entendant ce mouvement de rentrée.

Les luxations réduites, l'animal est laissé un quart d'heure immobile; puis commence le massage *de l'épaule gauche*, choisie parce que la luxation a été plus difficile à produire et que, par suite, on doit supposer le traumatisme plus intense, les effets du massage plus probants.

La séance dure sept minutes environ.

' Pressions centripètes sur le dehors de l'articulation, puis sur le dedans et tout particulièrement sur le deltoïde.

L'animal est reporté dans sa niche, mais auparavant je mesure la circonférence de l'une et l'autre épaule sans trouver une différence digne d'être notée.

2 août 1890. Deuxième massage. L'animal semble boiter davantage de la partie qui a été massée, mais cette boiterie est moins apparente après le deuxième massage, qui dure sept minutes.

Le 3. Au sortir du chenil, l'animal marche normalement. Je le replace sur la table à expérience et, *sans lui donner de chloral*, je luxe ses deux épaules comme l'avant-veille, à 5 ou 6 reprises, en exagérant et en forçant sur l'attitude normale.

L'animal pousse des cris de souffrance, je le maintiens ensuite pendant vingt minutes, ses deux épaules luxées et les coudes attachés ensemble derrière le dos. Après quoi je réduis la luxation, ce qui ne se fait pas spontanément, mais très facilement d'ailleurs, en tirant sur le bras. On fait marcher l'animal et on voit qu'il boite des deux épaules; quand on lui demande de donner la patte, il se tient sur les trois autres, mais en fléchissant et s'affaissant un peu. Massage de cinq minutes autour de l'articulation gauche. Immédiatement après, l'animal marche plus aisément, surtout de l'épaule massée.

Le 4. L'animal ne boite que *très légèrement* de la jambe *droite*. Il lui est fait un massage de cinq minutes, après lequel rien ne reste plus d'anormal dans la marche.

Le 6. L'animal était tout à fait remis.

On cesse le massage (quatre massages en tout).

Remarques. — Ici encore, le traumatisme, quoique très violent, n'a que fort peu endommagé les deux épaules. Le massage cependant favorise l'état fonctionnel de l'articulation massée dans une mesure proportionnelle.

Autopsie du chien mouton.

On commence par découvrir tout le groupe musculaire qui enveloppe l'épaule.

Sans se rappeler quel est le côté massé, on remarque que le côté droit (et les quatre personnes présentes font la même constatation) est moins rouge et surtout atrophié.

Les divers départements musculaires, au lieu de se présenter en saillie comme à gauche, se présentent en creux. Or c'est le côté gauche qui a été massé 4 fois. L'ouverture de l'articulation elle-même montre d'abord que les luxations ont été bien réduites, ensuite que la déchirure capsulaire, à peu près cicatrisée aujourd'hui, s'est faite en avant et près du col anatomique de l'humérus. On sent en effet là des rugosités et on voit des éraillures. Pas d'arthrite. On prend un fragment des deux muscles deltoïdes pour le microscope.

L'examen des muscles de la hanche n'indique rien. On prend aussi la moelle et on ne garde que le renflement cervico-brachial[1].

Notre distingué confrère, le Dr Massy, de Bordeaux, a fort judicieusement préconisé le massage appliqué au traitement des luxations récentes et non compliquées de l'épaule. Une fois la réduction obtenue, il immobilise la jointure, au moyen de l'écharpe de Mayor :

Deux heures environ après la mise en place de l'appareil, on exécutera avec la paume de la main un effleurage léger s'étendant depuis la partie supérieure du bras jusqu'à la base du cou et contournant l'épaule en avant, en arrière et en dehors. Cette première séance durera cinq minutes. Un second effleurage semblable sera pratiqué trois à quatre heures après le précédent. Vingt-quatre heures après la réduction de la luxation, on fera un effleurage de moyenne force, puis on pé-

1. Castex, *loc. cit.*

trira légèrement toute la région de l'épaule, et l'on répétera cette même manœuvre au bout de huit heures.

Ce n'est que quarante-huit heures après la réduction de la luxation qu'on pourra commencer un massage assez énergique de l'articulation et de tout le membre, massage qui devra comprendre alors les quatre manœuvres classiques : effleurage, frictions, pétrissage et tapotement. Ce massage sera pratiqué chaque jour pendant quinze minutes avec une intensité proportionnée aux phénomènes réactionnels qu'on aura à combattre. Si le membre est immobilisé au moyen de l'écharpe, on dégagera le bras du bandage, on le placera dans une légère abduction (le coude étant soutenu par la main d'un aide ou appuyé sur un plan résistant), on massera le bras et l'épaule, puis on remettra le membre dans l'écharpe. Cet appareil ne devra pas être porté plus de huit jours. Dans les cas de luxations immobilisées à l'aide du bandage, on fera porter le massage sur l'épaule et sur toutes les parties du bras qui ne sont pas recouvertes par l'appareil. Au bout d'une semaine, ce dernier sera remplacé par l'écharpe, que le blessé gardera pendant huit autres jours.

Une fois le bandage contentif enlevé, on fera suivre chaque massage d'une mobilisation de plus en plus étendue de la jointure et on continuera ce traitement jusqu'à ce que la pression des doigts et les mouvements actifs ne réveillent plus la moindre douleur dans l'articulation et que les mouvements aient repris toute leur amplitude normale.

Par ce procédé de traitement, M. Massy obtiendrait, dans les cas de luxations récentes et non compliquées de l'épaule, une guérison absolue trois à quatre semaines après l'accident.

J'ai eu l'occasion fréquente de traiter, très peu de temps après réduction, nombre d'épaules luxées. Je ne saurais que m'associer aux conclusions du travail de Massy. Le massage, dans ces cas, doit être appliqué sans hésitation, mais avec circonspection et douceur. Pratiqué le plus rapidement possible après l'accident, il donne des résultats tout à fait remarquables.

PÉRIARTHRITES

Périarthrite. — La périarthrite, constituée, comme son nom l'indique, par l'inflammation des tissus péri-articulaires, fut pour la première fois magistralement décrite par le professeur Duplay.

De même que pour l'hydarthrose nous avons pris pour type l'hydarthrose du genou, nous allons ici, pour donner plus de précision, décrire la périarthrite scapulohumérale, dont le traitement par le massage a été de ma part le sujet d'une communication à la Société de médecine de Paris, juillet 1887 [1].

Cette affection est très fréquente, l'étiologie en est simple : traumatisme plus ou moins violent, contusion, torsion ou luxation réduite, mais immobilisation trop prolongée après la réduction. Notons également l'influence prépondérante du mouvement d'abduction forcée se joignant à la torsion [2].

Le moignon de l'épaule est en général aplati, amaigri (atrophie du deltoïde et des muscles sus et sous-épineux). — Douleur pendant les mouvements, principale-

1. *Traitement méthodique des périarthrites scapulo-humérales par le massage*, G. Berne, 1887, *Union médicale.*
2. Signalons comme causes prédisposantes : le rhumatisme et la goutte.

ment pendant l'abduction, douleur au-dessous de l'acromion, soit en avant, soit en arrière.

A cela s'ajoute l'existence d'une crépitation profonde

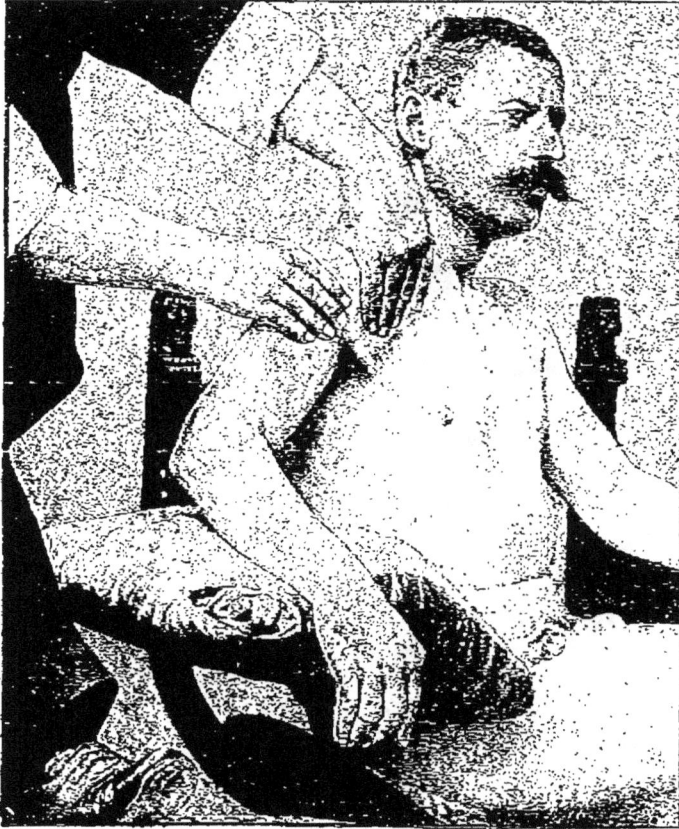

Fig. 52. — Pétrissage de l'épaule.

qui a pour siège la région sous-deltoïdienne, bien nettement en dehors de l'articulation, le plus souvent au niveau de la séreuse sous-acromiale; parfois aussi les
craquements siègent au-dessous de l'apophyse coracoïde.
L'extension horizontale du bras détermine un mouve-

ment de bascule de l'omoplate; dans ce dernier mouvement, en effet, il faut que toutes les parties molles qui
entourent l'articulation puissent présenter un degré

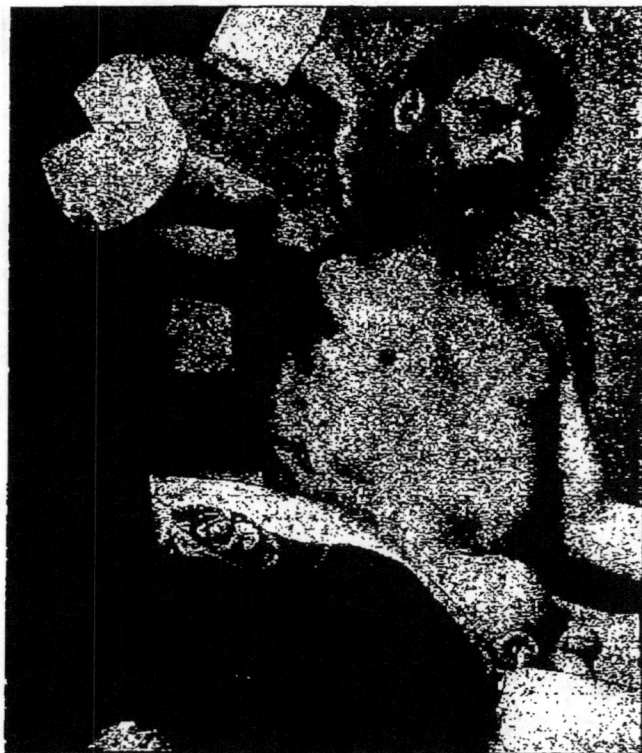

Fig. 53. — Manœuvre de « foulage » de l'épaule.

d'élasticité qui permette à la capsule articulaire de subir
son maximum d'élongation.

Normalement il existe une bourse séreuse entre la face
inférieure de l'acromion et les tubérosités humérales, et
pour continuer en quelque sorte cette bourse séreuse un
tissu cellulaire lamineux, lâche, extensible, entre l'humérus et la face profonde du deltoïde.

L'inflammation de cette bourse séreuse, sa propaga-

tion au tissu sous-deltoïdien, produisent les désordres
fondamentaux de la périarthrite : brides, adhérences,
formations fibreuses. La périarthrite ne conduit pas à la

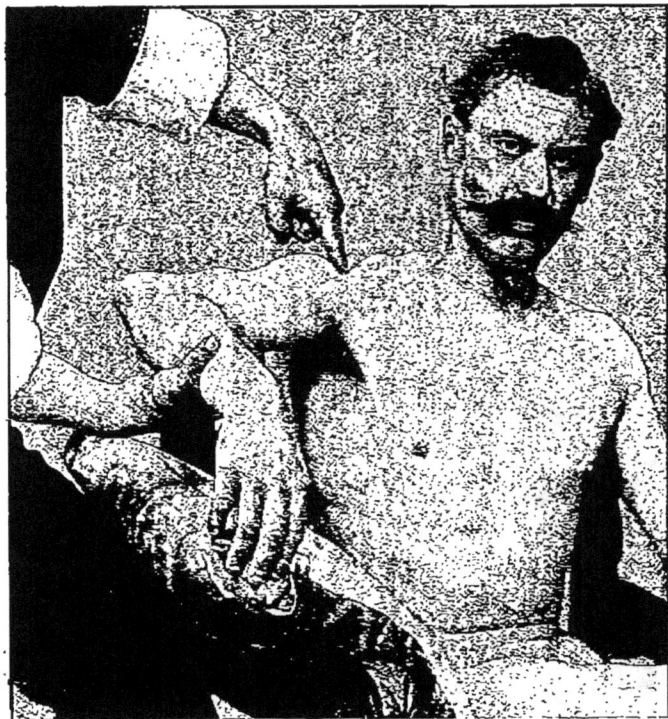

Fig. 54. — Rotation de l'épaule (l'index faisant successivement
l'interligne articulaire et les régions voisines).

suppuration, mais à l'épaississement des tissus péri-articulaires.

C'est au massage qu'il faut recourir dans cette affection.

Je procède comme suit :

1° Pétrissage des parties antérieure et postérieure du
deltoïde (fig. 52).

Je saisis à deux mains le moignon de l'épaule, j'exécute avec mes pouces un véritable pétrissage de toutes les parties situées au-dessous de l'acromion et de l'apophyse coracoïde, en imprimant aux pouces un mouvement alternatif de rotation.

Après avoir « fouillé » pour ainsi dire avec les deux

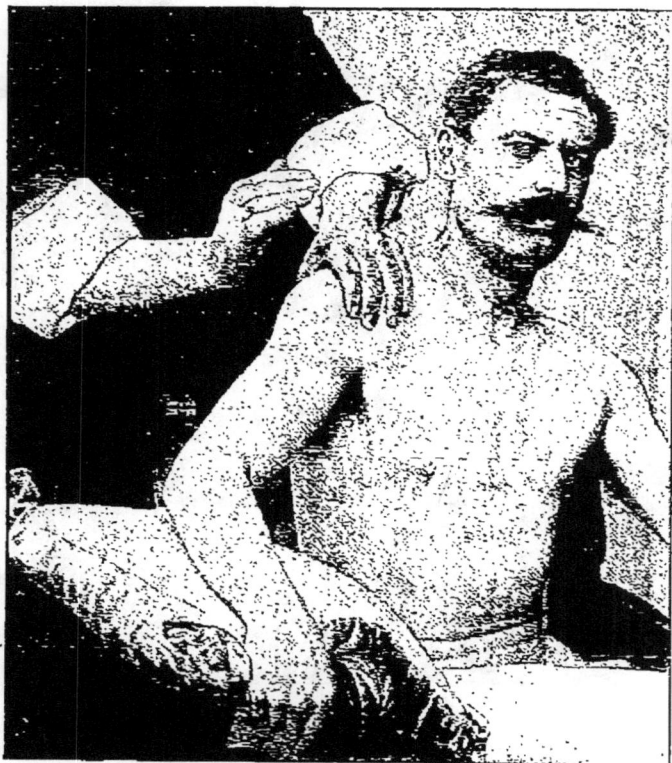

Fig. 55. — Percussion du deltoïde.

index les parties molles au-dessous de l'apophyse coracoïde, je leur fais décrire un mouvement de rotation qui les amène progressivement dans la région sous-acromiale aussi profondément que possible (fig. 53).

Le bras du malade doit être tenu en abduction par un

aide, afin d'obtenir un relâchement du deltoïde qui facilite les manœuvres.

Après cela, j'enfonce le plus profondément possible l'index de la main gauche au-dessous de l'acromion, pendant que de la main droite je saisis le coude du malade et imprime à l'humérus des mouvements d'abduction et de rotation assez brusques (fig. 54).

J'imprime aussi des mouvements de circumduction qui ont l'avantage de présenter successivement à la pression du doigt la grande et la petite tubérosité humérales.

Je percute le deltoïde pendant quelques secondes, afin d'en éveiller la contractilité (fig. 55).

Je termine en faisant exécuter à l'articulation des mouvements aussi étendus que possible.

Après chaque séance, j'applique une couche d'ouate sur l'articulation et je la maintiens à l'aide d'une bande de flanelle.

On peut exécuter deux séances par jour, de dix minutes chacune; vingt à trente séances suffisent pour obtenir une guérison définitive.

OBSERVATION I

Mme O..., 71 ans, est tombée, le 17 février, dans son appartement. A ce moment, cette malade a reçu le choc d'un meuble sur son épaule droite (au niveau du passage du nerf circonflexe). Elle vient me consulter le 8 avril 1885. Impotence fonctionnelle marquée; impossibilité d'atteindre, avec la main droite, le lobule de l'oreille correspondante; gêne du mouvement de flexion (en avant) de l'humérus; douleur vive pendant l'extension communiquée avec rotation de l'humérus de dehors en dedans; la main droite ne peut atteindre l'angle inférieur de l'omoplate gauche. Le deltoïde est flasque, ne réagit pas à la percussion brusque au moyen de mes doigts (formant éventail). **Une douleur est réveillée par la pression au niveau du**

nerf circonflexe; cette douleur s'étend à la partie externe du
pli du coude et se manifeste à la région antéro-externe de
l'avant-bras. Le muscle triceps huméral est douloureux à la
pression à sa partie moyenne. Une douleur peu intense est
facilement provoquée au niveau de la coulisse bicipitale, pendant le mouvement d'extension (en arrière) du bras; très faible
craquement au-dessous de l'apophyse coracoïde. Le mouvement d'abduction actif est impossible. Ce même mouvement
est possible communiqué, mais il est limité au point qu'à
chaque tentative la malade se renverse du côté gauche et fait
suivre au thorax le mouvement que j'imprime au bras. Dans
cette attitude, elle contracte énergiquement ses muscles trapèze
et rhomboïde droits, et rapproche ainsi les deux bords internes
de ses omoplates. Six séances de massage produisirent une
sorte de détente qui me permit de procéder à une série de
mouvements gradués d'abduction et de circumduction qui
amenèrent une prompte amélioration. Bientôt, en effet (douzième séance), le tronc étant tenu vertical, le mouvement de
flexion de l'humérus en avant dépassa l'angle droit. L'abduction était encore à ce moment fort imparfaite. Les séances suivantes furent presque exclusivement consacrées à perfection-
ner ce mouvement et à agir sur la région sous-acromiale du
deltoïde. A la dix-huitième séance, la malade, très améliorée,
suspend tout traitement. Les mouvements avaient récupéré
leur ampleur et leur facilité habituelles.

OBSERVATION II

M. de B..., 49 ans, tombe dans un escalier, le 18 janvier 1883.
Dans sa chute, le moignon de l'épaule frappe obliquement la
rampe en fer; cet arrêt brusque, tout en limitant le mouvement de propulsion, provoque une violente contusion de
l'épaule. Vingt-cinq jours après cet accident, ce malade, d'aspect robuste, de haute taille, faiblement rhumatisant, vient
me consulter. Il se plaint d'éprouver une grande gêne pour
procéder à diverses fonctions : la main ne peut plus être portée vers la nuque; c'est à peine si le malade peut atteindre

son menton avec ses doigts. Il a donc été forcé d'abandonner l'habitude qu'il avait de se raser lui-même. L'épaule droite, qui est en cause, est plus flasque qu'amaigrie quant aux masses musculaires; le deltoïde est toutefois peu saillant, si on le compare à celui du côté gauche. Je l'explore au moyen de la percussion du rebord cubital de ma main droite. La contractilité est très affaiblie. Le mouvement actif d'élévation du bras en abduction est très faible et ne dépasse pas 30 degrés. L'omoplate suit l'humérus dans ce mouvement et subit un déplacement total, surtout marqué pendant les mouvements communiqués. Le massage, de plus en plus énergique, à débuté par des manœuvres de torsion du bras de dehors en dedans, de flexion et d'extension et surtout de circumduction progressivement plus ample, à mesure que l'abduction devenait elle-même plus facile.

Dès la neuvième séance, le mouvement d'abduction est remarquablement modifié dans un sens favorable; déjà le malade peut porter l'index droit sur la région mastoïdienne du côté correspondant; mais ce mouvement est encore faible, le bras tremble; je remarque une sorte de trémulation des fibres deltoïdiennes, au début des efforts que fait le malade pour soulever le bras. Un mouvement est particulièremen pénible; c'est celui qui consiste à appliquer la région dorsale de la main droite sur la région lombaire gauche. Dans la suite, je me suis attaché à soulever peu à peu la main, jusqu'à ce qu'elle ait pu atteindre l'angle de l'omoplate gauche. Ce n'est pas sans une grande peine pour le malade et l'opérateur que ce dernier mouvement a pu être exécuté aussi complètement.

Au bout de vingt et une séances, je considère le malade comme suffisamment guéri pour lui permettre d'abandonner tout traitement. A ce moment, en effet, les mouvements étaient revenus, plus faibles peut-être, mais aussi amples que normalement. Le malade a conservé, par un exercice journalier consistant en mouvements variés de rotation et d'abduction, la souplesse de son articulation.

OBSERVATION III (Résumée)

Mlle Y..., 20 ans, nous est adressée par le Dr Pioger, de Bois-Colombes. Périarthrite chez une rhumatisante, atrophie del-toïdienne.

Un mois et demi de traitement a fait disparaître les craque-ments qui pouvaient être perçus au niveau de la bourse séreuse sous-acromiale et au-dessous de l'apophyse coracoïde. La pres-sion du doigt réveillait une assez vive douleur au niveau de la coulisse bicipitale.

OBSERVATION IV (Résumée)

Mme Z..., 32 ans, rhumatisante (blanchisseuse). Étant dans un wagon, reçoit à l'épaule droite le choc d'une des parois du véhicule, au moment d'un arrêt brusque. Douleurs, fai-blesse pendant quelques jours. La malade reprend son travail, mais éprouve une grande lassitude. Un mois après, elle cesse de nouveau son travail et se décide à se faire traiter.

Je constate tous les signes de la périarthrite classique : douleur, craquements péri-articulaires. La malade conservait de préférence son avant-bras droit dans la demi-flexion. Un certain degré de contracture du biceps correspondant s'ajou-tait aux autres signes. Quinze séances environ suffirent à pro-duire une grande amélioration. La malade ne put continuer son traitement plus longtemps. Elle se sentait du reste suffi-samment améliorée pour reprendre son travail.

OBSERVATION V

M. L..., homme robuste, rhumatisant, issu de parents gout-teux, s'étant luxé l'épaule droite au mois de mai 1886, vit survenir, quelque temps après l'immobilisation de son articu-lation, une certaine raideur de la partie antéro-supérieure de l'épaule, une impossibilité d'élever complètement le bras dans le sens de l'abduction. Je vois le malade le 16 juin : deltoïde un peu flasque, douleur au niveau de la coulisse bicipitale, s'irradiant au-dessous de l'apophyse coracoïde et se manifestant à un plus haut degré au-dessous de l'acromion, pendant les mouvements de circumduction du bras et surtout pendant l'abduction. Je note encore, chez ce malade, l'impossibilité de porter le dos de la main au-dessus du niveau de la dernière vertèbre lombaire (le bras étant dans la rotation en dedans et l'avant-bras étant porté en arrière en pronation forcée).

En seize séances de vingt minutes environ, l'articulation a repris sa souplesse. (A ce moment la main droite pouvait atteindre l'épine de l'omoplate droite.) J'ai revu le malade six mois après son traitement; la guérison s'est maintenue.

OBSERVATION VI

M. de Z... s'est fracturé l'épaule droite, il y a deux ans. Immobilisé dans une gouttière plâtrée pendant près de trois mois, ce malade n'a pas tardé à éprouver une certaine gêne dans les mouvements de l'épaule,

Appelé à donner mes soins à M. de Z... au mois d'août 1887, j'ai pu constater chez ce malade les symptômes suivants : épaule droite très amaigrie, deltoïque flasque, réagissant à peine, muscles sus et sous-épineux affaissés, d'où l'aspect spécial de la région. Douleur à la pression au niveau de la bourse séreuse sous-acromiale et le long de la coulisse bicipitale. Le biceps est en général douloureux pendant l'extension maximum de l'avant-bras, la douleur occupe inférieurement le point correspondant à la tubérosité bicipitale du radius. Le malade a simultanément suivi un traitement par le massage et l'électrisation. Les mouvements d'abduction et de rotation de l'humérus en dehors ont été assez rapidement améliorés. Mais je dois déclarer que l'atrophie deltoïdienne est encore assez marquée, malgré un traitement persévérant. Le cal existe au niveau du passage du nerf circonflexe, qui a été fort probablement comprimé ou altéré pendant l'évolution de la cicatrice osseuse.

En résumé :

1° Si, au point de vue étiologique, les périarthrites

scapulo-humérales relèvent le plus ordinairement du traumatisme, il convient de tenir compte, croyons-nous, de l'influence exercée par la goutte et le rhumatisme comme causes générales prédisposantes ;

2° Le massage est le moyen curatif *le plus puissant* et *le plus sûr* applicable aux périarthrites. On peut l'unir à l'électrisation et à l'hydrothérapie, mais il faut considérer ces deux derniers moyens comme insuffisants à amener la guérison, employés isolément.

Unis au massage, ils peuvent être d'utiles adjuvants de ce traitement, qui toutefois peut à lui seul produire un résultat favorable ;

3° Exécuter une séance quotidienne d'un quart d'heure environ ; envelopper l'épaule avec un bandage ouaté ;

4° Parmi tous les mouvements à employer, je recommande l'abduction, avec la manœuvre décrite plus haut. La rotation en dedans, avec propulsion de la main du malade vers l'omoplate du côté opposé, marque, par sa plus ou moins grande facilité, les progrès obtenus.

5° 20 à 30 séances suffisent, en général, à produire une guérison définitive.

Périarthrite en plaque du genou [1]. — J'ai eu l'occasion d'observer, chez plusieurs de mes malades, une singulière variété de périarthrite, à laquelle, faute de trouver une désignation plus précise, je propose de donner le nom de *péri-arthrite en plaque.* Je n'ai constaté cette affection qu'au genou, le plus souvent à la partie interne de cette articulation, et ici avec les caractères suivants : il s'agit d'une sorte de *plaque indurée*, siégeant au-devant du tendon du demi-membraneux et du tendon de la longue portion du grand adducteur, s'étendant en avant jusqu'à deux ou trois centimètres de la rotule, recou-

1. G. Berne, Société de l'Élysée, 1889.

vrant en partie l'attache supérieure du ligament latéral interne. Cette plaque sous-cutanée n'est nullement adhérente aux parties profondes; elle fait exclusivement partie du tissu cellulaire et semble constituée par l'épaississement même de ce tissu. La peau est légèrement déprimée çà et là, chez certains sujets, et revêt un aspect spécial, *comme framboisé;* mais la coloration du tégument est normale.

La plaque présente une étendue verticale de 6 à 8 centimètres, et transversale de 1 ou 5 centimètres en moyenne. A son niveau, l'articulation paraît déformée; une sorte de renflement s'observe en effet et contraste avec la dépression normale du côté sain. Légèrement douloureuse lorsque la température devient humide, la *périarthrite en plaque* ne s'accompagne ni de raideur articulaire véritable, ni de contracture musculaire. Les malades, d'ordinaire en puissance de diathèse rhumatismale, se plaignent d'éprouver de la gêne, mais non de l'impotence fonctionnelle; ils consultent, disent-ils, parce qu'ils craignent « quelque tumeur blanche ou quelque autre tumeur ». Après examen, il est facile de les rassurer, car on reconnaît aisément que l'articulation proprement dite est tout à fait indemne. Il est aisé également d'établir une distinction entre cette variété de douleur articulaire et l'arthro-névralgie; dans cette dernière affection, en effet, le simple contact du tégument suffit à exaspérer la douleur, les muscles péri-articulaires sont fréquemment contracturés. Ici, rien de semblable; au point de vue du processus, la *périarthrite en plaque* du genou diffère de la périarthrite scapulo-humérale en ce qu'elle ne se localise pas exclusivement dans les bourses séreuses. Dans la variété dont il s'agit, toute la lésion semble avoir pour siège unique le tissu cellulaire sous-cutané, sans *qu'il y ait rétraction*, ce qui distingue cette affection de la sclérodermie. Je dois ajouter que le massage appliqué au traitement de cet épaississement du tissu cellulaire donne d'excellents et rapides résultats.

Nous empruntons à la *Revue générale de clinique et de thérapeutique* (oct. 1889) l'opinion du Dr Terrillon sur le traitement d'une variété rare de périarthrite du genou :

« M. TERRILLON a eu l'occasion d'observer une variété
« rare de périarthrite du genou, qu'il localise à la bourse
« séreuse située sous le ligament rotulien. Cette affec-
« tion est caractérisée par l'effacement des deux petites
« dépressions qui existent normalement de chaque
« côté du ligament rotulien et par la tuméfaction de la
« région antérieure du genou ; au palper, on sent à ce
« niveau une masse tendue, dépressible, constituée soit
« par une faible quantité de liquide accumulé dans la
« bourse séreuse, soit par un œdème du tissu cellulaire
« sous-ligamenteux. La marche et la station debout sont
« douloureuses ; la flexion du genou est difficile, à cause
« de la contracture des extenseurs de la cuisse ; il
« existe de plus une atrophie manifeste de ces muscles.
« Cette affection peut être spontanée ; mais, le plus sou-
« vent, on l'observe chez les rhumatisants, à la suite
« d'une chute ou de flexions prolongées du genou. La
« nature rhumatismale de l'affection est quelquefois
« révélée par des craquements dans les grandes articu-
« lations. Elle est surtout fréquente chez les jeunes
« gens de 15 à 20 ans et emprunte une gravité particu-
« lière à sa ténacité et à l'impotence fonctionnelle dont
« elle peut être suivie.

« Le siège de la douleur, au-dessous de chaque côté
« du ligament rotulien, empêchera de la confondre avec
« l'inflammation proprement dite du genou dont l'arti-
« culation peut rester absolument saine. Le traitement
consistera dans des mouvements provoqués à l'aide

« du massage, l'usage des bains sulfureux, l'application
« des courants continus pour combattre l'atrophie des
« muscles. »

Sous le nom de *névromyopathie péri-articulaire*, le
Dr Beni-Barde a signalé, dès 1872, un syndrome que
l'on constate fréquemment chez les arthritiques et qui
se présente comme suit : la hanche ou l'épaule, en général, les grandes articulations sont intéressées. On constate, dans les parties molles péri-articulaires, de la
douleur sur le trajet des nerfs ou siégeant dans l'épaisseur ou le trajet des muscles : *une atrophie* musculaire
plus ou moins rapide, des signes relevant de névrite
localisée, quelquefois de l'hypertrophie ajoutée à des
phénomènes de contracture, et toujours des signes
d'*arthrite* et de périarthrite troublant les mouvements et
en général la fonction du membre au point de vue thérapeutique. La douche écossaise est de tous les procédés
celui qui produit les plus heureux résultats, et le
Dr Beni-Barde l'emploie concurremment avec un massage méthodique dont il n'a eu qu'à se louer dans l'im-
mense majorité des cas. On a pu un instant confondre
cette manifestation morbide avec la coxalgie ou une
localisation d'affection médullaire. Le Dr Beni-Barde a
eu le mérite de signaler le premier et de dissocier ce
syndrome.

Méniscites aiguës ou chroniques. — J'ai eu la fréquente
occasion de traiter une variété de lésion articulaire
décrite jadis sous le nom de *méniscite chronique*.

Siégeant au genou, d'ordinaire à la partie la plus
interne de l'interligne articulaire, cette affection occupe
le ménisque fibro-cartilagineux semi-lunaire, dont les
insertions circonférentielles ont été plus ou moins arra-
chées. Le fibro-cartilage est tantôt revenu à sa place
normale après déchirure des ligaments, tantôt déplacé,

replié sur lui-même et peut même (d'après Annandale,
Crost et Marsh) s'interposer entre les surfaces articulaires, d'où immobilisation de la jointure. En général,
l'accident se produit dans les circonstances suivantes :
sujet s'accroupissant brusquement, les genoux étant
fortement écartés, — sujet se relevant brusquement
après s'être accroupi. — Quoi qu'il en soit, nous nous
trouvons en présence de malades ayant eu, à une époque
plus ou moins lointaine, un accident de cette nature
suivi de douleur plus ou moins marquée à la partie
interne du genou, soit spontanée, soit à l'occasion des
mouvements. Le fibro-cartilage peut être manifestement
gonflé et déplacé, ainsi que je l'ai constaté chez plusieurs malades. Le traitement consiste à fléchir, et à
étendre le membre alternativement en portant légèrement la jambe dans la rotation de dehors en dedans
(Sandham). Dans plusieurs cas, je me suis efforcé de
réduire le fibro-cartilage un peu saillant, tout en exerçant des tractions sur la jambe. Appliquer une bande
et un appareil légèrement compressif. Lorsque le diagnostic peut être établi avec précision, et que le traitement massothérapique est institué de bonne heure, la
guérison absolue est la règle.

ANKYLOSES

Le massage, combiné ou non aux divers procédés non sanglants de redressement, ne saurait s'adresser qu'aux deux variétés d'ankyloses que Campenon divise en ankyloses incomplètes : a) lâches ; b) serrées.

Toute la question d'intervention est subordonnée à la notion exacte du *degré de l'ankylose*.

Dans l'*ankylose lâche* se rencontrent les lésions les plus variées : brides fibreuses interosseuses, épaississement et adhérence de la synoviale, déformation légère des surfaces osseuses, altération du tissu cellulaire, des muscles, de la peau.

Dans l'ankylose serrée mais incomplète, les lésions suivantes ont été constatées : un cal cellulo-fibreux inter-articulaire, une induration périphérique étendue, avec transformation des ligaments, modification des muscles, des surfaces articulaires, des téguments (Campenon, Norström).

Les déformations osseuses, si fréquentes au genou, constituent parfois des obstacles permanents à tout redressement. On peut en effet constater chez certains sujets la saillie exubérante de l'un des condyles ou des deux à la fois ; l'adhérence plus ou moins intime de la partie postérieure de la rotule, soit avec l'un des

condyles, soit avec la gorge de la poulie fémorale. La
rotule peut même adhérer au tibia par un pont ou
osseux, ou fibro-cartilagineux. D'autres fois la rotule
subit un véritable mouvement de rotation, sa face articu-
culaire tendant à devenir antérieure (Lagrange).

En ce qui concerne les adhérences de la synoviale,
Campenon a montré que lorsqu'il existe une synovite
adhésive des culs-de-sac, avec fusion complète, adhérences anciennes et solides, « elle constitue par elle-
même et en dehors de toute autre altération prononcée,
un obstacle absolu à la plénitude des mouvements ».

Ankyloses et raideurs articulaires. — Les raideurs articulaires sont ordinairement consécutives soit à un traumatisme, soit au rhumatisme, soit à une inflammation
chronique de l'articulation. Certains auteurs avancent
que l'immobilisation seule peut produire des raideurs
articulaires ; nous ne saurions, pour notre part, être
aussi affirmatif, sachant qu'on n'immobilise en général
que des articulations malades. Il est très difficile de faire
la part de ce qui revient à la lésion primitive et au traitement consécutif.

Le massage dans les raideurs articulaires donne d'excellents résultats ; ce massage doit être accompagné de
mouvements destinés à rompre les adhérences pathologiques ; mouvements de rotation, d'extension ou de
flexion suivant les cas, dont l'intensité doit être graduée
avec soin.

Les raideurs articulaires d'origine rhumatismale sont
d'autant plus résistantes que le processus date de plus
longtemps.

Généralement les cartilages sont simplement hypertrophiés, sans productions nouvelles ; la maladie a intéressé simplement les tendons et les muscles.

Les mouvements d'extension et de flexion agissent

sur l'articulation elle-même; le massage étend son action aux tendons et aux muscles, auxquels il rend leur souplesse, leur élasticité, leur tonicité, en activant leur nutrition, en même temps qu'il est utile par l'action mécanique et directe qu'il exerce.

Dans le cas de raideurs articulaires dues à des processus inflammatoires d'origine infectieuse ou bacillaire, les mouvements ou le massage *ne peuvent être précocement pratiqués; on ne doit appliquer ces moyens que lorsque les accidents aigus sont éteints et que tout fait supposer une modification du processus.*

Ces faits étant bien établis, la meilleure thérapeutique à appliquer aux raideurs articulaires consiste en la pratique des mouvements forcés et du massage; il reste à déterminer dans quelle proportion doivent intervenir ces deux agents thérapeutiques qui se complètent, et si les mouvemeuts forcés doivent précéder ou suivre le massage, ou s'ils doivent marcher parallèlement avec lui.

Ainsi que le démontrent les faits classiques, dans une articulation atteinte de raideur, ce ne sont pas seulement les parties intra-articulaires qui sont atteintes (elles sont même quelquefois peu endommagées ; les parties extra-articulaires : ligaments, muscles, tendons, sont, par le fait du manque d'exercice, le siège de dégénérescence interstitielle, d'atrophie; et alors même que l'on pourrait rendre instantanément son jeu à l'articulation, le malade serait incapable d'en bénéficier réellement, par suite de l'atrophie des muscles qui commandent les mouvements de cette articulation.

Dans de telles circonstances, le premier souci du médecin doit être de rendre leur énergie aux muscles. Le massage intervient ici comme un stimulant de premier ordre. Il faut donc pratiquer de larges et profondes ma-

9.

laxations des masses musculaires, du pétrissage, des percussions et torsions méthodiques. Les mouvements de flexion et d'extension seront pratiqués parallèlement et d'une façon progressive, de façon à ne produire ni arrachement des ligaments, ni fractures. Dans la généralité des cas, c'est le massage qui prime tout. On pourra utiliser avec grand avantage, concurremment avec le massage, les appareils à levier (traction élastique du professeur Le Fort et appareil de Mathieu, etc.).

Le massage s'associe à merveille aux manœuvres non sanglantes de redressement, soit qu'on emploie la méthode de *Verduc* (redressement successif), soit encore les procédés de Bonnet (rupture immédiate) ou la méthode mixte de Delore. A l'exemple de Malgaigne, Lagrange, dans sa thèse d'agrégation et dans son travail du *Traité de Chirurgie*, met bien en lumière les principaux traits de la méthode de Verduc, que l'on peut grouper comme suit :

a) Produire la rupture immédiate de l'ankylose dans une petite étendue ;

b) Immobiliser, attendre et recommencer la rupture après la disparition des phénomènes inflammatoires ;

c) Ne pas chloroformer ; la douleur sert de guide à la main du chirurgien ;

d) Déterminer le redressement par un mouvement rapide mais sûr, calculé de manière à pouvoir s'arrêter quand on veut et à la limite précise de la douleur supportable ;

e) Cesser tout redressement et traiter l'articulation par les cataplasmes, les bains, les douches (bien que le massage ne soit pas signalé à ce propos, nous croyons être en droit de dire que son action serait autrement puissante que les moyens d'atténuation de l'inflammation ci-dessus mentionnés) ;

f) Quand ces symptômes inflammatoires et douloureux sont calmés, faire une nouvelle séance qui permet toujours de dépasser le degré de redressement obtenu dans la séance précédente.

Lagrange mentionne très spécialement le massage et les exercices d'assouplissement, à propos du traitement des ankyloses non serrées, incomplètes et en bonne position. « Le massage agit sur les parties molles périarticulaires, les assouplit, active leur nutrition, mais son action ne se limite pas aux tissus qui subissent l'influence directe des manœuvres ; elle s'étend plus profondément, et la cavité articulaire n'échappe pas à son influence. On comprend que les adhérences lâches et molles intra-articulaires puissent être ainsi détruites et finalement résorbées (Mosengeil). Si l'on ajoute à ces manipulations l'action des douches, de l'électricité, de tout ce qui peut faciliter la nutrition des tissus, le massage deviendra très efficace et ses bons effets seront rapidement sensibles. Il est rare cependant qu'on puisse obtenir une guérison complète sans se servir des exercices d'assouplissement, et c'est surtout grâce aux mouvements passifs ou provoqués qu'on restituera progressivement au membre son jeu normal.

« La grande utilité, nous allions dire la nécessité de ces mouvements, s'impose, et doublement : d'abord parce qu'ils permettent de guérir définitivement une ankylose incomplète et lâche, et, en second lieu, parce qu'ils préviennent la formation d'une ankylose plus complète, plus serrée. »

La massothérapie scientifique comprend non seulement les manipulations thérapeutiques proprement dites, mais encore toute la série des mouvements actifs et passifs à imprimer aux jointures. Il en résulte que nous ne dissocions pas nos pratiques en massage et en mouvements, mais nous devons les unir toujours dans une commune action.

Boyer, Bonnet, Teissier, Duplay, Trélat, Tillaux, Lucas-Championnière, Després, Le Fort, ont reconnu l'utilité de pratiquer la mobilisation d'une articulation, mais « aussitôt que la maladie le permet ».

A l'exagération de certains chirurgiens trop zélés, mobilisant une jointure avant la cessation de tout phénomène inflammatoire, il faut opposer la sage temporisation préconisée par le professeur Verneuil, qui a mis les praticiens en garde contre le réveil possible d'inflammations en apparence éteintes, et surtout contre les *productions plastiques* qui en dérivent, celles-ci étant susceptibles de produire l'ankylose.

Le Fort (*Bull. de la Soc. de Chir.*, 1880) établit les principes suivants : « La mobilisation est la règle, lorsqu'elle peut s'effectuer sans autre douleur que celle qui est due à l'extension des parties rétractées ; l'immobilisation est la règle, lorsque la continuité de la douleur, son réveil à la pression, fait croire à une permanence de l'inflammation. »

En ce qui concerne les ankyloses incomplètes, serrées, si leur traitement par le massage et la mobilisation n'est pas toujours suivi de succès, il n'en mérite pas moins d'être tenté. Souvent en effet la nature même de l'obstacle n'est pas facile à établir ; les adhérences, au lieu d'être intra-articulaires, sont péri-articulaires, constituées par des brides, de la contraction musculaire, etc. (Lagrange). Les résultats du traitement deviennent alors aussi prompts qu'inattendus. Je me rappelle avoir eu l'occasion de traiter une détenue de Saint-Lazare dont le traitement m'avait été confié par le Dr Le Pileur. C'était une femme de 23 ans environ, qui avait eu une fracture de la rotule suivie d'une raideur du genou, l'obligeant à tenir son membre inférieur droit rectiligne et à marcher avec des béquilles. Après la première séance de massage et de tentatives de redressement énergiques, j'avais obtenu une flexion voisine de l'angle droit. Après la deuxième séance, l'angle droit fut atteint, la malade cessa l'usage des béquilles. A la troisième séance, le talon fut aisément rapproché de la fesse, aussi complètement que possible. Lors de ma quatrième visite, d'accord avec Dr Le Pileur, nous cessâmes tout traitement. La malade marchait, sans boiter et sans l'aide d'aucun soutien.

Évidemment, l'obstacle n'était, dans le présent cas, qu'exclusivement péri-articulaire, la guérison surprenante entre les mains d'un thaumaturge quelconque était des plus faciles à obtenir.

Norstrom fait judicieusement remarquer les difficultés du redressement des ankyloses en flexion produites par des modifications de la peau, des aponévroses des muscles et des gaines tendineuses. Il faut se rappeler en effet que le chirurgien court le danger de léser les vaisseaux devenus inextensibles par le fait de la maladie elle-même et de l'attitude vicieuse. C'est à cette variété que le redressement lent s'adresse.

Norström établit une distinction fort nette entre les diverses ankyloses du coude, considérées au point de vue du résultat du traitement.

Nous croyons devoir signaler, comme complément de la description faite par notre confrère, l'existence d'une variété d'ankylose irrémédiable et entièrement du ressort de la chirurgie sanglante ; nous voulons, avec le Dr Quénu, parler de ces ankyloses survenant de préférence chez les enfants, consécutivement aux fractures de l'extrémité inférieure de l'humérus, et qui s'accompagnent d'une sorte de cal très exubérant situé à la partie antérieure

du pli du coude, et constituant un obstacle contre lequel
l'extrémité supérieure du radius et du cubitus vient bu-
ter. Ici, tous les efforts des manipulations sont inutiles.

Nous aurions peut-être demandé de grandes réserves
en ce qui concerne le massage, dans le cas de synovite
fongueuse. Toutefois, on peut adopter comme règle de
conduite de ne traiter que les jointures chez lesquelles
tout travail morbide s'est complètement assoupli, les
fistules se sont taries, la pression ne réveille aucune
douleur marquée, les phénomènes de réaction après le
massage se produisent sans intensité, c'est-à-dire sans
élévation de la température cutanée. En un mot, c'est dans
de tels cas que la sagacité du praticien, sa prudence et la
sûreté de son coup d'œil sont les guides les plus précieux.

Au moment où Norström publia son excellent travail
sur le *Traitement des raideurs articulaires par le massage*[1],
j'en fis un compte rendu dans l'*Union médicale*. Je ne
crois pas devoir reproduire ici *in extenso* ce que j'ai eu
l'occasion d'écrire à cette époque: voici les principaux
traits de cette publication :

« Certaines ankyloses sont du ressort exclusif de la
chirurgie opératoire proprement dite, mais il en est
d'autres, rangées ordinairement au nombre des infir-
mités incurables, qui ne sont nullement définitives.

« Énergie, méthode, patience, sont nécessaires pour en
avoir raison. »

Norström recommande l'emploi simultané de la rectification forcée et du massage, l'une pouvant servir de
préparation ou d'adjuvant à l'autre.

Malgré les efforts de Fabriz de Hilden, qui avait préconisé avec énergie le redressement forcé dans les fausses ankyloses et établi des divisions qui correspondent

1. Paris, 1887.

nettement aux deux variétés : ankylose lâche ou incomplète, ankylose serrée plus ou moins complète, les praticiens de Paris et de province se montrèrent longtemps rebelles aux idées du novateur.

Le massage uni au redressement, ou rectification manuelle des déviations articulaires, possède le grand avantage d'obvier aux accidents inflammatoires, lorsque la rectification vient d'être faite et qu'il s'agit de favoriser la résorption du sang épanché. La pratique du massage montre aisément, en effet, que les manœuvres d'effleurage superficiel et profond soulagent singulièrement les malades et favorisent ces manœuvres de rectification forcée; celles-ci ne peuvent être faites que par des mains exercées, ainsi que le dit fort bien le D\u02b3 Norström. Notre confrère recommande d'explorer les tissus avant d'agir et de se rendre compte de l'état d'élasticité des artères correspondant au membre à redresser. Parfois, lorsqu'on se proposera de redresser un membre fléchi sous un angle très aigu, il sera fort avantageux d'exagérer cette même flexion préalablement, avant de pratiquer l'extension. Ce petit moyen favorise la manœuvre. On pourra immobiliser, au moyen d'un bandage compressif, le membre opéré. Notre confrère déclare appliquer le brisement forcé à une articulation à trajets fistuleux. « Lorsqu'il n'existe pas de symptôme d'irritation, l'écoulement, même lorsqu'il dure depuis des années, n'est pas une contre-indication. » Dans les ankyloses incomplètes, le D\u02b3 Norström ne connaît, comme contre-indication, « que la sénilité, l'affaiblissement et une impressionnabilité nerveuse extrême ».

Il nous semble que ces trois facteurs pourraient être à la rigueur négligés, et que les indications sont tirées bien plus des conditions présentées par l'état de l'articulation en cause que de l'état général du patient.

FRACTURES

Le massage appliqué au traitement des fractures. — Lorsque, le premier en France, en 1884[1], j'entrepris, à l'hôpital de Lariboisière, dans le service de mon éminent maître, le professeur Duplay, le traitement des fractures du péroné par le massage, je créai une méthode scientifique qui fut depuis vulgarisée avec grand succès par plusieurs chirurgiens. J'avais déjà employé dans ma clientèle les manœuvres qui me donnaient de si heureux résultats à l'hôpital ; Norström, avec son impartialité et sa bienveillance habituelles, s'exprime ainsi : « En 1884, Berne faisait à l'hôpital de Lariboisière, dans le service de M. Duplay, le massage dans les fractures du péroné. Au mois de juin 1885, il exposa ses théories et les résultats de sa pratique dans une leçon publique à l'hôpital Bichat[2]. »

Le point de départ de mes recherches fut tout d'abord la constatation de troubles trophiques et thermiques, et de raideurs à divers degrés chez plusieurs malades traités par l'immobilisation, dans le cas de fractures. J'eus la pensée qu'en favorisant dès le début la résorption du sang épanché au niveau du siège de la fracture, en traitant l'entorse concomitante de l'articulation tibio-tar-

1. Je puis dire, *sans aucune crainte d'être démenti*, que personne avant moi n'avait traité *précocement* les fractures du péroné par le massage.

2. Norström, *Traité du massage*. Paris, 1891.

sienne et en imprimant à cette articulation des mouvements méthodiques, n'ayant aucune répercussion sur le foyer de la fracture, tout en assouplissant les gaines tendineuses et en maintenant le jeu des tendons, j'obtiendrais la conservation des fonctions normales des membres ainsi traités.

Mme V..., du Châtelet, fut la première malade que je traitai en 1884. Cette jeune femme avait à cette époque été examinée, dès le premier jour, par les Drs de Molènes, Coupard, Love, qui purent constater une fracture du péroné des plus nettes. Je fis part à ces confrères de mon intention d'appliquer à cette malade mon nouveau traitement, et ils purent constater que le 17° jour la malade put reprendre sa vie habituelle.

Il s'agissait d'un trait de fracture ayant pour siège la base de la malléole externe du côté gauche (à 3 centimètres environ).

Il n'y eut d'autre appareil de contention qu'une sorte de gouttière plâtrée très légère, soutenant le pied à angle droit et embrassant la partie postérieure de la jambe jusqu'au creux poplité. Cet appareil était maintenu au moyen de trois lacs à boucle permettant de l'enlever aisément au moment de chaque massage.

Chaque séance ne dépassa pas vingt minutes; je tentai de supprimer la gouttière vers le troisième jour, mais la malade la réclama, déclarant que *cette contention diminuait les douleurs.*

Le 17° jour, j'enlevai l'appareil définitivement, je mis la malade debout. Elle put faire une centaine de pas, sans douleur ni fatigue. La jambe du côté de la fracture avait conservé le même volume que celle du côté opposé; des mensurations quotidiennes m'ont permis de constater ce fait; les mouvements étaient normaux. Dès le 18° jour, la malade reprenait sa vie habituelle. Je fis part

de ces résultats à un de mes maîtres, et non le moins
éminent, et lui demandai s'il me conseillait de publier
un aussi brillant résultat; il ne m'y encouragea pas. Je
me bornai donc, à l'occasion d'une leçon publique faite
à l'hôpital Bichat, à exposer mon procédé, en 1884, que
je ne publiai que plus tard (1886), dans la *Revue générale
de clinique et de thérapeutique.*

Toutefois, dans un travail paru en novembre 1885 dans
les *Bulletins de la Société médico-pratique*, je dis nettement (page 5, ligne 20) : « Pendant le traitement des
fractures, je propose d'exercer des manipulations des
membres, *aussi précocement que possible*, lorsque les
conditions présentées par les fractures ne sauraient s'y
opposer. » On peut voir que dans ces quelques lignes
se trouvent indiqués les traits généraux concernant le
massage dans le traitement des fractures, et depuis, en
1886, Lucas-Championnière, Rafin, Mezange, Delagenière,
Lapervenche, Massé de Bordeaux, Verchère, publièrent
des articles de journaux et des thèses sur ce sujet, auquel
le public médical, grâce aux communications de Lucas-
Championnière à la Société de chirurgie, s'intéressa
vivement.

Norström a bien établi l'historique de la question. Son
Traité de massage (édition de 1891) définit nettement
quelle part revient à chacun dans l'œuvre commune.

Nous savons combien variables sont la forme, le degré,
le siège des fractures.

1° Quels sont les cas justiciables du massage ?

2° Comment faut-il opérer ?

3° Pendant combien de temps faut-il masser ?

Telles sont les questions qui se posent tout d'abord.

1° Le massage est applicable d'emblée à toutes les
fractures où *il n'y a pas de plaies*, où il n'existe pas de
déplacements appréciables, et où l'os fracturé possède

un tuteur naturel qui le maintient en place (fracture du radius, fracture du péroné). Ces deux os peuvent à juste titre être nommés *os à tuteurs.*

Quelques fractures se compliquent de plaies, sans déplacement ou avec déplacement.

Dans ces cas-là, il faut d'abord assurer l'occlusion de la plaie ; celle-ci une fois obtenue, on pratique un premier massage pour faciliter la résorption du sang épanché ; il convient ensuite d'attendre quelques jours pour reprendre les manœuvres du massage.

2° Ainsi que je l'ai fait lors de mes premiers essais en 1884, le massage peut être pratiqué en immobilisant relativement le membre dans une gouttière plâtrée très facile à enlever et maintenue en place par des lacs plus ou moins serrés ou de l'ouate.

On peut aussi le pratiquer sans immobiliser le membre, dans le cas où il n'y a manifestement aucun déplacement. Dans tous les cas, le membre doit reposer sur un coussin de plumes ou de crin végétal ou de balle d'avoine et le malade doit éviter des mouvements actifs trop prononcés pendant les huit premiers jours. Ceci se rapporte aux fractures du radius ; pour le péroné, la marche ne doit pas être permise avant le 17ᵉ jour. Ceci n'empêche pas le chirurgien d'imprimer aux orteils des mouvements passifs. Je ne recommande nullement l'application de bandes élastiques, car, en employant le massage, on met en œuvre le plus puissant moyen d'accélérer la circulation centripète ; la bande élastique, appliquée conformément aux prescriptions énoncées par ceux qui la préconisent, comprime trop les parties molles sous-jacentes ; souvent il en résulte que, si elle favorise (dans une mesure qu'il est difficile d'établir) la circulation veineuse et lymphatique, elle provoque au sein des muscles et des parties molles un arrêt de la circulation artérielle et conséquemment des troubles de nutrition, une véritable atrophie thérapeutique, dont les conséquences au point de vue fonctionnel peuvent être des plus sérieuses [1]. J'ai eu occasion de voir plusieurs malades qui avaient subi, soit en province, soit à Paris, ce traitement par la bande élastique. L'atrophie chez l'un d'eux était telle, qu'il existait une différence de quatre centimètres entre le membre traité et le membre sain. Il faut dire du reste que la plupart des malades considèrent *l'emploi prolongé* de la bande élastique comme un véritable supplice [2].

Pour faciliter les manœuvres d'effleurage et de pétrissage, il faut employer la vaseline ou la fécule de pomme de terre.

Sauf chez les jeunes enfants, où j'emploie l'huile d'olive ou la vaseline, je préfère la fécule de pomme de terre à toute espèce de corps gras. Cette poudre, extrêmement ténue, a l'avantage de permettre aux doigts de glisser aisément sur les parties profondes, et d'autre part ne présente pas l'inconvénient de produire des taches indélébiles sur les objets environnants.

Cette poudre ne doit être employée qu'avec certaines réserves au niveau des plis articulaires, surtout chez les femmes, où l'épiderme est facile à éroder. Au niveau de ces régions, j'emploie la vaseline ou le cold-cream. Il

---

1. Je ne veux parler ici, bien entendu, que de l'application trop prolongée de la bande élastique. Je ne crois pas qu'on doive comprimer un segment de membre pendant plus de 20 à 30 minutes par jour.

2. En revanche, nous devons dire que la bande élastique appliquée au moment de la convalescence, dans les dernières périodes de traitement des fractures, pendant vingt ou trente minutes, pour combattre la tendance des parties molles périarticulaires à « l'empâtement », est une ressource dont l'utilité n'est pas contestable.

faut se garder de pratiquer autre chose que des mouvements centripètes ; les effleurages centrifuges ou spiroïdes n'ont pas leur raison d'être, et moins encore les mouvements perpendiculaires aux muscles.

Le pouce est l'agent principal du massage des fractures, lorsqu'il s'agit de le pratiquer au niveau des parties latérales de l'articulation tibio-tarsienne ou au niveau des coulisses tendineuses voisines de l'articulation radio-carpienne ; chaque pouce se trouve alors exécuter concurremment avec son congénère des mouvements elliptiques et circulaires, destinés à produire l'attrition du sang épanché.

La durée des séances ne doit pas dépasser quinze à vingt minutes ; tout dépend absolument de l'opérateur, un praticien exercé pouvant obtenir en vingt minutes ce qu'un autre n'obtiendra pas en une heure.

Certains chirurgiens ont cru que la longue durée de la séance constituait une condition avantageuse : il en résultait que, ne pratiquant pas eux-mêmes, ils confient le massage de leurs fractures à quelque manœuvre travaillant à l'heure ou à la journée. Outre que, dans ces conditions, le massage est peu favorable, parce qu'il est susceptible d'irriter une articulation par l'excès de mouvement produit, il peut avoir l'inconvénient de trop exciter la contractilité musculaire, d'élever outre mesure la température locale. Il s'agit de consacrer au traitement des fractures plus d'habileté et de science anatomique que de temps.

Quand à la durée totale du traitement, elle varie suivant les fractures, et pour une même fracture suivant qu'elle est ou non compliquée de plaie ou de déplacement des fragments.

Le chiffre de 17 jours, que j'avais assigné au traitement des fractures du péroné sans déplacement, s'est trouvé confirmé par les recherches ultérieures des confrères qui se sont occupés de la question (V. Castex).

Nous pouvons admettre, avec Lucas-Championnière, trois modes de traitement :

A. *Le massage sans immobilisation* [1] (radius, péroné, en général, fractures sans déplacement);

B. *Massage suivi d'immobilisation;* ensuite l'appareil est retiré au bout de deux ou trois jours, puis remis pour être retiré quotidiennement (fracture du poignet, extrémité supérieure de l'humérus, partie moyenne de la jambe et du fémur, jambe, bras, avant-bras);

C. *L'immobilisation rigoureuse* est employée pendant plusieurs jours, puis l'appareil est retiré, le massage est pratiqué, et on replace un appareil inamovible pouvant ou non permettre certains mouvements actifs ou passifs. (S'inspirer de la forme, de la situation de la fracture et des conditions générales qu'elle présente.)

MEMBRE SUPÉRIEUR : *avant-bras, fracture du radius.* — Soit qu'il y ait eu arrachement de l'extrémité inférieure du radius, soit qu'il y ait eu pénétration du fragment supérieur dans le fragment inférieur, la direction du trait de la fracture est presque toujours transversale.

Fracture sans déplacement. — Dans ce cas on applique le massage de l'articulation radio-carpienne et nous pratiquons au-dessus du trait de fracture les manœuvres connues d'effleurage superficiel et profond, en ayant soin d'appliquer la main du patient sur un coussinet sphérique (ouate), tandis que l'avant-bras repose par sa partie antérieure sur un coussin un peu dur. Pendant l'effleurage, le pouce de chaque main pressera alternativement de bas en haut, en suivant autant que possible

1. Cela n'est pas toujours réalisable. En ce cas, on peut, ainsi que je l'ai pratiqué en 1884, employer un appareil amovo-inamovible. (Note de l'auteur.)

la rainure interosseuse (région correspondant à circulation veineuse profonde).

Fracture avec déplacement. — Dans ce cas il faut réduire le déplacement. Cette tentative de réduction faite, pratiquer le massage comme ci-dessus et immobiliser la région correspondante au cal avec une bande circulaire, maintenant deux feuilles de carton, ou bien encore appliquer l'un des appareils classiques d'immobilisation, mais pratiquer chaque jour *des mouvements passifs* de flexion et d'extension des doigts. Dès le huitième jour, on peut commencer le massage comme ci-dessus. Parfois cependant, lorsqu'on a constaté un arrachement de l'apophyse styloïde du cubitus simultanément avec la fracture du radius, il y aura lieu de maintenir l'appareil plus longtemps, pour mettre obstacle à la déformation résultant de la déformature des fragments.

Fracture du cubitus. — Rien de spécial; mêmes observations que pour la fracture du radius.

Fractures du radius et du cubitus. — Dans ce cas, après un premier massage pour favoriser la résorption du sang épanché, il faut immobiliser jusqu'au dix-septième jour environ; on ne reprend les séances de massage qu'après ce temps-là. Nous ne saurions trop recommander de s'abstenir de pratiquer des mouvements de pronation et de supination du radius sur le cubitus *avant le 30e jour;* dans ce cas, en effet, il y aurait danger imminent de pseudarthrose.

Fracture du coude, olécrâne. — Ici nous n'avons nullement à nous occuper d'obtenir un cal osseux; il s'agit de s'occuper plus de la fonction ultérieure de l'articulation que de la recherche illusoire d'un cal osseux, nous savons en effet que ce cal est fibreux d'ordinaire.

Après un premier massage, il faut envelopper le bras, l'articulation fléchie à angle droit, dans un léger appareil ouaté, exerçant une certaine compression sur la partie postérieure de l'article. Une écharpe soutiendra l'avant-bras et toutefois permettra certains mouvements. Le premier massage est douloureux au commencement de la séance ; peu à peu la douleur se dissipe, principalement à la partie externe de l'articulation, elle persiste parfois quelques jours jusqu'à la partie interne ; à ce niveau se présente pendant les premiers jours une induration due à l'infiltration sanguine ; l'effleurage sera exécuté de bas en haut très largement, la main sera dirigée particulièrement sur la partie interne du bras jusqu'au creux de l'aisselle. Pétrir au moyen des deux pouces le pourtour de l'articulation ; les jours suivants, imprimer à l'avant-bras des mouvements alternatifs d'extension et de flexion. Bien entendu, les massages au début seront de courte durée et ne dépasseront pas 15 à 20 minutes environ. La précocité de l'intervention est d'autant plus importante que le sujet est plus âgé ; on sait, en effet, la rapidité de l'ankylose chez les adultes et chez les vieillards, surtout chez les rhumatisants.

Fracture ouverte de l'olécrâne traitée par le massage. — M. Delagenière a publié une observation intéressante à ce sujet. Nous lui empruntons le résumé de cette observation ainsi que ses conclusions.

Le nommé K..., 63 ans, a reçu un coup de pied de cheval sur le coude droit.

Plaie légère du coude donnant lieu à un écoulement de sang assez abondant. Le coude est tuméfié ; au niveau de la plaie existe une dépression transversale par rapport à l'axe du membre dans laquelle l'extrémité de l'index peut pénétrer.

A l'examen, on constate une fracture transversale de l'olécrâne avec un écartement d'environ un centimètre entre les deux fragments. L'articulation est ouverte.

On désinfecte soigneusement la plaie ainsi que l'articulation au point où elle est ouverte. On ferme la plaie et on place un petit drain dans un des angles ; on ne fait pas d'immobilisation.

Chaque jour on imprime des mouvements à l'articulation du coude. Le cinquième jour, le drain est enlevé ; la réunion est parfaite. Le douzième jour, la plaie est complètement fermée.

On insiste alors sur la mobilisation de l'articulation en lui imprimant des mouvements méthodiques de flexion et d'extension.

Entré le 18 février, le malade sort le 11 mars complètement guéri.

Le malade a été revu le 18 mars ; il est en parfait état et a repris son travail.

La rapidité du résultat, ainsi que la conservation des mouvements du coude dans leur intégrité absolue, sont dues à la non-contention de l'articulation et au massage articulaire.

Fracture de l'humérus, extrémité inférieure. — Immobilisation rigoureuse à angle droit pendant les deux premières semaines. Explorer l'état des parties fracturées à ce moment et renouveler l'appareil immobilisateur, que l'on conservera.

Si la fracture se borne à un arrachement de l'épitrochlée ou de l'épicondyle, on pourra mobiliser, pour éviter les raideurs articulaires, dès les 5 ou 6 premiers jours, mais avec de grandes précautions.

Fracture du corps de l'humérus. — Immobilisation rigoureuse jusqu'au dix-huitième jour. Maintenir l'appareil jusqu'au trentième.

En un mot, attendre une consolidation suffisante avant d'entreprendre les moindres manœuvres.

Fracture de l'extrémité supérieure de l'humérus. — *Col*

anatomique. — Large massage du moignon de l'épaule dès le début, mais attendre huit ou dix jours avant d'imprimer au membre des mouvements passifs.

Col chirurgical. — Ne pas oublier qu'il y a une tendance au déplacement du fragment inférieur du côté de l'aisselle, à cause de la traction des muscles grand rond, grand dorsal et grand pectoral ; le fragment supérieur est porté en dehors au contraire ; il y a donc urgence à immobiliser pour masser au bout de quatre jours. Ainsi que Lucas-Championnière le recommande aux praticiens, le massage doit être très doux, surtout au début. Il donne de merveilleux résultats dans les cas simples.

Bien entendu, les mouvements seront d'abord entièrement passifs ; ne pas oublier d'utiliser l'emploi de l'écharpe de Mayor. Nous ferons remarquer qu'il faut se rappeler qu'on peut avoir affaire à une fracture intracapsulaire, et dans ce cas le fragment supérieur peut être entièrement détaché du fragment inférieur. Lorsqu'on soupçonne l'existence d'une pareille fracture, il est bien évident que, malgré tous les efforts qu'on pourrait faire, ce n'est pas un massage précoce qui s'opposera à la production d'un élargissement de l'articulation et de certaines déformations dues aux stalactites osseuses réunissant les deux fragments.

On peut dire ici, dans ce cas exceptionnel, *qu'une immobilisation rigoureuse s'imposerait, au moins jusqu'au vingtième jour.* Il n'est au pouvoir d'aucun chirurgien d'établir ni le siège précis de la fracture, ni l'étendue des désordres produits. Mais, nous le répétons, dans les cas ordinairement observés, le massage précoce donne d'excellents résultats.

Et d'ailleurs, dans un excellent travail qu'il a fait paraître le 25 mars 1900 (*Gaz. hebd. de méd. et de chir.*), Dagron précise l'action du massage appliqué au traite-

ment des fractures de la grosse tubérosité de l'humérus :
« Le massage, grâce à ses pouvoirs résolutifs, nous a
donc mis en rapport intime avec les tissus profonds ;
nous ne voyons pas l'os, comme avec les rayons Röntgen,
mais nous en sentons les fragments avec une plus grande
facilité. C'est précisément pour démontrer l'utilité de cet
examen après massage que nous avons résumé l'observation présente. Le massage devait servir de traitement
pour une contusion violente de l'épaule ; elle avertit utilement le malade qu'il n'en était pas quitte à si bon
compte. La radioscopie confirma la donnée du massage.
Je pourrais multiplier les exemples des fractures où
le symptôme de la crépitation paraissait ne pas exister,
tandis que les contractures musculaires, en empêchant
la mobilité des fragments l'un contre l'autre, étaient
seules la cause de cette irrégularité. Le massage des
groupes musculaires a donc son utilité comme adjuvant
pour l'examen de la région blessée, et même, si la crépitation a été perçue avant tout massage, on ne saurait
trop parfaire son diagnostic en recherchant avec exacti-
tude les limites du mal : le massage, après avoir amené
les groupes en résolution, permet l'examen approfondi
et détaillé de la région malade et, par suite, de préciser
les lésions et leur conséquence, indiquant mieux leur
gravité et le mode d'intervention. »

On le voit, ici, le massage aide au diagnostic. Le fait
peut être maintes fois constaté par le chirurgien, il
importait d'insister sur ce rôle si utile de la massothérapie.

Membre supérieur, fracture du carpe. — La fracture en
elle-même est une lésion sans importance ; c'est aux
lésions des parties molles qu'elle emprunte sa gravité.

Dans le cas de lésions graves, s'abstenir. Dans le cas
de fracture simple, appliquer un appareil immobilisateur

qu'on enlève de bonne heure, pour faire exécuter des mouvements passifs, afin d'éviter l'ankylose.

Fracture de la clavicule. — N'ayant aucune opinion personnelle sur ce point particulier, nous ne pouvons que citer M. Lucas-Championnière, qui s'exprime ainsi :

« Nous avons de bonnes raisons d'appliquer le massage aux fractures de la clavicule.

« Pour la fracture de l'extrémité externe sans déplacement de l'extrémité externe, la guérison est extraordinairement accélérée.

« En quatre ou cinq jours, toute douleur a complètement disparu et le sujet, dont aucun mouvement n'est troublé, peut se considérer comme guéri.

« Mais, pour la partie moyenne même, dès qu'il y a une certaine solidité, les douleurs jouent encore un rôle considérable, et il suffit de bien peu de contention pour que le chirurgien puisse masser sans inconvénient. Dans les cas où nous sommes intervenu, la guérison a été tellement plus rapide que d'ordinaire, que je multiplierai constamment à l'avenir mes efforts pour appliquer plus souvent le massage à la fracture de la clavicule. »

ROTULE. — Comment s'applique le massage, *dans le traitement des fractures de la rotule?* Pour Norström :

« On peut employer le massage de trois manières : au début, tardivement, pendant toute la durée du traitement : 1° on s'en sert au début comme pour les fractures de l'olécrâne; c'est-à-dire afin de modifier les accidents articulaires immédiats, la douleur, l'épanchement, la tuméfaction; 2° on s'en sert quand les appareils à immobilisation ont été enlevés, pour rendre aux tendons et aux ligaments leur souplesse, pour faire disparaître les produits hyperplasiques qu'ici comme partout l'immobilisation laisse après elle; 3° reste la troisième manière de procéder, à laquelle nous faisons allusion; celle-ci est infiniment plus hardie que les deux précédentes : on ne s'occupe plus cette fois de rapprocher les fragments.

« Le professeur Rossander[1] a fait une communication relative au traitement des fractures de la rotule ; cela consiste à prévenir par le massage les épanchements articulaires. Il laisse les malades se lever, en ayant soin de mettre seulement autour du genou un bandage contentif, mais il ne place aucun appareil pour rapprocher les fragments, parce qu'il redoute beaucoup plus la raideur et l'ankylose résultant du traitement qu'un cal fibreux.

« Lapervenche a fait du massage pour des fractures de la rotule dans les différents services où il a passé. Voici comment il a procédé : le massage a été fait dès le premier jour de l'arrivée ; il consistait en larges effleurages centripètes, puis en frictions sur les parties latérales des fragments rotuliens, au moyen de toute la surface de la paume de la main et des doigts. On tâchait d'obtenir, après chaque séance de 15 minutes, le rapprochement des fragments, puis le membre entouré d'un bandage ouaté était placé dans une sorte de petit hamac suspendu au ciel de lit, maintenant le membre élevé, le talon distant du plan du lit de 30 à 35 centimètres. Le massage a été bien supporté dès la première séance ; dans l'intervalle, absence absolue de la douleur, effleurage joint aux frictions, pétrissage et tapotement des muscles de la jambe et de la cuisse. »

D'après Lapervenche, le massage doit être pratiqué immédiatement ; après la séance, le membre est placé dans un appareil ouaté, le talon surélevé. Il a constaté une disparition totale de la douleur, après quatre ou cinq jours de massage, au moment où l'épanchement a com-

---

1. Rossander, *Discussion des médecins de Stockholm*, mars 1879.

plètement disparu. On maintient les fragments en contact avec les griffes du professeur Duplay, et tous les trois ou quatre jours, on fait exécuter au membre des mouvements de flexion et d'extension, les griffes restant en place, et on pétrit les muscles de la cuisse.

Le Dr Wagner, dans cinq cas, appliqua avec succès le traitement de Metzger. Le talon est placé dans l'élévation, et une vessie de glace est appliquée sur le genou pendant quatre ou cinq jours. Puis on pratique le massage de la jointure et du triceps; on imprime des mouvements passifs, et, dès que la douleur est amortie, on permet les mouvements de flexion. Du quinzième au vingtième jour, le malade peut marcher avec des béquilles, et, cinq ou six semaines après l'accident, cesser de faire usage de ces dernières (*Wien. med. Press.*, 1888, et *Revue gén. de clinique et de thérapeutique*).

Dans le cas de fracture de la rotule, le Dr Busch, de Londres, masse ses malades dès le début de leur entrée à l'hôpital. Après l'effleurage centripète très doux autour de la jointure, massage de la cuisse et de la jambe. Ensuite, Busch place le membre lésé dans une gouttière, après avoir appliqué une vessie de glace sur le genou recouvert au préalable de quelques tours de bande. Le lendemain, nouveau massage. Dans l'après-midi, le malade est tenu de se lever et d'essayer la marche au moyen de béquilles au besoin; 2 fois par jour, massage. Dès le deuxième jour, la marche peut s'exercer au moyen d'un bâton. Après une semaine, Busch engage ses malades à monter les escaliers; l'épanchement sanguin étant rapidement diminué et l'atrophie musculaire évitée, les malades de Busch pouvaient reprendre rapidement, au bout d'un mois, leurs habitudes. Je ne saurais qu'approuver cette méthode, ayant employé les mêmes moyens avec succès, sauf, toutefois, l'emploi de la glace dont l'utilité est à mon avis contestable et peut éveiller le rhumatisme chez les sujets prédisposés.

D'après G. Rossi[1], un homme atteint d'une fracture transversale de la rotule, par cause indirecte, avait été guéri avec une demi-ankylose, grâce à l'immobilisation. Ne pouvant se servir de son membre, il dût subir une nouvelle fracture de sa rotule, six mois après l'accident, et cette fois fut traité par la mobilisation et le massage. Il se forma un cal fibreux entre les deux fragments, et le blessé put se servir de son membre absolument comme si ce dernier eût été normal ; sept mois après l'opération, il faisait des marches prolongées, gravissait des montagnes, montait à l'échelle, et tout cela sans gêne, sans douleur, sans fatigue.

Fracture du fémur (corps). — La mobilité est loin d'être une contre-indication à la pratique du massage[2] ; il faut masser une cuisse atteinte de fracture de la partie moyenne du fémur ; on constate la disparition de la douleur comme dans les autres régions, après le massage. Nous ne voyons pas qu'il y ait inconvénient à obvier, grâce à ce moyen, à l'atrophie du triceps. L'opportunité du massage dépend de la variété de fracture en cause.

Col du fémur. — Appliquer dès le début un massage large et faire exécuter méthodiquement des mouvements provoqués. On constate une disparition rapide de la douleur. Cette méthode est applicable à la très grande majorité des cas. Lapervenche, dans sa thèse, préconisa le massage ; dès les premiers jours, il a constaté la diminution rapide de l'épanchement.

Condyles. — La méthode est particulièrement efficace pour les fractures des condyles ; on peut affirmer à

1. *Riv. s. Infort. del Lavoro*, I, 1890.
2. Lucas-Championnière.

l'avance que toutes ces fractures articulaires sont destinées à être guéries avec une extrême facilité. Les manœuvres doivent être les mêmes que pour l'entorse du genou, mais un peu plus modérées[1].

Fracture du tarse. — L'important est de ne pas laisser les articulations s'ankyloser, et pour cela, dès le huitième jour, pratiquer le massage et faire exécuter méthodiquement des mouvements passifs.

PÉRONÉ. — Nous avons montré que le massage dans le traitement des fractures du péroné par arrachement donnait des résultats très rapides. La moyenne de la durée du traitement est de dix-sept jours.

En raison de la fréquence extrême des fractures du péroné, je crois devoir reproduire un article que j'ai fait paraître en 1898, sur cette question[2] :

Depuis l'année 1884, époque à laquelle j'annonçai publiquement, lors d'une conférence à l'hôpital Bichat (service du Dr Huchard), dans toute leur nouveauté, les résultats de ma pratique, sur ce point spécial, j'ai eu l'occasion de traiter bon nombre de fractures du péroné par la massothérapie. Les favorables résultats que j'annonçai cette année même se trouvèrent ultérieurement confirmés par les recherches d'autres confrères. De nombreux travaux postérieurs aux miens ont vulgarisé, mais n'ont, en réalité, nullement modifié ce que je considérais alors comme devant constituer un traitement inédit autant que rationnel, applicable aux diverses variétés de la fracture du péroné. Ceux qui, sans avoir, à aucun titre, la *priorité* de la découverte, ont apporté cependant à la propagation de ces procédés l'appoint de de leur autorité scientifique, ont grandement contribué

1. Lucas-Championnière.
2. *Revue de thérapeutique médico-chirurgicale*, 1898, Traitement massothérapique des fractures du péroné. (Berne.)

à établir le crédit de la méthode et à généraliser son application à d'autres fractures, justiciables également du massage. Ils ont fait œuvre utile ; il convient de leur rendre justice sur ce point.

Mais ce que je suis en droit d'affirmer, — et j'ai mes raisons pour insister sur ce point, — c'est qu'avant ma conférence de 1884, personne, ni en France ni à l'étranger, n'avait publié aucun mémoire, aucune note, ni rien d'analogue quant au traitement des fractures du péroné, d'emblée, dès le premier jour, par le massage.

Malgré tous les louables efforts de ceux qui se sont préoccupés de la question, il semble que le praticien hésite encore à employer résolument, dans le traitement des fractures du péroné, ces moyens qui cependant paraissent avoir reçu depuis treize ans cette sanction que le temps doit donner à toute œuvre scientifique digne d'attention.

Il m'a semblé que l'exposé clair et pratique de la question pouvait avoir quelque intérêt en ce moment.

Je crois devoir rappeler les deux variétés les plus fréquentes de fractures du péroné : *fractures par arrachement* et *fractures par divulsion*, occupant chacune un siège peu éloigné l'un de l'autre, puisque, dans les fractures par arrachement, le trait de fracture se rencontre à 3 centimètres environ de la pointe de la malléole externe, tandis que dans les fractures par divulsion l'os est fracturé à 4, 5, 6 centimètres de l'extrémité inférieure de la malléole.

Dans le premier groupe (*arrachement*), la fracture présente une direction transversale, ou à peu près, dans la plupart des cas ; d'autre part, les surfaces fracturées ont peu de tendance au déplacement (ce qui tient d'abord à leur engrènement réciproque, ensuite au maintien en place de leurs fragments, grâce à l'intégrité plus ou moins grande du ligament antérieur de l'articulation tibio-tarsienne.)

Dans le deuxième cas (*divulsion*), outre le maintien des fragments malgré l'obliquité de leur surface fragmentée, grâce au ligament interosseux si solide et si résistant, ils restent fixés en quelque sorte à leur distance normale du tibia. Dans bien des cas même, le trait de fracture ne se trouve pas au-dessus du bord supérieur du ligament antérieur de l'articulation péronéotibiale antérieure. Les deux fragments ont encore moins de tendance, dans ces conditions, à s'écarter du tibia, on le conçoit aisément.

En réalité, le tibia se trouve jouer, à l'égard du péroné, le rôle d'une *attelle naturelle*. La même disposition se rencontre à l'avant-bras en ce qui concerne l'appui que le radius reçoit du cubitus; toutes ces conditions ne peuvent évidemment que favoriser un traitement dans lequel le praticien ne se trouve pas exposé, par ses manœuvres, à troubler l'évolution du cal, en mobilisant des fragments osseux quotidiennement. Ce n'est pas dans le but d'activer la formation de ce même cal (bien que cela doive en réalité se produire) que j'ai eu l'idée de pratiquer, dès le premier jour, le massage du membre fracturé. C'est la constatation des troubles apportés dans la calorification des membres fracturés, par une trop longue immobilisation, et au premier rang, c'est surtout la pensée que le massage conserverait aux jointures voisines de la fracture leur souplesse normale, aux tendons leur glissement, aux muscles leur circulation, que j'ai été conduit à exercer le *massage précoce* dans le traitement de ces fractures. Si, pour marquer l'importance que j'attachais aux manœuvres massothérapiques, j'écrivais les lignes suivantes en novembre 1885 : « Pendant le traitement des fractures, je

« propose d'exercer des manipulations des muscles et
« du tégument des membres *aussi précocement que pos-*
« *sible,* lorsque les conditions présentées par les frac-
« tures ne sauraient s'y opposer [1] », je le répète, ces
conditions, auxquelles je faisais allusion, sont entièrement réalisées par le péroné. Cet os est aisément accessible aux massages; il est de plus maintenu contre le
tibia qui lui sert d'attelle.

Mais la question qui préoccupe à juste titre les praticiens est la suivante : Doit-on appliquer ou non un
appareil ? Certains nous disent : « Je traite toutes les
« variétés possibles de fractures du péroné sans aucune
« espèce d'appareil. » D'autres s'écrient : « Il est de né-
« cessité rigoureuse d'appliquer un appareil à toute
« fracture du péroné, sans distinction. »

Évidemment il y a exagération de part et d'autre. Il
semble naturel de n'appliquer que deux sortes d'appareils, lorsqu'il y a peu ou pas de tendance au déplacement : c'est l'appareil amovo-inamovible pour les fractures par divulsion, ou bien une simple bande légèrement
compressive lorsqu'il y a fracture par arrachement. Ces
notions découlent de l'étude de cas nombreux. Le praticien peut considérer, d'une manière générale, que *toute
fracture du péroné qui reste douloureuse* après les deux
ou trois premiers massages doit nécessiter l'emploi d'un
appareil amovo-inamovible. Nous ne parlerons ici que
pour mémoire de ces fameuses fractures en « coup de
hache» dans la description desquelles se complaisaient les
contemporains de Dupuytren : elles sont très rares. En
tout cas, elles nécessiteraient l'application rigoureuse
d'un appareil inamovible, au moins pendant la première
quinzaine du traitement.

[1] Société médico-pratique, Novembre 1885. «Recherches sur les
modifications de la température locale sous l'influence du massage.»

Mais les moyens de contention à employer dans les cas ordinaires que nous décrivons ici doivent permettre d'exécuter chaque jour le massage des *parties voisines* du trait de fracture. Le meilleur auquel nous devons recourir consiste à appliquer le classique appareil plâtré, que l'on aura soin d'établir de telle sorte qu'il puisse être enlevé aisément. Trois lacs munis de boucles rendent possible de replacer l'appareil sans qu'il soit nécessaire de faire soutenir la gouttière plâtrée par les mains d'un aide, comme cela serait inévitable si l'on employait ces longues bandes roulées usitées dans nos hôpitaux. D'autre part, ces lacs sont aisément remis en place sans qu'on ait à redouter d'ébranler la région fracturée par la pose d'un appareil « à tours de bande ».

Si l'on admet ce fait, que la tendance au déplacement des fragments dans les fractures du péroné à son extrémité inférieure est l'exception, et, partant, que la douleur permanente est des plus rares, il en résulte que le nombre des cas justiciables de l'immobilisation rigoureuse et absolue dès les premiers temps du traitement se trouve singulièrement restreint.

Ainsi que je l'ai signalé plus haut, le premier sujet chez lequel, en 1883, je tentai de traiter une fracture du péroné par le massage, dès le premier jour de l'accident, avait été placé par moi dans un appareil plâtré exécuté *ad hoc* et que j'enlevais chaque jour pour effectuer le massage. Les Drs Love, Coupard et de Molènes assistèrent à ce premier essai d'une méthode que *j'inaugurais entièrement*. J'avais essayé, dès le quatrième jour du traitement, de supprimer tout appareil. Mais la malade le réclama avec insistance, se plaignant d'avoir éprouvé une douleur permanente dès le moment où l'appareil avait été enlevé. Pendant les treize jours que je jugeai devoir conserver l'appareil dans l'intervalle des massages,

la douleur ne s'était pas reproduite. Le dix-septième jour
la malade reprit ses occupations ordinaires, sans boiterie, sans raideur d'aucune sorte. Ce fut le premier cas
traité de la sorte. On peut reconnaître que le résultat fut
des plus favorables.

La plupart des malades supportent fort bien, lorsque
la fracture n'est pas douloureuse (et le fait est habituel
dans la fracture dite *par arrachement*), de n'avoir d'autre
moyen de contention de leur fracture qu'une simple
bande de flanelle exerçant une légère compression sur
un petit cylindre d'ouate en forme de croissant, qui em-
boîte dans sa concavité la malléole et le bord antérieur
et postérieur de cette même extrémité du péroné. Cette
précaution a pour utile effet d'empêcher la production
de cette sorte de gonflement des parties molles périmal-
léolaires, qui s'observe chez les malades non traités par
le massage ou qui n'ont eu que des bandages insuffisants.

On peut dire, à juste titre, que les malades auxquels
on n'impose au premier jour qu'une immobilisation fa-
cultative, souffrent davantage que ceux auxquels on
recommande de conserver l'attitude couchée, la jambe
étendue horizontalement, le pied maintenu à angle droit
et reposant sur des coussins un peu durs ou tout autre
point d'appui résistant (la pointe du pied étant protégée
contre la pression du drap, au moyen d'un cerceau, etc.),

Le malade devra rester étendu sur une chaise longue
ou un lit; il convient, de plus, d'interdire formellement
la marche ou toute tentative de station debout avant le
dix-septième jour. La pratique enseigne que c'est à partir
de ce moment, seulement, que le malade peut marcher
sans qu'il y ait à craindre ce gonflement des parties
molles péri-articulaires observé d'ordinaire chez les malades qui ne se sont pas conformés à cette règle. Cet

empâtement que l'on constatait si fréquemment jadis chez les sujets qui, non traités par le massage, étaient immobilisés pendant trente jours, a tendance à persister avec un caractère de chronicité; et l'on n'ignore pas qu'il peut être le siège de fongosités chez les sujets prédisposés.

L'application du bandage ouaté, légèrement compressif, est donc tout indiquée pour obvier à la production possible de ce gonflement. Notons, d'autre part, qu'il sera utile de comprimer de même façon le pourtour de la malléole interne, car il est fréquent de constater, en même temps qu'une fracture du péroné, de la déchirure des ligaments tibio-astragaliens ou d'un point quelconque des ligaments calcanéo-scaphoïdiens. Le sang épanché dans cette région sous-malléolaire interne peut s'organiser en effet en néo-membrane végétante, aussi bien qu'il pourrait le faire à la suite de la rupture des ligaments latéraux externes; c'est ce que l'on observe chez les sujets porteurs de « vieilles entorses chroniques », résultat du traitement par l'immobilisation trop prolongée, ou bien encore de l'emploi des divers procédés des empiriques rebouteurs et poseurs d'emplâtres, qui forment une légion sans cesse renouvelée.

Grâce à la compression méthodique exercée dès le début du traitement, et lorsqu'on se conforme aux règles énoncées ci-dessus, l'empâtement des tissus ne saurait se produire. On pourrait certainement employer dans une certaine mesure, chez les malades atteints de fracture du péroné, la compression élastique telle que P. Reclus l'a préconisée dans le traitement des entorses. Mais il importe que ce moyen ne soit utilisé qu'avec ménagement et seulement pendant de courts instants, chaque jour. Cette action ischémique si précieuse de la bande élastique ne saurait être en réalité mise en œuvre que chez les sujets dont la fracture est indolore. J'emploie, de préférence à la bande tout à fait élastique (*c'est-à-dire complètement en caoutchouc*), la bande en coton élastique, qui est par sa composition *faiblement élastique;* elle a l'avantage d'être maintenue en permanence et, de préférence, dans les cas où il est nécessaire de hâter la résorption d'un épanchement sanguin périmalléolaire. Cette bande en coton élastique est parfaitement tolérée, à la condition qu'elle soit modérément serrée; elle n'a pas l'inconvénient, inhérent à la bande en caoutchouc, de provoquer une transpiration fétide et d'exercer une compression trop énergique. Il faut noter que chez certains sujets le sang, qui s'est écoulé des surfaces fracturées, semble avoir pénétré dans les gaines des tendons des muscles extenseurs et s'arrête en général au niveau du ligament annulaire dorsal; il existe alors une sorte d'hématome de forme ovoïde, à grand axe vertical, sur lequel il conviendra, après le massage, d'appliquer un épais tampon d'ouate bien fixé par une bande. Parfois aussi, on peut avoir à s'occuper de maintenir dans sa situation primitive un tendon luxé. Ce dernier fait s'observe rarement, il est vrai (je ne l'ai observé que sur le tendon du long péronier), mais on ne doit pas oublier qu'il peut se produire.

Malgré l'opinion émise par certains de nos collègues, l'existence d'une entorse comme phénomène concomitant d'une fracture du péroné n'est pas la règle. On peut s'en rendre compte aisément en examinant soigneusement la région sous-malléolaire. Souvent, en effet, l'exploration des divers points sous-jacents à la cheville ne réveille aucune douleur, malgré qu'il y ait abondance de sang épanché dans les parties molles. Nous rappellerons que le diagnostic de la fracture du péroné s'impose si nettement dans la plupart des cas, qu'il est tout à fait

inutile de rechercher la crépitation et la mobilité anor-
males.

C'est pour combattre aussi rapidement que possible
l'infiltration des tissus péri-articulaires par le sang épanché, qu'il importe d'exercer *aux environs* de la fracture, et
non sur le trait de fracture lui-même, le massage, aussi
précocement que possible.

On conçoit en effet que, dans les premiers moments
qui suivent l'accident, le sang étant plus fluide, sa résorption sera d'autant facilitée grâce aux pressions méthodiques qui seront exercées à ce moment. Il est presque
inutile de dire que le traitement massothérapique doit
être exécuté par le médecin lui-même. Seul, en effet, il
peut apprécier l'opportunité de telle ou telle manœuvre,
fondée sur des connaissances anatomiques réelles, sur
le plus ou moins de réaction des tissus, l'étendue à
donner aux mouvements passifs d'extension et de flexion
nécessaires au bon fonctionnement ultérieur du membre.
D'autre part, il n'est pas nécessaire d'exercer un massage
de plus de *vingt minutes* en moyenne et *quotidiennement*.
Les massages de plus longue durée sont dangereux pour
les jointures, qu'ils peuvent irriter; quand ils ne sont
pas dangereux ils restent inutiles. Certains praticiens,
qui du reste n'exercent la massothérapie eux-mêmes
qu'accidentellement, font pétrir et masser les membres
de leurs malades par des manœuvres pendant trois quarts
d'heure, et même plus !

C'est là une détestable et inutile pratique.

Certains opérateurs emploient durant ces manœuvres,
suivant leurs préférences, soit de la vaseline boriquée,
soit de l'huile d'olives, soit encore de l'axonge ou tout
autre produit plus ou moins onctueux. J'ai successivement expérimenté l'usage de chacun de ces produits.
L'huile d'olive salit les vêtements du patient et les mains

de l'opérateur. La vaseline boriquée est préférable, surtout chez les jeunes sujets ou les malades à peau délicate. J'emploie, dans la plupart des cas, de la fécule de
pomme de terre qui a l'avantage d'être à la fois onctueuse
et non salissante.

Dans la période qui précède le dix-septième jour, ainsi
qu'on peut le constater au moyen de la main, chez la
plupart des sujets, il existe au point fracturé une certaine élévation de la température locale, résultant probablement des phénomènes de vaso-dilatation liés sans
aucun doute au processus de réparation de l'os. Lorsque
cette date du dix-septième jour de traitement se trouve
atteint, la marche peut être permise *ad libitum* sans
béquilles et sans canne; — il est bien entendu que notre
malade, maintenu au repos jusqu'à cette époque, massé
tous les jours, ne présentera, au moment que nous assi-
gnons comme devant fixer la terminaison du traitement,
aucun gonflement de la région périmalléolaire.

Je crois devoir recommander, durant le traitement
des fractures du péroné, lorsque la bande de flanelle a
été appliquée, de faire maintenir la jambe du malade
dans une sorte de boîte en bois ayant à peu près la forme
d'une botte assez large. Des coussins cylindriques en
balle d'avoine seront appliqués de chaque côté du membre, lequel reposera lui-même sur un coussin plat en
balle d'avoine. Les bords supérieurs de la botte en
bois, étant plus élevés que le plan correspondant à la
face supérieure de la jambe étendue horizontalement,
suffisent à protéger le membre fracturé, à la manière du
meilleur cerceau.

Les muscles, grâce à cet appareil, sont ainsi main-
tenus dans un état de résolution parfaite, car la plante
du pied repose sur le fond de la partie verticale de « la
botte en bois ». Cet appareil, d'une grande simplicité,

possède l'avantage de laisser du jeu à la mortaise péronéo-tibiale. Le malade peut onc exécuter à loisir les mouvements actifs de flexion et d'extension qu'on lui recommandera de faire dès le quatrième jour du traitement.

D'autre part, les orteils se trouvent absolument libres : ils peuvent donc être mobilisés à volonté et activement, pendant la période nécessaire à la réparation de l'os.

Le malade pourra enlever cet appareil la nuit et se coucher du côté *correspondant à la fracture*, sans aucun inconvénient. Il devra toutefois conserver la bande de flanelle ou de coton élastique et l'appareil légèrement compressif dont nous avons parlé ci-dessus.

Contre-indications. — Elles sont peu nombreuses. Signalons l'existence d'une plaie au niveau de la fracture, la crainte d'une phlébite chez un sujet récemment entré en convalescence après phlébite, des dilatations variqueuses excessives, des phlyctènes (fait assez rare dans les fractures simples du péroné). Si la phlyctène est petite, rien n'empêche d'exercer le massage au-dessus et au-dessous de la poche.

Manuel opératoire. — Durant les premiers jours de massage, c'est de chaque côté du tendon d'Achille et de préférence sur les points où l'épanchement sanguin prédomine, qu'il faudra exercer le plus de pressions. Celles-ci seront principalement *rectilignes*, dirigées de l'extrémité du membre vers sa racine. Comme il s'agit de provoquer la résorption du sang épanché, on devra commencer par l'effleurage superficiel, lequel, contournant la malléole externe, devra être dirigé un peu obliquement vers le creux poplité : il sera fait largement, *avec légèreté*, et suivra la direction de la saphène externe autant qu'il sera possible. On devra de même suivre le trajet de la saphène interne, de bas en haut, jusqu'au pli inguinal. Il sera bon de passer une main au-dessous du tendon d'Achille, et de saisir délicàtement entre le pouce et l'ensemble des doigts les parties molles qui entourent ce tendon, tout en dirigeant la main de bas en haut par des pressions douces et répétées. Ainsi seront vidées de leur sang les veines qui avoisinent le tendon. Afin d'exercer sur les vaisseaux lymphatiques des pressions utiles à la résorption du sang épanché, il faudra :

1° Presser avec la main largement ouverte, à partir de la région postérieure de la malléole externe, d'abord verticalement, puis obliquement jusqu'à la partie interne du genou, tel est en effet le trajet des vaisseaux lymphatiques superficiels ;

2° Au moyen des pouces, exercer des mouvements ondulatoires alternatifs en imprimant à l'un des pouces un mouvement elliptique à grand axe vertical, tandis que l'autre pouce exécute une circonférence ; cela doit être fait en avant et en arrière de la malléole, mais on aura soin de *ne pas appuyer sur le point fracturé*. Ajoutons qu'un aide est tout à fait inutile. On devra appliquer simplement la face interne de la jambe du malade sur un coussin un peu résistant. Le coussin de sable préconisé par quelques opérateurs est inutile dans ce cas (les malades sont désagréablement impressionnés du reste par le sable, dont le contact est froid et dont la consistance est trop résistante) ;

3° Pratiquer la manœuvre dite du « foulage » avec les deux index, suivant les tendons de chaque côté de la malléole. On imprime aux extrémités des index un mouvement ondulatoire spécial, que j'ai décrit tout au long dans un ouvrage que j'ai publié récemment [1] ;

(Il conviendra d'exercer des pressions de même nature

1. *Manuel théorique et pratique de Massothérapie.* Rueff, éd.

au-dessous de la malléole interne, s'il y a épanchement sanguin et douleur pouvant faire soupçonner l'existence d'une certaine déchirure du ligament latéral interne.)

4° Exercer de douces tractions sur le talon, afin de conserver au tendon d'Achille sa souplesse normale. On fera bien, afin de rendre ces tractions plus efficaces, de presser sur la face plantaire de l'avant-pied afin de fléchir doucement le pied à angle droit. Dans ces manœuvres, il faut avoir soin d'incliner légèrement le pied de dehors en dedans en adduction, afin que l'effort porte exclusivement sur la partie tibiale de la mortaise;

5° Dès les premiers jours, le *pétrissage* des muscles du mollet pourra être pratiqué sans qu'il y ait lieu de soulever le membre malade; avec les deux mains placées l'une au-dessous de l'autre, le membre fracturé reposant sur le plan du lit, le pétrissage peut être aisément exercé.

Les manœuvres de pétrissage « en anneau, en bracelet transversalement dirigées », décrites avec quelque complaisance par certains auteurs, sont parfaitement inutiles; elles pourraient, ajouterai-je, à cause de leur direction transversale, déplacer plus ou moins les fragments, principalement lorsqu'il s'agit de traiter une fracture par divulsion;

6° Il va sans dire que dans le courant du traitement, il sera utile de fléchir le genou assez fréquemment et de faire exécuter à la hanche ses mouvements fondamentaux;

7° Les mouvements de flexion du pied seront exécutés d'abord passivement dans les premiers jours du traitement et deviendront actifs et passifs dans la suite;

8° La marche devra être permise dès le dix-septième jour.

Fractures simultanées du péroné et du tibia. — Dans la

fracture bi-malléolaire, comme aussi dans les autres variétés de fractures simples, je suis d'avis qu'il faut immobiliser rigoureusement pendant dix-huit à vingt jours au minimum. On pourra substituer (si la variété même de la fracture ne s'y oppose pas) un appareil *amovoinamovible* à la gouttière plâtrée et exercer des massages prudents portant principalement sur la partie antérieure de la région tibio-tarsienne. Le massage des coulisses tendineuses des extenseurs et des péroniers peut, à cette période, être pratiqué avec grand avantage. On pourra en même temps mobiliser les jointures des orteils. Mais on ne saurait se montrer trop prudent à cette phase du traitement. Après le trentième ou trente-cinquième jour, on pourra exercer des manipulations des muscles et de l'articulation tibio-tarsienne, *mais à la condition qu'il n'existe aucune complication articulaire*. Inutile d'ajouter que la fracture en V ou spiroïde exige en général une *très longue immobilisation*. Au chirurgien appartient l'appréciation de l'opportunité de l'application du massage.

On ne saurait oublier que la consolidation *complète* d'une fracture n'est pas accomplie avant neuf ou dix semaines. Toutefois, pour les fractures simples, on peut tenir compte de ce fait que, chez les sujets jeunes et bien portants, la consolidation est plus rapide que chez les adultes ou les sujets âgés et dont la nutrition s'effectue d'une manière défectueuse.

D'autre part, la *mobilisation précoce,* nous ne saurions trop le répéter, n'a été proposée par nous, en 1884, que pour le traitement des petites fractures par arrachement du péroné sans lésion articulaire marquée.

Dans un travail paru en 1898, sur la mobilisation sans massage dans certaines variétés de fractures et plus particulièrement chez l'enfant, le Dr Dagron (*Bull de la Soc. médico-chirurgicale de Paris*) insiste sur ce fait, que la mobilisation n'a jamais empêché la consolidation; mais qu'à son avis, le massage est parfois trop puissant chez l'enfant. Le massage en effet ne doit être pratiqué que pendant quelques minutes chez l'enfant. Un simple massage des muscles, au-dessus de la fracture, suffit. On y ajoute les mouvements passifs de la jointure voisine. Nous ne devons pas oublier que le périoste de l'enfant possède une vascularisation plus active que celui de l'adulte. Je suis du même avis que Dagron, les fractures dites « de bois vert », c'est-à-dire sous-périostées avec conservation du manchon du périoste sont très fréquentes. J'en ai constaté de nombreux cas contrôlés du reste par les rayons Röntgen. Dagron est d'avis d'éviter les pressions sur la face interne du tibia et du cubitus, sur les phalanges et métacarpiens.

C'est surtout un massage des muscles qu'il faudra pratiquer, mais un peu loin de la lésion osseuse. La mobilisation passive comprend des mouvements précis suivant l'axe de la jointure. Ces mouvements doivent être doux et progressifs :

« Il faut raisonner sa mobilisation active pour éviter la douleur et permettre ainsi au malade des exercices qui seront d'autant meilleurs qu'ils assureront la vitalité du membre et conserveront sa force musculaire. »

Tenant compte des degrés et des variétés des fractures, Dagron nous dit plus loin :

« Chaque fracture demande une mobilisation active différente. Dans la fracture de l'extrémité inférieure du radius, il faut arriver à exécuter tous les mouvements des doigts, de la main, du poignet, du coude, la pronation et la supination. Les mouvements actifs d'extension et de pronation doivent surtout être l'objet de notre sollicitude. Au coude, il faut être sévère pour l'extension absolue ; elle est toujours en retard, et pourtant il ne faut rien forcer; au contraire, c'est l'exercice répété, mais ne dépassant jamais ni fatigue ni douleur, qui permettra d'arriver au succès.

« L'usage de la jointure fait obtenir les quelques degrés de flexion qui manquent. Il aura suffi d'entretenir les mouvements de l'articulation radio-cubitale supérieure, la pronation et la supination. »

Rien de plus judicieux, en effet.

Que de fois j'ai pu me rendre compte de la difficulté que j'éprouvais à obtenir, aussi bien chez l'enfant que chez l'adulte, l'extension absolue du coude! Mais la pratique enseigne qu'il ne faut pas se décourager. Lorsqu'il n'existe plus de contracture du biceps et que l'articulation n'est plus douloureuse, la rectitude du coude en extension est parfaitement obtenue.

Nous avons emprunté à l'excellente thèse de Mézange le tableau suivant, offrant l'exposé synoptique de dix-huit cas de fractures, de siège différent, traitées par le massage :

	DIAGNOSTIC		RÉSULTAT.	Durée totale du traitement depuis le jour d'accident
1	Fracture d'avant-bras gauche au tiers inférieur.	Saillie antére-postérieure formée par extrémités osseuses fracturées. — Réduction suivie de massage et d'appareil plâtré retiré au bout de dix-sept jours. Massage tous les deux jours.	Très bon. Tous les mouvements. Pas de déformation.	23 jours
2	Fracture d'avant-bras droit, partie moyenne.	Déformation, réduction, massage de suite, plâtre utilisé vingt-quatre jours. Massage tous les quatre jours.	Parfait. Usage complet.	32 jours.
3	Fracture du radius au tiers inférieur.	Fragments ont tendance à se porter vers cubitus. Appareil provisoire huit jours, plâtre utilisé quatorze jours. Massage tous les jours. Resté dix jours sans venir se faire voir, d'où un retard dans le traitement.	Pas de déformation. Tous les mouvements.	29 jours.
4	Fracture du radius au tiers inférieur.	Pas de déformation. — Appareil formé de deux attelles. — Massage quatre jours après accident, tous les jours.	Bon résultat.	21 jours.
5	Fracture double du cubitus.	Main déjetée un peu sur côté cubital. — Massage de suite. — Consolidation s'effectue en vingt-sept jours.	État du membre parfait. Mouvements s'exécutent très bien.	34 jours.
6	Fracture du péroné.	Gouttière utilisée dix jours. — Pas de déformation.— Massage tous les deux jours, 1e quatre jours après accident.	Marche le dix-septième jour.	25 jours.
7	Fracture du péroné au tiers inférieur.	Pas d'appareil, massage.	Guérison le	20e jour.
8	Fracture du péroné partie moyenne.	Appareil plâtré, massage de suite, tous les jours. — Suppression d'appareil le cinquième jour.	Dès le onzième jour, parcourait appartement. Ni atrophie, ni trouble de calorification.	17 jours.
9	Fracture du péroné à sept centimètres au-dessus de la malléole.	Massage de suite. — Appareil plâtré supprimé le dix-huitième jour.	Se tient debout dès le troisième jour. Commence à marcher le neuvième. Complètement guéri le dix-huitième.	18 jours.

Nos	DIAGNOSTIC		RÉSULTAT.	Durée totale du traitement depuis le jour d'accident.
10	Fracture du tibia au tiers inférieur.	Pas de déplacement. — Massage à partir du troisième jour.	Se lève le dixième jour, marche le quinzième, facilement le vingt-cinquième.	25 jours.
11	Fracture du tibia au tiers inférieur.	Gouttière utilisée quinze jours, massage à partir du troisième, tous les jours.	Marche le quinzième jour, sans douleur le vingt-et-unième jour.	37 jours.
12	Fracture de jambe gauche, tiers inférieur.	Pas de déformation, massage de suite, tous les jours. — Gouttière plâtrée utilisée vingt-quatre jours.	Marche le vingt-cinquième jour. Sans boiter, sans raideur à 29 jours.	29 jours.
13	Fracture de jambe au tiers inférieur.	Gouttière plâtrée utilisée trente jours, massage seulement au bout de six jours, tous les jours.	Trente-quatrième jour, commence à marcher. Pas de raideur ni boiterie.	67 jours.
14	Fracture de jambe au tiers inférieur.	Pas de déplacement notable, massage sept jours de suite, appareil le huitième, utilisé vingt-deux jours.	Pas de raideur ni de sensibilité du cal.	35 jours.
15	Fracture de jambe.	Appareil utilisé onze jours, massage tous les deux jours.	Très bon résultat.	26 jours.
16	Fracture de jambe gauche au tiers inférieur.	Massage sept jours de suite, le huitième appareil plâtré retiré au bout de vingt jours.	Commence à marcher le vingt-huitième jour. Marche sans boiter le trente-quatrième.	34 jours.
17	Pseudarthrose modifiée par massage.	Le cal non formé à quarante-cinq jours se constitue en une semaine et demie au point de permettre la marche. — Articulation fémoro-tibiale en état de raideur très marquée, s'assouplit et permet la flexion à angle droit.		
18	Fracture de jambe partie moyenne.	Massage huit jours de suite, appareil retiré le vingtième.	Marche facile; cal difficile à sentir.	

MASSAGE DANS LES AFFECTIONS MUSCULAIRES

MYOSITES. — Les myosites peuvent être aiguës ou chroniques; elles peuvent également rester localisées ou s'étendre.

Myosite aiguë. — Elle peut être la conséquence d'un traumatisme, ou d'une phlegmasie propagée, ou encore spontanée.

Les causes de la myosite traumatique peuvent être soit une contusion, soit des mouvements brusques, soit des mouvements professionnels; elles peuvent atteindre indistinctement tous les muscles; on peut dire en général que les myosites traumatiques sont la conséquence de tiraillements ou de déchirures de quelques fibres d'un muscle déterminé. En ces fibres déchirées il se forme un caillot et plus tard un foyer d'exsudation plus ou moins limité.

Il y a une déformation locale peu appréciable, une ecchymose peu étendue; on constate aussi de la douleur, de l'impotence fonctionnelle et des attitudes vicieuses qui varient suivant le siège de la lésion.

Abandonnées à elles-mêmes, les myosites aiguës peuvent passer à l'état chronique; la douleur s'atténue ou persiste, exagérée par la pression et les mouvements qui parfois ne se rétablissent pas.

Tous ces accidents et leurs conséquences sont susceptibles de disparaître rapidement par l'emploi du massage.

Notre distingué confrère Norström a bien décrit les diverses myosites. Tantôt il y a eu traumatisme du muscle, d'autres fois l'influence du froid a pu être incriminée. Nous relevons dans les observations de Norström plusieurs cas de ruptures musculaires ; il est difficile de prouver que le muscle a été enflammé par le fait même de sa rupture. La douleur et l'impuissance fonctionnelle ne suffisent pas à *caractériser* l'inflammation du muscle. Si, à l'exemple de Norström, nous ne prenons pas le mot « au pied de la lettre », nous pouvons ranger sous la dénomination de myosite l'irritation traumatique du muscle. Dans les ruptures partielles des fibres des muscles jumeaux, une très vive douleur se produit généralement ; mais est-ce de l'inflammation du muscle qu'elle relève ?

Nous préférerions voir le mot *myosite* s'appliquer de préférence aux troubles survenus dans un muscle à la suite du froid.

En revanche, rien de plus fréquent que ces *myosites chroniques* ou nodosités que l'on peut rencontrer sur les divers points de l'appareil musculaire.

Nous devons reconnaître que Norström a remarquablement décrit le siège de ces myosites localisées à une attache musculaire, à un groupe de fibres, et déterminant des troubles variés dans la motilité, la sensibilité et même la vascularisation de certaines régions, par leur retentissement sur les vaso-moteurs. Il faut avoir recherché ces nodosités chez des sujets atteints de phénomènes névralgiques inexplicables sans cet élément étiologique, pour se convaincre de leur fréquence et de leur importance au point de vue qui nous occupe. (Voir *Syst. nerveux*, article *Céphalalgie* du présent livre.)

LUMBAGO. — Rien de plus fréquent que cette forme de rhumatisme musculaire, tantôt due au froid, tantôt résultant d'un traumatisme, tel que ce que les ouvriers

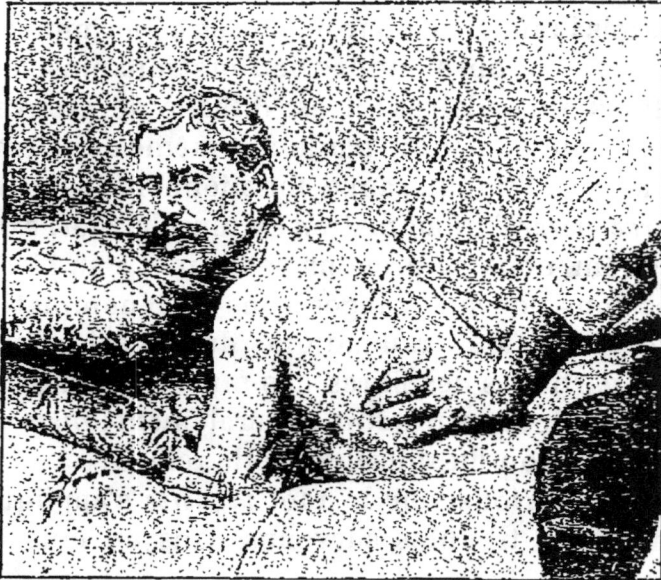

Fig. 56.— Pétrissage de bas en haut vers l'aisselle.

appellent « le tour de rein ». Je n'insiste pas sur l'étiologie bien connue de cette affection.

Traitement : le malade est maintenu couché sur le ventre ; je commence par l'effleurage d'abord très léger, puis de plus en plus énergique ; il faut concentrer ses efforts sur le point douloureux.

Je ne suis pas partisan de faire tout d'abord des hachures, à l'exemple de certains praticiens, mais de les remplacer par des pressions au moyen du talon de la main. De plus, il faut exécuter de larges effleurages pro-

fonds que l'on fera suivant les deux directions que je vais
décrire, qui ont leur importance. *Première série de mouvements* . ils embrasseront toute cette région qui répond
à l'aponévrose lombo-sacrée, pour s'étendre jusqu'au
creux de l'aisselle (fig. 56). *Deuxième série :* mouvements
dirigés obliquement depuis les apophyses épineuses des

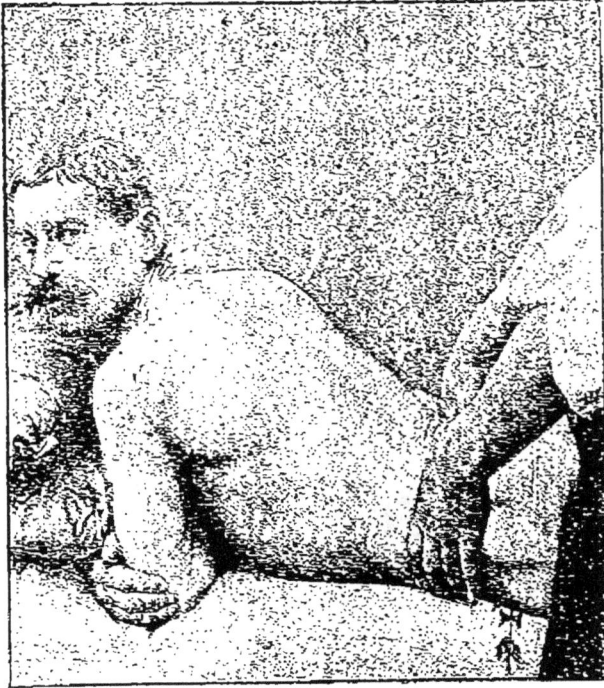

Fig. 57. — Pétrissage de haut en bas vers le pli inguinal.

dernières vertèbres lombaires jusque vers le pli de
l'aine (éviter de presser sur les ganglions lymphatiques)
(fig. 57).

Je conseille d'adjoindre à ces manœuvres des tapotements à main demi-fermée qui produisent des effet hyposthénisants. Si après quelques instants le malade se sent
suffisamment soulagé, on pourra tenter de faire exécuter,

dès la première séance, divers mouvements de flexion, d'extension, de torsion, actifs et passifs, mettant en jeu les groupes musculaires du tronc, des lombes, de l'abdomen (voir fig. 58).

La connaissance exacte de la direction des fibres

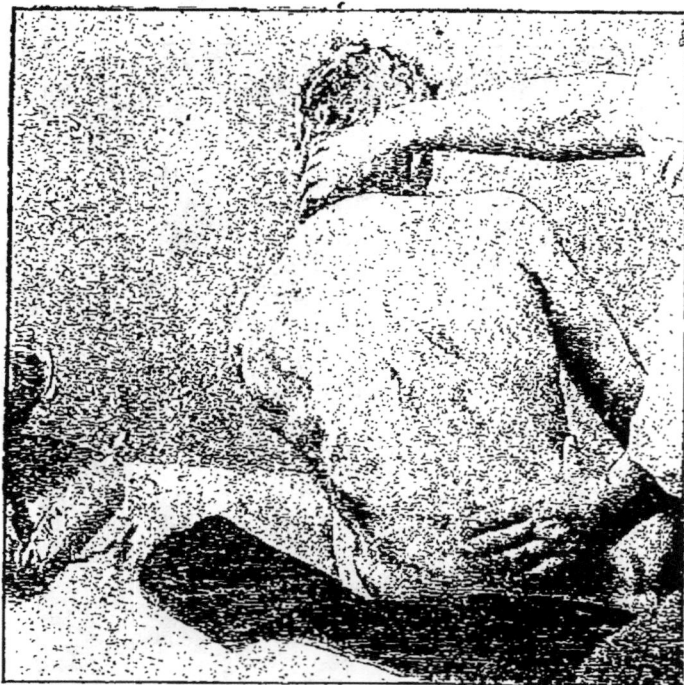

Fig. 58. — Mouvements de rotation imprimés au tronc.

musculaires du grand dorsal, du grand oblique de l'abdomen, des faisceaux du petit dentelé inférieur, est indispensable à la bonne exécution de ces manœuvres, qui doivent être exécutées à la fois avec prudence et énergie.

AMYOTROPHIES

Le massage dans le traitement de certaines amyotro-phies d'origine articulaire. — Le praticien a très fréquemment l'occasion de prévenir la production des lésions musculaires survenant dans le cours du traitement, soit d'une fracture, soit d'une arthrite. Plus souvent encore, les amyotrophies se présentent comme conséquences plus ou moins lointaines de traumatismes ou de phénomènes spontanés qui ne sont plus en cause : arthrites traumatiques, arthrites infectieuses, hydarthroses anciennes, périarthrites, etc.

On connaît la localisation de l'atrophie musculaire de préférence aux extenseurs voisins des articulations malades : triceps crural, triceps brachial, extenseurs de la main, etc. En général, limitée aux muscles ressortissant immédiatement à la jointure, l'atrophie s'étend parfois à certains groupes musculaires éloignés de la région primitivement malade. Prenons comme exemple l'atrophie des muscles fessiers, consécutivement aux arthrites du genou. Nous croyons utile de rappeler sommairement les diverses opinions émises concernant la pathogénie des amyotrophies consécutives aux lésions articulaires[1].

1. Voir la Thèse de Parizot, 1886, agrégation : *Pathog. des atroph. musculaires.*

Passons rapidement sur l'opinion de Hunter, d'après lequel « les muscles, ayant conscience de leur inutilité, s'atrophient pendant les maladies des jointures ». Roux attribuait les atrophies qui succèdent aux épanchements articulaires, à la distension que l'épanchement fait subir aux muscles voisins. On peut faire remarquer que cela ne saurait être une règle applicable à tous les cas. Une lésion minime d'une jointure peut provoquer une atrophie musculaire considérable.

La théorie de la propagation de l'inflammation, qui s'étendrait des jointures aux muscles, est très séduisante (Cornil et Ranvier, Duplay et Clado); le tissu cellulaire servirait de lien entre le muscle et la jointure. Nous pensons que la propagation peut se produire aisément par les voies lymphatiques, dont les réseaux sont si nombreux au voisinage des jointures. Ces faits pourraient, croyons-nous, être démontrés expérimentalement.

En effet, la remarquable thèse de Testut (agrégation 1880)[1] mentionne la rapidité de l'absorption des substances mises en contact avec les séreuses articulaires (faits de Bonnet pour l'iode; de Jobert, cité par Farabeuf, pour l'alcool; de Tillemans, qui, à la suite d'injections de bleu de Prusse dans les articulations du membre inférieur, a retrouvé cette substance dans les ganglions de l'aine).

Sabourin (*Th. de Paris*, 1873) pense que l'inflammation des tissus fibreux péri-articulaires se propage au névrilème, d'où altération, « étouffement » du nerf. La nutrition du muscle étant entravée, l'atrophie se produit [2].

1. Testut, *Vaisseaux et nerfs des tissus conjonctifs, fibreux, séreux et osseux.*
2. Th. de Parizot.

La même opinion est soutenue par Descosse (1880) et Combescure (1881).

Pour Hayem, Treub et Leyden, la névrite, suite d'arthrite, se propage aux plexus et à la moelle, d'où extension des atrophies à tout le membre intéressé ou à celui du côté opposé[1].

M. Bouchard expose ainsi la théorie réflexe : « L'inflammation articulaire goutteuse peut provoquer, par action névrotrophique réflexe, des atrophies musculaires qui siègent sur le triceps pour l'arthrite du genou et sur les extenseurs pour l'arthrite du poignet. » Pour M. Charcot, il n'existe aucune relation nécessaire entre l'intensité de l'affection articulaire et celle des phénomènes paralytiques et atrophiques. La localisation de l'amyotrophie aux extenseurs s'explique par la relation plus ou moins directe qui existe dans la moelle entre les cellules d'origine des nerfs moteurs et les cellules trophiques des muscles extenseurs. En fin de compte, la paralysie et l'atrophie se produisent comme conséquence d'une affection spinale. Il y aurait inertie, stupeur de l'élément cellulaire, plutôt que destruction ou altération profonde des cellules des cornes antérieures (Charcot).

Nous ne saurions omettre l'importante opinion exprimée par Babinski (Ac. des sciences, 7 janvier 1884); la fibre musculaire constitue à l'état normal un élément très différencié, dont la différenciation morphologique est en rapport avec la différenciation fonctionnelle. La section d'un nerf supprimant la fonction, la différenciation morphologique tend à s'effacer, l'élément tend à revenir à l'état embryonnaire. Cette ingénieuse et très rationnelle interprétation nous paraît en

1. Th. de Parizot.

concordance parfaite avec les diverses opinions émises
ci-dessus et rend compte de la rapidité de l'évolution
de certaines amyotrophies.

Sans rappeler quelles sont les diverses propriétés
physiologiques du muscle, nous croyons devoir insister
sur ce point important, relatif au traitement de l'atrophie par les moyens mécaniques, que le muscle est *con-
tractile, élastique, irritable* et *excitable* [1]. A chacune de
ces propriétés répond un ensemble de manœuvres spéciales, que nous allons décrire.

La contractilité du muscle est réveillée par des percussions, soit au moyen de la main (les doigts étant
disposés en éventail), soit au moyen de ballons en caoutchouc montés sur des tiges en bois assez longues. Nous
ne recommandons d'employer la main que dans le cas
où l'on veut exercer des percussions très douces. Chez
nombre de malades à peau mince, le muscle réagit
d'une façon apparente au niveau du point percuté. Il
importe que la percussion soit brusque, rapide; nous
recommandons les percussions plutôt fréquentes que
trop énergiques [2]; il convient de les faire alterner avec
une deuxième manœuvre à laquelle on doit donner le
nom de *torsion* du muscle; s'il s'agit du triceps crural,
les deux mains, placées à quelques travers de doigt de
distance, peuvent aisément saisir l'une des extrémités
et exercer des tractions en sens inverse, que l'on peut
rendre de plus en plus énergiques. Il faut, en même
temps, s'efforcer de dégager le muscle le plus possible
en l'éloignant des parties profondes.

1. Ch. Richet, *Phys. des muscles*, 1882.
2. Des excitations successives augmentent l'excitabilité du muscle (Ch. Richet). — Ceci est vrai pour l'électrisation des muscles.
Nous croyons que le fait est applicable aux excitations de cause
mécanique.

Cette manœuvre met en jeu l'élasticité, l'extensibilité et la rétractilité du muscle. On sait que la rétractilité augmente au moment d'une excitation, en raison directe de l'intensité de l'excitation (Ch. Richet).

Le pétrissage du muscle s'obtient au moyen des deux mains saisissant le muscle à son extrémité périphérique et pressant avec une force croissante le corps du muscle en se rapprochant progressivement de la racine des membres. Non seulement, dans cette manœuvre, le sang veineux et lymphatique est exprimé et refoulé vers les centres de la circulation en retour, mais le système neuro-musculaire subit une stimulation particulaire, nécessaire au réveil de la puissance physiologique du muscle. Sachs a démontré la présence de nerfs centripètes au milieu des fibres musculaires (Ch. Richet). La sensibilité du muscle ne saurait être contestée, et d'ailleurs l'excitation du muscle ou de son tendon se traduit par des mouvements réflexes qui démontrent la sensibilité musculaire. On peut mettre à profit l'existence des réflexes rotuliens chez les sujets en traitement. Nous utilisons couramment, pour notre part, la *percussion du tendon rotulien*, dans le traitement des atrophies du triceps crural. Nous proposons donc d'établir comme *règle*, dans le traitement des amyotrophies en général, d'*éveiller les réflexes tendineux* au moyen des percussions mécaniques (marteau en caoutchouc, boule élastique, doigts de l'opérateur, etc., *massage par percussions tendineuses*).

A ces percussions et excitations directes ou indirectes de la fibre musculaire, il convient d'ajouter tout ce qui peut activer la circulation au sein des muscles; l'*effleurage* profond, dirigé de la périphérie vers la racine des membres, favorise la nutrition du muscle, en activant les échanges entre l'élément sanguin et l'élément mus-

culaire; sans doute aussi se produisent des modifications du plasma musculaire, se traduisant par la
résorption de certains produits et la rénovation d'éléments disparus ou en voie de destruction. Quoi qu'il en
soit, notre pratique particulière nous met en mesure
d'affirmer que le massage est un moyen des plus énergiques à employer dans le traitement des amyotrophies
d'origine articulaire. De nombreux cas d'atrophie de ce
genre, traités ou observés par nous, ont subi une amélioration très rapide; un triceps atrophié de 3 centimètres
(comparé au côté sain) récupère son volume en moyenne
après un mois et demi de traitement quotidien. La rapidité de la guérison est parfois bien plus grande. On
sait, du reste, que le plus sûr moyen de produire l'augmentation rapide du volume d'un groupe musculaire
consiste à exciter ce même groupe tous les jours et à
petites doses. C'est là une notion parfaitement connue des
bateleurs et des gymnastes, qui font leurs exercices pré-
paratoires quotidiennement avec des poids peu lourds,
mais en renouvelant fréquemment leurs tentatives.

En résumé, le massage appliqué au traitement des
amyotrophies a l'avantage de stimuler le muscle dans
ses diverses fonctions, en s'adressant à ses propriétés
physiologiques fondamentales : la *percussion directe* excite
les contractions idiomusculaires, la *percussion des tendons*
est un utile moyen de réveiller les réflexes et de provoquer la contraction de l'ensemble du muscle, le *pétrissage
et la torsion du muscle* agissent à leur manière, en s'adressant à la fois à la circulation et à l'extensibilité musculaire. Pour établir un traitement complet, il convient de
soumettre les muscles atrophiés concurremment au
massage et à l'électrisation.

Paraplégies amyotrophiques abarticulaires [1]. — Dans une

1. *La Médecine moderne*, 15 mars 1893. (Nous reproduisons ici *in*

leçon du mardi, M. Charcot a montré qu'il convient d'élargir le cadre étiologique de ces atrophies musculaires, bien connues aujourd'hui sous le nom de *paraplégies amyotrophiques articulaires*, qui ont pour point de départ la lésion d'une articulation. Il existe des atrophies musculaires tout aussi manifestes, mais moins connues, dont l'origine périphérique est une lésion, insignifiante parfois, siégeant en un lieu quelconque d'un membre ; telle une simple éraflure, ou même, comme chez un vélocipédiste malheureux présenté à l'une des leçons du mardi, l'action seule de certains mouvements répétés et mal supportés.

M. Charcot réunit ces faits, d'une interprétation obscure jusqu'ici, en un groupe confinant à celui des paraplégies amyotrophiques articulaires et auquel il proposa de donner le nom de *paraplégies amyotrophiques abarticulaires*.

Les amyotrophies du premier groupe sont en quelque sorte incarnées dans l'exemple classique, pour ceux qui ont suivi les leçons de M. Charcot, de ce sergent de ville qui fit une chute sur le genou en poursuivant un filou et dont l'atrophie musculaire rapide et persistante du membre lésé fut pronostiquée dès le début par M. Charcot.

Le groupe connexe des *atrophies d'origine abarticulaire* est constitué déjà par des faits nombreux de fracture, de contusion, de simple excitation du nerf périphérique quelconque personnels à M. Charcot, par des faits analogues étudiés par M. Letulle et par l'observation plus ancienne de MM. Gosselin et Tillaux sur l'atrophie musculaire consécutive à un traumatisme péri-articulaire ayant eu lieu au-dessus ou au-dessous d'une articulation.

extenso la notice parue à cette date dans ce journal.) (N. de l'auteur.)

Dans tous ces cas, que l'articulation soit ou non lésée, la pathogénie est la même; on est en présence d'un trouble nerveux d'ordre purement dynamique survenant chez des individus prédisposés, à l'occasion d'une excitation nerveuse périphérique. C'est une maladie spinale sans lésion matérielle. Le nerf lésé agit à sa façon sur la portion de la substance grise où il accède, les cellules antérieures correspondantes en subissent le contre-coup et réagissent à leur tour d'une façon spéciale sur les muscles de leur ressort.

Paramyoclonus multiplex. — La première observation est de Friedreich. Cette affection consiste en secousses présentant un aspect spécial.

Elles n'occupent qu'un certain nombre de muscles aux extrémités supérieures et inférieures, quelquefois aussi au tronc, et ne se montrent pas aux autres muscles voisins ou innervés par le même nerf.

Le triceps-brachial, le triceps crural, le demi-tendineux, sont les plus particulièrement atteints. Au point de vue des secousses, les différents muscles jouissent d'une indépendance par rapport les uns aux autres; ce sont généralement les mêmes muscles qui sont atteints pour chaque côté du corps. Il y a quelquefois une prédominance pour un côté, quant à l'intensité et à la durée des secousses.

Le nombre des secousses est variable suivant les malades, suivant les muscles et aussi suivant le moment de l'examen.

Les secousses disparaissent pendant le sommeil; elles n'ont pas lieu pendant les mouvements volontaires; ceux-ci ont même la propriété de les faire disparaître. La recherche du réflexe rotulien les provoque, de même que la position des membres (bras tendus, station debout les pieds rapprochés).

Nous avons eu à traiter une malade atteinte de cette affection : une jeune femme de 22 ans environ présentait un paramyoclonus des muscles grands droits, abdominaux et des parois thoraciques. Le massage faisait en partie cesser les contractions. Pendant quelque temps, la malade m'a paru améliorée par le traitement. Je dois avouer que je m'étais bien gardé de promettre dans un cas si complexe une guérison quelconque. Il ne semble pas toutefois que le paramyoclonus doive échapper plus que les autres spasmes musculaires à l'action thérapeutique.

CONTRACTURES. — *Massage dans les affections musculaires.* — On peut classer sous les trois chefs suivants les contractures :

Affection du système musculaire ;

Affection du système articulaire ;

Affection du système nerveux.

Pour Ch. Richet, « toute contraction musculaire prolongée qui ne peut être relâchée sous l'influence de la volonté est une contracture ».

Les contractures dépendant du système musculaire sont dues aux myosites aiguës ou chroniques, que ces myosites soient le résultat de traumatismes ou d'effets pathologiques, tels que le rhumatisme ou la syphilis.

Les contractures consécutives aux lésions articulaires ont été expliquées de façons fort diverses.

Pour Duchenne (de Boulogne), ce sont des contractures *ascendantes réflexes.*

Bell les attribuait à une position instinctivement prise par le malade pour mettre les muscles dans le relâchement et atténuer la douleur.

Certaines formes de contractures, que l'on considérait à tort comme dépendant exclusivement du système nerveux, ne sont, d'après MM. Charcot et Vulpian, que l'expression d'un choc médullaire né lui-même de la transmission par les voies nerveuses des phénomènes irritatifs articulaires.

Quelle que soit la cause de ces contractures, le phénomène prédominant est une altération dans la nutrition du muscle; il faut donc intervenir pour stimuler les phénomènes de nutrition par des manipulations méthodiquement appliquées et longuement continuées. Le résultat sera fréquemment une amélioration.

Contracture spasmodique. Conséquence de l'application d'un appareil à fracture. (Leçon du professeur Charcot, oct. 1886[1].)—Le professeur Wolkmann et, après lui, Leser ont décrit un genre de contracture observé dans les cas de fracture après l'application d'un bandage trop serré.

Elle serait due à l'ischémie produite dans le membre par le fait de la compression excessive et devrait être assimilée, d'après eux, à la rigidité qui se montre sur les parties ischémiées à la suite de la ligature de l'artère principale du membre. C'est en quelque sorte une esquisse de la rigidité cadavérique chez le vivant, qui se termine par la sclérose musculaire au dernier terme et le raccourcissement définitif du muscle.

D'après le professeur Charcot, il existe chez les hystériques tout un groupe de contractures spasmodiques qui, au point de vue du mécanisme physiologique, ne diffèrent pas foncièrement de celles qui se développent à la suite de certaines lésions organiques des centres nerveux.

Cette rigidité porte à la fois sur les groupes musculaires antagonistes, extenseurs et fléchisseurs; sous l'influence du chloroforme portée suffisamment loin, la résolution de la contracture devient complète.

1. Professeur Charcot (oct. 1886). Nous reproduisons sous ses traits généraux l'importante leçon du maître. (N. de l'auteur.)

Les paralysies motrices hystériques paraissent être régulièrement marquées par l'existence d'un certain degré d'atrophie musculaire ; celle-ci peut être poussée fort loin et se développer avec une rapidité remarquable.

Cette monoplégie molle peut se transformer sous certaines influences en monoplégie avec contracture.

C'est le fait même de l'application du bandage à fracture qui, dans le cas du malade qui fait l'objet de la clinique de M. Charcot, a produit ce changement. D'après lui, c'est la pression exercée pendant un certain temps par ce bandage qui a provoqué l'apparition de la rigidité spasmodique des muscles.

Le membre contracturé fut soumis à un massage méthodique sur ses divers segments ; on opéra des tractions pour redresser les doigts, et on fit exécuter des mouvements passifs au poignet, au coude et à l'épaule.

Ces manœuvres durèrent dix minutes ; elles s'accompagnèrent de douleurs au début, mais le résultat définitif fut satisfaisant : la contracture s'était très manifestement atténuée, les doigts s'étaient redressés, et le malade était parvenu à leur faire exécuter, ainsi qu'à son poignet, à son coude et à son épaule, des mouvements assez étendus.

Dans les cas de *contracture du biceps* consécutive à une arthrite du coude, le Dr Terrillon a pu (*Progr. méd.,* 14 juin 1890) établir trois variétés :

1º La contracture précède les autres phénomènes de l'arthrite du coude, en est le premier symptôme et peut exister à l'état de symptôme unique pendant plusieurs jours ;

2º La contracture existe **avec d'autres signes d'arthrite** (chaleur, léger gonflement, douleur localisée à l'un des culs-de-sac de la synoviale ; parfois un peu de fluctuation) ;

12.

3° La contracture accompagne une arthrite en pleine évolution. Elle peut se prolonger après la disparition des phénomènes proprement dits caractérisant l'arthrite.

Cette contracture a une grande importance au point de vue du rétablissement ultérieur des fonctions du coude ; il peut y avoir à la fois contracture des muscles et union de celle-ci à des adhérences fibreuses péri-articulaires où la première existe isolément ; sous l'influence du sommeil anesthésique, cette contracture musculaire, en tant que phénomène isolé, cède ; au contraire, la rétraction persiste et indique que le muscle a subi un raccourcissement permanent. Nous croyons devoir citer plus textuellement la partie de l'important article du Dr Terrillon concernant le traitement :

« Supposons donc que tous les phénomènes inflammatoires dus à la lésion articulaire sont disparus ; seules, la contracture et les adhérences périphériques persistent.

« Le premier moyen qui se présente à l'esprit pour vaincre cette double résistance est la traction plus ou moins violente qui, pour les muscles en particulier, aura pour résultat de les étendre, de les étirer. Mais ce procédé, qui est si simple, ne donne jamais de bons résultats.

« On n'est pas en effet ici en présence d'une force inerte, simplement mécanique, qu'il faut vaincre ; d'un lien fibreux qu'il faut rompre ; d'une corde qu'il faut allonger. Il s'agit en réalité de lutter contre un phénomène physiologique bien connu : la *contracture musculaire ;* or celle-ci augmente à chaque irritation, elle s'exaspère quand on cherche à la vaincre mécaniquement. Plus on tiraille un muscle contracturé, plus on exagère la douleur musculaire et plus la contracture devient intense et invétérée. Tous ces résultats sont ordinaires et ressortent de toutes les observations.

« Il faut donc abandonner un tel moyen, ou plutôt ne l'employer que lentement, progressivement, avec méthode et prudence, dans la crainte d'aggraver la situation au lieu de l'améliorer. Un précepte important doit présider à l'essai de la traction sur ces muscles contracturés. Tant que la contracture est douloureuse aux moindres tractions, il est nécessaire d'employer le repos. Celui-ci m'a toujours semblé être l'agent principal de la cessation des douleurs et de la détente musculaire. Il m'est arrivé plusieurs fois d'immobiliser complètement le coude et d'appliquer sur la région une compression méthodique au moyen d'un appareil ouaté et silicaté. J'agissais ainsi principalement sur le reliquat de l'inflammation articulaire, mais cependant les bénéfices du côté du muscle étaient constants, la contracture diminuait rapidement.

« Quand on cherche à étendre le coude après cette immobilisation qui a duré une semaine environ, on éprouve une certaine difficulté, la traction provoque quelques tiraillements douloureux. Mais on est étonné de voir avec quelle rapidité les mouvements d'extension se reproduisent, sans que la contracture reparaisse.

« Lorsque la contracture est plus ancienne, les douleurs moins vives et l'inflammation disparue, il est utile d'employer la compression avec de l'ouate et une bande de flanelle, en ayant soin de garnir la main et l'avant-bras. La constriction doit porter principalement sur le coude et le bras.

« C'est alors qu'intervient une pratique excellente : le *massage,* sous forme de frictions au niveau du biceps, la peau du bras étant, au préalable, enduite de graisse. Ces frictions, faites avec la pulpe du pouce et la face palmaire des doigts, doivent être douces, continues, toujours dans le sens de la circulation veineuse et par séances de dix minutes, ou un quart d'heure environ. Chaque friction est suivie de l'application d'une bande de flanelle compressive.

» Souvent j'ajoute à ces manœuvres, qui consistent à pétrir le muscle entre les doigts, une pratique spéciale : l'emploi des douches sulfureuses locales, de douches chaudes. En un mot, tous les moyens qui peuvent agir sur la contractilité musculaire, sans violences et sans tiraillements, ont donné de bons résultats.

« Malgré tous ces soins, on voit souvent persister un faible degré de contracture et de flexion de l'avant-bras. Ce reliquat ne cède définitivement qu'à la longue, par l'exercice ou le jeu régulier de l'articulation, à condition d'éviter la violence et les tiraillements.

» Quand ces moyens ont échoué, ou quand on désire avoir un résultat plus rapide et surtout plus décisif, on a la ressource d'une méthode qui m'a donné deux fois d'excellents résultats dans les contractures des muscles ; il consiste à se servir de la *traction élastique ;* celle-ci a pour but de lutter contre la contracture musculaire par une traction douce, lente et continue. Il faut alors employer des appareils spéciaux.

» Ceux-ci sont de deux ordres. Tantôt ils sont fabriqués avec des pièces métalliques et des plaques de cuir comme les appareils orthopédiques ordinaires. Deux demi-gouttières embrassent l'une le bras, l'autre l'avant-bras et sont réunies en arrière du coude par une articulation. Sur la face postérieure de chaque gouttière est fixé un lien de caoutchouc, qui s'attache à l'extrémité opposée de chaque valve. Ce lien de caoutchouc, soumis à une traction plus ou moins forte, tendra à réunir sur une même ligne les deux gouttières, c'est-à-dire les deux segments du membre.

« **Cette traction,** qui doit être très douce au début,

pour ne pas provoquer de tiraillement douloureux, produit un redressement rapide, souvent en moins de dix à douze jours. Mais il faut avoir soin de maintenir l'appareil au delà de ce temps, dans la crainte de voir reparaître la déformation.

« Au lieu de ces appareils coûteux, je préfère, surtout à l'hôpital, fabriquer moi-même un appareil silicaté.

La partie inférieure du bras, le coude et la partie supérieure de l'avant-bras sont recouverts d'un bandage silicaté qui forme manchon. Quand il est sec, cet appareil est coupé circulairement au niveau du coude. Une bande de caoutchouc, fixée en arrière des deux parties de l'appareil sur des tiges de fer saillantes, produit l'effet indiqué plus haut, c'est-à-dire le redressement graduel de l'avant-bras et bientôt l'extension complète.

« Enfin, dans deux cas où la contracture avait fait place à la rétraction réelle des muscles, facile à constater sous l'influence du sommeil anesthésique, j'ai pratiqué la section sous-cutanée du tendon du biceps, ce qui a permis le redressement complet et la guérison définitive. »

Des spasmes musculaires consécutifs au rhumatisme chronique des jointures. — On sait que les amyotrophies, les contractures consécutives aux lésions articulaires de nature rhumatismale ont déjà été étudiées par divers auteurs. Ballet a présenté une série d'observations dans lesquelles il a noté, non plus des atrophies musculaires ou des contractures, mais des spasmes de certains groupes musculaires au voisinage de jointures déformées par le rhumatisme chronique.

Des spasmes quotidiens sont très fréquents dans les muscles du bras et de l'avant-bras, et tels que le bras se met en rotation en dedans et en adduction.

Les réflexes tendineux sont un peu exagérés. Comme lésions rhumatismales, on note un léger épaississement des extrémités phalangiennes, des craquements dans les genoux et dans l'une des articulations temporo-maxillaires.

Ces faits, du même ordre que les *spasmes fonctionnels* de Duchenne (de Boulogne), sont intéressants à expliquer. En effet, la lésion articulaire retentit sur la moelle; l'hyperexcitabilité médullaire qu'elle détermine produit à son tour des spasmes musculaires intermittents. Il s'agit de faits semblables aux atrophies musculaires et aux contractures déjà signalées dans le cours du rhumatisme chronique. La médication devra donc être dirigée surtout contre la diathèse rhumatismale[1].

Le massage m'a donné d'excellents résultats dans le traitement de ce genre de spasmes. Mais on ne doit pas oublier qu'en traitant le spasme musculaire, on ne combat qu'un des symptômes de la maladie; il faudra donc exercer très soigneusement sur les jointures toutes les manœuvres usuelles de la massothérapie, sous peine de n'obtenir aucun résultat durable.

Rupture sous-cutanée des muscles. — Tous les muscles de l'économie sont susceptibles de rupture. Celle-ci porte, soit sur le muscle lui-même, soit sur le tendon du muscle, soit au point d'insertion des fibres musculaires sur le tendon. Ces ruptures sont beaucoup plus fréquentes, soit sur le tendon, soit à l'union du tendon avec les fibres musculaires, que sur le muscle lui-même.

La rupture musculaire a été longtemps méconnue; en 1781, Rousselle-Chamseru lut devant la Société de médecine ses observations sur les ruptures et luxations musculaires; c'est donc à lui que revient l'honneur de la

1. *Revue générale de clinique et de thérapeutique*, juin 1888.

découverte. En 1817, J. Sédillot réunit dans un mémoire tout ce qui avait trait à ce sujet, qu'il exposa dans son ensemble devant la Société de médecine de Paris.

Du fait que ces ruptures se produisent plus fréquemment au point d'union des fibres musculaires avec les fibres tendineuses, Sédillot conclut qu'elles sont dues à la grande élasticité des fibres tendineuses qui reviennent sur elles-mêmes pendant la contraction musculaire, et exercent une traction par conséquent en sens inverse des fibres charnues. Le point d'union des deux ordres de fibres représente alors le point d'application de deux forces inégales et contraires. Ces ruptures s'observent surtout sur les fléchisseurs dont les fibres charnues sont très longues et les tendons très courts ; au tronc, sur le grand droit de l'abdomen, le psoas iliaque ; au cou, sur le sterno-cléido-mastoïdien ; au membre supérieur, sur le biceps ; au membre inférieur, sur la longue portion du biceps crural et sur le couturier.

Les extenseurs en offrent quelques exemples ; tels sont : les jumeaux de la jambe, le triceps, les muscles des gouttières vertébrales et le deltoïde.

Cette rupture a toujours pour cause un effort subit ou inopiné produisant une contraction forcée de certains muscles ou portions de muscles ; elle se rencontre chez les individus robustes, dans les muscles les plus forts et du côté droit de préférence.

C'est le plus souvent une contraction involontaire qui produit cette rupture, qui peut être favorisée par certaines conditions morbides des muscles. La déchirure est tantôt complète, tantôt incomplète.

Au moment de l'accident, le patient perçoit une secousse analogue à celle que produirait un coup de fouet, qui s'accompagne d'une douleur aiguë et de l'impossibilité absolue de mouvoir la partie lésée.

Au niveau de la déchirure, on observe, suivant les cas, une dépression plus ou moins étendue. Aux limites de cette dépression, on constate deux tumeurs mollasses formées par les bouts des muscles rompus. On trouve de plus qu'il existe un épanchement sanguin en rapport avec l'étendue de la lésion. Une ecchymose ne tarde pas à se montrer; cependant elle peut manquer.

Les symptômes, d'ailleurs, varient avec les régions; quelques-unes de ces ruptures, à cause de leur siège, s'accompagnent de phénomènes généraux qui peuvent parfois revêtir une certaine gravité.

Le massage, méthodiquement appliqué dans le cas de rupture musculaire, a pour effet d'empêcher le sang extravasé de former une masse sanguine susceptible de produire une déformation permanente, et de porter un trouble sérieux aux mouvements en gênant les contractions musculaires. Ultérieurement, on se trouvera bien, d'exercer au niveau de la rupture une légère compression ouatée.

Dans un travail que j'ai fait paraître en 1895[1] sur le *traitement massothérapique de certaines ruptures musculaires du membre inférieur*, j'ai particulièrement insisté sur les bons résultats du massage et sur les indications du traitement :

Lorsqu'un malade présente des symptômes de rupture, en un point de l'appareil musculaire de la région postérieure de la jambe, on est convenu de dire qu'il y a eu « coup de fouet »; il est même classique d'ajouter, sans plus ample information, que le tendon du plantaire grêle est en cause, qu'il faut immobiliser rigoureusement le membre dans une position favorable au rapprochement des extrémités du tendon rompu, et qu'il convient d'exer-

---

1. 1895. *Revue de thérapeutique.*

cer une compression méthodique de la région où la rupture s'est produite, au moyen d'un bandage approprié. La pratique nous montre que ce « coup de fouet » présente un siège qui est loin d'être le même dans tous les cas. Si le plantaire grêle peut être rompu dans un mouvement trop brusque d'extension du pied (fait qui semble s'expliquer aisément par la constitution même, la gracilité du tendon), il s'en faut qu'il soit aussi fréquemment le siège d'une rupture que les fibres musculaires des jumeaux, ainsi qu'il m'a été donné de le constater maintes fois. En raison du peu de gravité de la lésion, l'anatomie pathologique du « coup de fouet » est encore à faire. Il en résulte que la question n'a pu être jusqu'à ce jour traitée qu'au moyen de documents émanant de la simple clinique.

« L'important travail du Pr Verneuil (*Archives générales de médecine,* p. 159, 1877) démontre que « certains coups de fouet » sont dûs exclusivement à la rupture de varices survenant dans la profondeur des muscles, en un mot à des *ruptures vasculaires* (voir les expériences de Verneuil, 1854), les parois vasculaires distendues (en particulier en ce qui concerne les varices profondes) se rompent plus aisément sous l'influence d'efforts, de traumatismes profonds. Emprunté à Elleaume, l'exemple cité par le Pr Verneuil est typique : « M. F..., banquier, jouant « avec ses enfants, éprouve une douleur subite et très vive « au mollet gauche. A ce niveau survient un empâtement « du volume d'un œuf. Le malade est forcé de s'aliter, la « marche est impossible. Elleaume pratique un massage « d'une demi-heure, très doux d'abord, puis plus éner- « gique.

« Après le premier massage, F... peut marcher sans « trop de fatigue; cependant il boite encore et souffre « notablement. Le lendemain et les jours suivants, le

« massage est de nouveau employé. Bientôt la guérison
« s'affirme et devient définitive. »

« Elleaume émet l'avis que ce n'est pas de la rupture du
plantaire grêle qu'il s'agissait en ce cas, mais qu'il y avait
eu rupture de la couche postérieure des muscles jumeaux.

« Le Pr Verneuil rapprochait de ces faits la rupture si
facile des veines variqueuses dans les expériences qu'il
avait entreprises à l'amphithéâtre. Sédillot[1] avait jadis
attribué à la rupture des vaisseaux contenus dans les
muscles déchirés, en même temps que les fibres musculaires, ces mêmes épanchements sanguins. Lassus[2] avait
nettement indiqué « ces tumeurs profondes du mollet,
« dures, circonscrites, un peu douloureuses, du volume
« d'un petit œuf de pigeon, situées au centre ou vers la fin
« du mollet, persistant longtemps et ne disparaissant
« qu'incomplètement». Cette dernière partie de la description de Lassus nous paraît par trop pessimiste. Le Pr Verneuil a insisté sur le rôle de la phlébectasie antérieure qu'il
considère comme une cause probable mais non exclusive
de ces ruptures d'ordre plus encore vasculaire que musculaire. En conséquence, « s'il y a varice il importe d'éviter
« toute action mécanique violente. La bibliographie médi-
« cale spéciale à la question n'est guère riche en docu-
« ments. Signalons toutefois la thèse de Bouquet
« (Paris, 1847) et celle de Sallefrenque (Paris, 1887) ».

Richerand (*Nos. chir.*, t. II, p. 297) combat l'opinion
qu'on puisse attribuer à la rupture du plantaire grêle
les douleurs survenant à la jambe après un effort. Il prouve,
de plus, qu'elles sont dues à la ruptures de quelques
fibres des jumeaux. Tantôt cette rupture se borne à
quelques fibres, tantôt à l'épaisseur du muscle. Si la con

1. *Archives générales de médecine*, 1877 (Verneuil).
2. *Archives générales de médecine*, 1877 (Verneuil).

traction cesse, la douleur diminue. Elle s'exaspère au
contraire si la contraction augmente.

Boyer était d'avis que la douleur est plus vive lorsque
la rupture est incomplète; en ce cas elle revêt un singu-
lier caractère de ténacité. On doit penser que lorsqu'il
s'agit d'une rupture des jumeaux, l'affaiblissement ne
sera pas assez grand pour empêcher l'action des fibres
intactes de l'autre jumeau et du soléaire restés indemnes,
mais il y a douleur et, comme conséquence, impotence
plus ou moins marquée du membre, comme phénomène
presque inévitable. Il est probable que les vaisseaux déchirés sont d'un très petit calibre, et d'ailleurs, la manière dont la déchirure s'effectue est un obstacle à ce
qu'une plus grande quantité de sang ne se répande entre
les fibres déchirées ou rompues. Certainement le sang
lui-même fait obstacle, par sa propre présence, à une effu-
sion nouvelle. J'ai noté plusieurs fois que chez certains
malades des phénomènes de « crampe » s'étaient produits
quelque temps avant l'accident. Dans quelle mesure cette
contracture spasmodique à répétition a-t-elle été la cause
de la rupture? je ne saurais l'établir. Je crois toutefois
qu'un muscle sain se rompt difficilement pendant une
contraction même avec effort énergique. Il faut donc
faire intervenir dans le mécanisme de la rupture, soit
l'état de tension exagérée des fibres musculaires avant
l'effort proprement dit, soit encore une défectuosité dans
la structure de l'appareil veineux intra-musculaire pouvant favoriser la rupture (la phlébectasie de Verneuil).

J'ai cherché systématiquement chez les quinze malades
que j'ai eu à traiter pour des « coups de fouet » du mollet l'existence de varices. Six avaient des varices apparentes, les neuf autres n'étaient pas porteurs de varices
appréciables mais avaient eu des « crampes », des spasmes
musculaires; deux d'entre eux avaient été atteints de

sciatique. Chez un sujet, la répétition de ces « crampes » est un point à établir et qui peut avoir son importance thérapeutique. Carron de la Carrière conseille d'employer le bromure de potassium chez les sujets névropathes, concurremment avec le traitement massothérapique. L'opinion que j'émets ne saurait en aucune façon exclure chez cette dernière catégorie de malades la possibilité de la rupture par varices profondes. Contractures et phlébectasies sont deux états qui peuvent s'associer aisément. Les sujets porteurs de varices se plaignent souvent en effet du mauvais fonctionnement de leur appareil musculaire et éprouvent « des crampes ». L'hypothèse de varices profondes rompues paraît très vraisemblable dans la plupart des cas.

Mais ce qui importe à notre sujet, c'est la recherche des moyens les plus propres à ramener le bon fonctionnement du membre où siège la rupture musculaire. On comprend très bien que, dans l'action de sauter, le triceps sural agissant dans son ensemble (y compris le plantaire grêle son annexe), les faisceaux musculaires des jumeaux puissent se rompre partiellement. Sur une quinzaine de cas que j'ai eu l'occasion d'observer, la rupture siégeait onze fois au niveau de la partie moyenne du jumeau interne, très près de l'extrême limite interne de cette partie du muscle (par conséquent à deux ou trois travers de doigt du point occupé par le tendon du plantaire grêle). Dans aucun de ces quinze cas je n'ai pu constater qu'il s'était exactement (au point de vue anatomique) produit une rupture du plantaire grêle, soit au corps même de ce muscle, soit sur le trajet de son tendon. La rupture siégeait sur l'un des faisceaux musculaires des jumeaux ; de plus, l'examen permettait de constater la présence d'une *bosselure superficielle*, arrondie, siégeant très près de la peau, masse molle, incomplètement ré-

ductible, parfois *marronnée*, souvent assez douloureuse
à la pression. Certains malades étant venus me consulter, après avoir été traités par les procédés classiques
(immobilisation, bandage ouaté, repos), présentaient,
deux ou trois mois après le traitement qu'ils avaient
subi, une sorte de tuméfaction marronnée, dure, irréductible, mais non douloureuse.

Dans la première catégorie de cas, le sang extravasé
entre les fibres rompues n'était pas encore suffisamment
coagulé pour présenter l'aspect de nodule induré du second groupe. Ce sont évidemment là les deux phases de
l'évolution d'un caillot qui tend à s'organiser et à s'en-
tourer en définitive d'une enveloppe fibreuse susceptible
de présenter des vaisseaux de néoformation. Quand et
comment la thérapeutique doit-elle agir dans les deux
cas ?

Voici un muscle jumeau atteint de rupture ; la masse
molle, semi-fluctuante, occupant le point rompu, peut-
elle être d'emblée pressée, manipulée, privée par expression du liquide sanguin qui s'est répandu ? Notons que
la région malade est très douloureuse, le sujet s'immobilise de lui-même et déclare qu'il ne peut faire aucun
mouvement bien que les vaisseaux rompus soient très
probablement de très petit calibre. La pratique enseigne
*que, dans les trois ou quatre premiers jours, il ne faut pas
faire de massages* sur le siège de la rupture ; sans doute
à ce moment le caillot sanguin arrête de lui-même l'hémorrhagie. Il faut en général attendre que ce laps de temps
se soit écoulé. Peut-être un massage trop précoce fait-il
« saigner » la plaie intérieurement. Ce n'est là qu'une
hypothèse, mais l'expérience la rend très acceptable.
Une fois cette période de repos absolu passée, il convient
de pratiquer de larges effleurages de la région et d'y
ajouter une sorte de trituration douce de la masse san-

guine qui revêt déjà une forme plus appréciable en ses
contours. On est surpris de constater parfois qu'après
un massage d'une durée de vingt minutes, la petite collection sanguine s'est effacée en partie. Un bandage
ouaté, méthodiquement appliqué, immobilise la région
tout en exerçant une compression faiblement élastique
sur les parties sous-jacentes. Le jour suivant, le bandage enlevé, on peut se rendre compte que la collection
sanguine, la petite masse semi-résistante, a récupéré sa
forme et son volume approximatifs. Nouvelle séance de
massage suivie comme ci-dessus de l'application d'un
bandage méthodique. En quelques jours (quinze environ), le caillot est résorbé, la tuméfaction a disparu, la
marche peut être progressivement permise.

Lorsque ce traitement n'a pu être appliqué, soit qu'on
ait fait appel aux moyens classiques, soit encore que le
malade rebelle à tout traitement s'est livré à la marche
dès que l'atténuation de la douleur le lui a permis, nous
nous trouvons en présence de ce nodule marronné dont
j'ai fait mention plus haut. La marche ne se trouve que
peu gênée par cette sorte de « corps étranger », ainsi
que le malade le dit lui-même. Toutefois, chez certains
sujets, cette masse dure, noueuse, qui augmente de volume, ne laisse pas que d'être un obstacle aux longues
marches. La manœuvre de trituration douce, au moyen
des extrémités des index, dont nous avons fait mention
plus haut, peut désagréger les éléments du caillot en
voie de néoformation et d'organisation. La durée du traitement est plus longue que dans le premier cas et réus-
sit presque toujours lorsque l'accident ne remonte pas
à une date trop ancienne. Un bandage élastique approprié est d'un puissant secours pour hâter la résorption
du produit épanché et donner en quelque sorte à l'effet
du massage un appoint permanent. On se trouve bien

également d'appliquer un bandage ouaté plus serré, comprenant des couches d'ouate assez épaisses au niveau même du nodule.

Ces points de pratique courante nous ont paru dignes d'être exposés dans leur ensemble, les traités classiques n'en faisant nullement mention. En résumé :

1° La rupture du plantaire grêle est l'exception, la rupture de l'un des jumeaux est la règle ;

2° La bosselure résultant de la rupture des fibres musculaires est due à l'épanchement sanguin, probablement d'origine veineuse ;

3° L'altération des veines, la phlébectasie (Verneuil), doit être invoquée comme cause prédisposante et presque la plus commune de la rupture ;

4° Nous pensons que chez les sujets non variqueux en apparence, une cause importante de rupture c'est l'état *de spasme*, de contracture anormale, partielle et temporaire de certaines fibres musculaires *avant l'effort* qui provoque l'extrême tension des fibres musculaires, sans en constituer la condition essentielle et nécessaire, l'existence des varices profondes favorise cette même rupture ;

5° Le traitement de l'ensemble des symptômes observés nous paraît devoir être le suivant :

a) Immobilisation du membre ;

b) Enveloppement au moyen d'un bandage ouaté ;

c) Massage seulement à partir du deuxième ou troisième jour ;

d) Permettre la marche modérée dès le moment où la douleur n'est pas trop vive.

Rétraction de l'aponévrose palmaire. — Dans cette affection, à la suite de l'opération, il est bon de faire exécuter aux doigts du malade des mouvements d'assouplissement de plus en plus étendus.

Ces mouvements doivent être pratiqués longtemps encore après la guérison. Ils perfectionnent le résultat opératoire et permettent d'éviter la récidive, ou du moins d'en diminuer notablement les chances. Dans son intéressante thèse (1886), le Dr Costilhes signale plusieurs cas améliorés par ce procédé seul ou employé consécutivement à l'opération.

Pour faciliter le massage de la partie profonde de la paume de la main, je me sers d'un petit rouleau d'ivoire qui permet les pressions énergiques le long des gaines tendineuses et la malaxation des brides aponévrotiques. Ce traitement est de longue durée. Médecin et malade doivent s'armer de patience et prétendre sinon à une guérison absolue, à une amélioration notable, rendant possibles la plupart des fonctions de la main et en particulier l'écriture.

MALADIES DU SYSTÈME NERVEUX PÉRIPHÉRIQUE

Névrites. — Le praticien a fréquemment l'occasion de traiter par le massage, les atrophies musculaires ou troubles nerveux dus aux névrites *a frigore*.

C'est principalement d'amyotrophies consécutives aux névrites radiales qu'il s'agit. Bien que le nerf radial soit un nerf mixte, on aura à traiter parfois l'anesthésie, d'autres fois l'hyperesthésie localisée, à certains points du trajet des ramifications du radial. Le groupe des extenseurs de l'avant-bras, le long supinateur, sont plus ou moins paralysés et atrophiés. J'ai exercé, outre le pétrissage des masses musculaires, chez plusieurs malades en traitement, l'élongation du nerf radial au niveau du point où, abandonnant la gouttière de torsion de l'humérus, il répond à la réunion des deux tiers supérieurs de l'humérus avec son tiers inférieur. On peut, à ce niveau, fixer au moyen du pouce le nerf radial sur la face osseuse sous-jacente de l'humérus, tandis qu'avec une main on exerce des mouvements alternatifs de flexion et d'extension de l'avant-bras. Ainsi se produit une élongation du nerf, en général très accessible à ce niveau. J'ai publié, dans la *Gazette de thérapeutique* (journal des praticiens)

13.

de 1888, une observation relative au traitement d'une dame de 62 ans environ, que le massage a guérie définitivement de troubles nerveux relevant d'une névrite radiale *a frigore*. (Sensation de pression et de constriction au niveau des régions dorsales externe et interne du pouce droit et des collatéraux interne et externe de l'index et externe du médius. Ces phénomènes, qui n'avaient cédé ni à l'emploi des divers topiques usités en pareil cas, ni à l'électricité sous ses diverses formes, cessèrent très promptement, sous l'influence des manœuvres d'élongation.)

NÉVRALGIES. — J'ai traité avec succès plusieurs cas de névrites brachiales (Soc. méd. pratique, 1887). Norström a obtenu d'excellents résultats du massage, dans le cas de névrite *a frigore* de la 7ᵉ paire.

La plupart des névralgies intercostales, faciales, radiales, lombo-abdominales, fémoro-cutanées consécutives au froid, sont rapidement améliorées et guéries par le massage.

Berghman a obtenu de bons résultats dans le traitement de la coccygodinie.

POLYNÉVRITES. — J'ai eu l'occasion de traiter quelques sujets atteints de polynévrite consécutive à l'influenza, se traduisant par une tendance à l'atrophie musculaire rapide, à l'impotence fonctionnelle progressive. Tous ces cas furent complètement guéris par le massage.

Le professeur Landouzy, dans son *Mémoire sur la grippe* (1837), avait déjà dit : « La prostration est parfois telle, que les malades, quoique avec les apparences de la santé, sont obligés de se faire porter, étant dans l'impossibilité de se soutenir sur leurs jambes ; quelquefois même les bras retombent spontanément, comme paralysés et les mouvements des mains sont immobiles ou mal assurés. »

SCIATIQUE. — Nous croyons devoir exposer aussi suc-

cinctement que possible les divers symptômes de la névralgie sciatique, tant au point de vue étiologique et
symptomatique qu'au point de vue de la thérapeutique.
Tout ce que nous dirons à ce sujet peut s'appliquer aux
névralgies des autres nerfs accessibles aux manipulations thérapeutiques.

Les principaux symptômes de la névralgie sciatique
sont :

La douleur ;

La déformation ;

L'impotence fonctionnelle qui n'est, la plupart du
temps, que la conséquence des deux premiers symptômes.

Douleur. — Contre ce symptôme, la médecine a employé bien des agents thérapeutiques ; d'abord des ventouses scarifiées, des sangsues sur la région lombo-
sacrée ou au membre inférieur sur le trajet du nerf, des
vésicatoires.

Puis on eut recours aux anesthésiques, aux applications de chloroforme, de sulfure de carbone.

La révulsion par l'essence de térébenthine ou l'huile
de croton a été aussi utilisée ; les pointes de feu, la cau-
térisation transcurrente, l'acupuncture, les injections
sous-cutanées d'alcool, de teinture d'iode, la cautérisa-
tion du pied au fer rouge ont eu leurs partisans.

Tous ces moyens ont reçu leur application, soit au
point d'émergence, soit sur le trajet du nerf, soit à
l'extrémité périphérique.

La médication interne n'a pas été négligée : térébenthine en capsules, pilules de belladone, sulfate de quinine, salicylate de soude, antipyrine, solanine, iodure
de potassium.

Puis on revint aux dérivatifs sous forme de douches
froides, bains de sable chaud, bains de vapeur, sudation

à l'étuve sèche, congélation du membre, pulvérisation de chlorure de méthyle, électrisation. Tout l'arsenal thérapeutique a été passé en revue contre l'élément douleur, avec des succès plus ou moins marqués ; les pulvérisations de chlorure de méthyle sont, à bon droit, en très grande faveur et constituent le moyen d'anesthé sie locale le plus puissant.

Mais en présence des cas rebelles à ces procédés, l'élongation sous-cutanée, ou bien encore à ciel ouvert, du nerf sciatique est l'*ultima ratio* de la thérapeutique.

Déformation. — Parfois, très rapidement, en quatorze ou quinze jours, survient une atrophie marquée du membre atteint.

Cette lésion dépend bien plus de la nature de l'affection que de sa durée et de l'immobilité forcée du membre. Elle rentre dans la catégorie des troubles trophiques d'origine nerveuse.

Elle peut être marquée par l'épaississement de la peau et le développement du système adipeux.

Du côté de la fesse malade s'observe un aplatissement marqué surtout à la partie supérieure et externe ; le pli fessier est abaissé et parfois un double pli anormal peut être constaté.

Le professeur Charcot, en 1886, observa le premier une déformation spéciale du tronc dans la sciatique. En 1888, Babinski publia, dans les *Archives de neurologie*, une étude complète sur cette question : cette déformation est caractérisée par une attitude vicieuse du tronc qui s'incline sur le côté sain. Cette inclinaison peut être assez accentuée pour que le rebord costal inférieur se mette en contact avec la crête iliaque ; quelquefois le tronc se fléchit en avant et les malades marchent en saluant. Le membre malade est à demi fléchi ; c'est là une attitude instinctive ayant pour résulta d'atténuer la douleur.

La colonne vertébrale présente une double déviation latérale; la courbure inférieure, qui correspond à la région dorso-lombaire, tourne sa concavité du côté sain. La courbure supérieure, ou courbure de compensation, la tourne du côté malade. L'apparition de ce symptôme doit être attribuée non à la durée de l'affection, mais à l'intensité de la douleur.

MM. Charcot et Babinski ont émis la théorie pathogénique suivante : au début de l'affection, pour amoindrir la douleur, le malade contracte instinctivement les muscles latéraux du tronc, qui se penche alors du côté opposé à la sciatique ; plus tard cette contraction se change en une véritable contracture. La contracture peut devenir permanente ainsi que la déviation, ou bien la douleur s'atténue et le corps reprend sa position normale. Cette déviation vers le côté sain est la règle, mais dans certains cas elle se produit vers le côté malade.

Les névralgies sciatiques se produisent presque toujours sous l'influence d'une cause générale : le rhumatisme ; cependant quelques-unes dépendent de causes purement locales : froid, traumatismes, compressions, lésions vertébrales.

Dans l'étude du symptôme douleur, j'ai passé en revue tous les moyens thérapeutiques qui avaient été employés contre la sciatique et, en particulier, contre cette douleur intense qui constitue le caractère dominant de la maladie; nous avons signalé le peu de succès de certaines de ces médications; dans aucun cas peut-être le massage ne donne d'aussi brillants résultats que dans la sciatique. Mais il agit plus ou moins rapidement ou efficacement, suivant que l'affection est récente ou d'ancienne date.

Il faut avoir recours à un massage méthodique, d'abord léger, dont on augmente progressivement l'intensité; en quelques séances (15 ou 20), la guérison peut être obtenue définitivement. La plupart des sciatiques que nous avons traitées par le massage avaient résisté jusqu'alors à tous les autres modes de thérapeutique et à leur ténacité joignaient leur ancienneté. Aux manipulations proprement dites de la massothérapie, j'ajoute, dans certains cas, des manœuvres d'élongation qui ne sont du reste qu'une des formes de ce mode de thérapeutique.

Procédé du genou. — C'est pour l'élongation sous-cutanée du nerf sciatique que j'ai mis en usage ce procédé, dit *du genou*, au sujet duquel j'ai fait une communication à la Société de l'Élysée (1891).

Depuis 1884, j'emploie dans ma pratique un procédé, particulier d'élongation du sciatique auquel je dois d'excellents résultats. Je rappelle tout d'abord que Billroth a proposé le procédé suivant pour l'élongation sous-cutanée de ce nerf : le malade étant plongé dans l'hypnose chloroformique, l'opérateur fléchit la cuisse sur l'abdomen, puis étend la jambe sur la cuisse, avec une énergie telle que les orteils viennent presque s'appliquer sur la tête du malade.

C'est donc manifestement un mouvement toujours dangereux, puisque, malgré toutes les précautions possibles, l'opérateur est exposé à rompre muscles et tendons, à luxer le col fémoral ou à fracturer ce dernier chez les sujets un peu âgés.

Le procédé que j'emploie et qui m'appartient ne nécessite ni la chloroformisation ni l'extension complète ; il ne m'en a pas moins donné toute une série de cas heureux. Le sciatique, au point où il émerge du bassin, conservant sa forme un peu aplatie, s'applique sur la partie comprise entre le grand trochanter et la tubérosité ischiatique ; il en résulte qu'il peut aisément être comprimé sur les parties osseuses sous-jacentes ; il peut même, si la compression exercée est énergique, être en quelque sorte fixé momentanément dans sa situation par la pression du genou de l'opérateur, alors même que la cuisse se trouve fléchie et la jambe plus ou moins placée dans l'extension. Dans de telles conditions, nul doute qu'il faudra moins de force pour provoquer l'élongation du nerf dans son trajet en dehors du bassin.

J'ai eu l'idée de cette simplification, afin d'épargner au malade les inconvénients de la chloroformisation, et afin d'éviter les mouvements dangereux du procédé de Billroth.

Voici comment j'opère : le malade étant dans le décubitus dorsal sur une chaise longue peu élevée, j'applique (s'il s'agit du sciatique gauche), en me tenant debout sur la jambe droite, mon genou gauche sur l'échancrure sciatique du patient; en même temps je saisis l'extrémité inférieure de la jambe du malade et fléchis la cuisse sur l'abdomen, puis j'étends progressivement la jambe sur la cuisse fléchie. Mon genou *n'abandonne* en aucun cas *l'échancrure sciatique* à sa partie inférieure, durant ces divers mouvements. Bien entendu, mon mouvement de flexion et d'extension de la cuisse et de la jambe de l'opéré n'a pas besoin d'être aussi énergique que ceux décrits par Billroth, puisque mon sciatique est fixé en un point.

J'ai toujours opéré en demi-flexion et avec douceur, mais en pressant énergiquement le genou sur le point d'émergence du nerf (fig. 58).

Lorsque je soupçonne que la névralgie ou la névrite ont leur siège sur les racines du nerf ou dans son trajet à l'intérieur du bassin, j'ai pratiqué depuis 1884, avec d'excellents résultats, *la suspension combinée avec le massage méthodique.*

En ce qui concerne l'élongation sous-cutanée de cer-

tains nerfs, je rappelle la possibilité de pratiquer l'élongation du radial au niveau de l'extrémité inférieure de la
gouttière de torsion de l'humérus, et au point où le
tronc de ce nerf reste appliqué sur le bord externe de
l'os, à l'union de son tiers inférieur avec ses deux tiers
supérieurs. Certaines névralgies ou névrites siégeant dans
la sphère cutanée de distribution de ce nerf sont efficacement traitées par ce moyen; le pouce et l'index de l'opérateur peuvent en effet fixer le tronc nerveux sur les parties osseuses sous-jacentes, pendant que l'avant-bras du
malade est successivement fléchi et étendu passivement.

Dans son excellent travail sur l'emploi du massage dans
les maladies nerveuses, notre confrère Massy, de Bordeaux
(1895), insiste sur les bons résultats du massage appliqué
au traitement de la sciatique vraie; ici, en effet la guérison devient persistante. Dans les sciatiques fausses,
« dues à la propagation au nerf de myosites de voisinage
ou bien à la compression du nerf par un noyau d'inflammation chronique », la guérison ne peut se maintenir sans
l'adjonction d'un traitement général. La sciatique double
apparaissant comme symptôme de tumeur centrale (tumeurs médullaires, cancer utérin, tumeurs rectales), doit
être à bon droit reléguée au plan des affections sur lesquelles la *massothérapie n'a aucune prise*. Pour démontrer
les heureux effets de l'association du massage à la suspension, *dans les cas de sciatiques rebelles*, je crois devoir
publier l'observation suivante, recueillie chez un malade
du Dr Biron, d'Argenteuil :

Le sieur P..., 56 ans, névropathe, n'ayant aucun anté-
cédent héréditaire digne d'attention, indemne jusqu'alors
de syphilis, de scrofule, d'impaludisme, n'ayant jamais
fait de maladie grave, fut atteint en 1884 d'une sciatique
légère; celle-ci fut guérie en quelques semaines, grâce
à l'application de vésicatoires volants et de pointes de feu,

En février 1885, survint une violente douleur sur le trajet du sciatique, avec irradiation dans toute la sphère du nerf, amenant bientôt une impotence fonctionnelle absolue.

Les médications les plus diverses furent employées à l'intérieur : sulfate de quinine, salicylate de soude, térébenthine, etc. A l'extérieur, morphine, vésicatoires volants, pointes de feu, courants continus, frictions révulsives ou calmantes de toutes sortes, pulvérisation au chlorure de méthyle, etc.

Après seize mois de traitement, aucun résultat appréciable n'était obtenu ; l'impotence motrice persistait toujours, accompagnée d'une déformation énorme de la région lombaire, résultat d'une attitude vicieuse devenue permanente. La douleur continuait avec des exacerbations brusques d'une grande violence ; l'état nerveux du malade, surexcité par une longue suite de souffrances et d'insomnies, allait s'aggravant sans cesse. Le Dr Biron me fit appeler à Argenteuil ; nous décidâmes de commencer une série de séances de massage auquel nous adjoignîmes l'emploi de la suspension dans l'intervalle des séances Cette opération se faisait très simplement, à l'aide d'un drap de lit noué sous les aisselles du malade, que l'on enlevait à l'aide d'une moufle fixée au plafond. La durée de la suspension était de cinq à dix minutes à chaque séance.

Quinze séances de massage environ, huit ou dix de suspension furent pratiquées. Au bout de ce temps, une amélioration notable se produisit, les mouvements devinrent possibles, puis progressivement plus faciles ; la douleur diminua sensiblement, la déformation s'atténua, puis disparut.

Quelque temps plus tard, le malade pouvait reprendre ses occupations habituelles.

Deux ans après, au mois de mai 1889, le Dr Biron eut l'occasion de revoir ce malade et de constater qu'au-

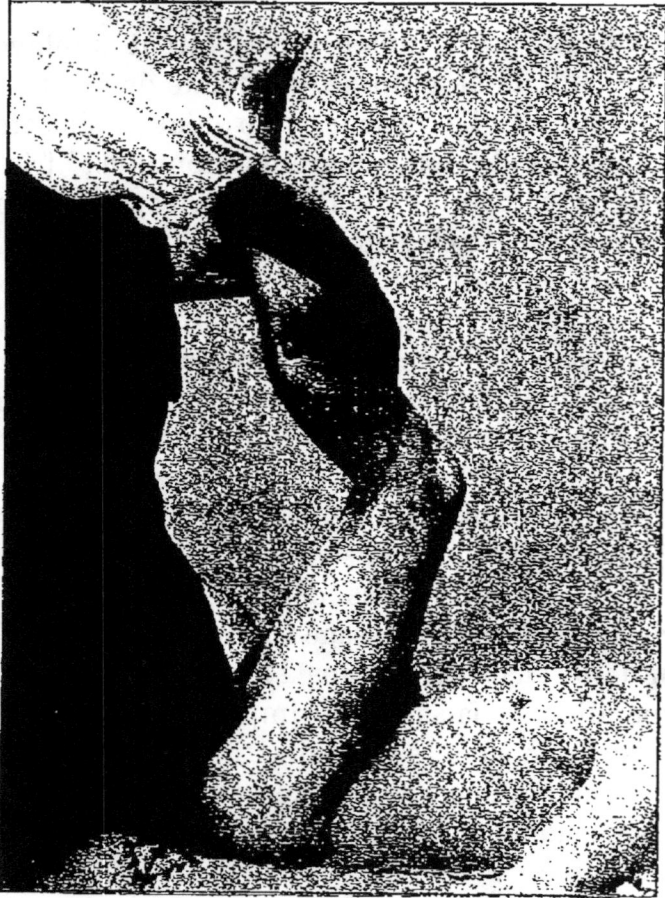

Fig. 59. — *Procede du « genou »*. Attitude pendant l'élongation du nerf sciatique droit.

cune rechute n'était encore apparue et que le sieur P... n'avait cessé de jouir d'une santé parfaite.

Nous avons, on le voit, d'accord avec le Dr Biron, employé une méthode mixte : *le massage uni à la suspension*. J'ai publié en 1884 (*Bulletin de la Société médico-*

pratique) l'histoire d'un malade de 68 ans qui m'avait
été confié par le professeur Debove. Ce malade, en vain
traité par les moyens classiques, présentait la même
déformation que le malade d'Argenteuil. J'ai pratiqué
sur lui le massage avec tous les mouvements gradués
recommandés par Schreiber. Comme le malade était de

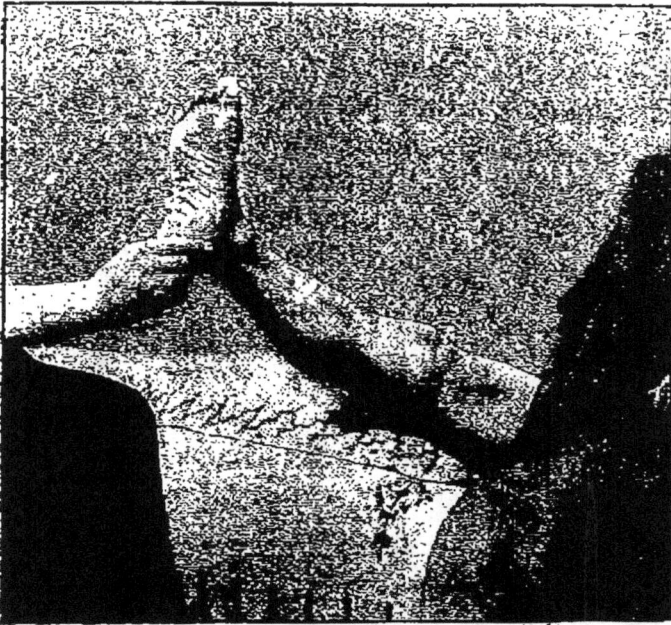

Fig. 60. — Elévation de la cuisse (mouvements actifs et passifs).

petite taille et d'un faible poids, je terminais chaque séance
de massage en le soulevant de terre, car je pouvais le
prendre sous les aisselles. Je le gardais quelques instants
ainsi suspendu. La guérison définitive fut obtenue en
dix-huit séances.

J'ai ajouté les manœuvres d'élongation chez plusieurs malades que j'ai traités (par mon procédé du
genou) aux manœuvres de Schreiber simplifiées : 1° le
malade étant assis, élévation de la cuisse à des hau-

teurs différentes suivant les progrès mêmes du traitement (fig. 60) ; 2° mouvements actifs et passifs d'élévation pour mettre en jeu le triceps ; 3° mouvements de

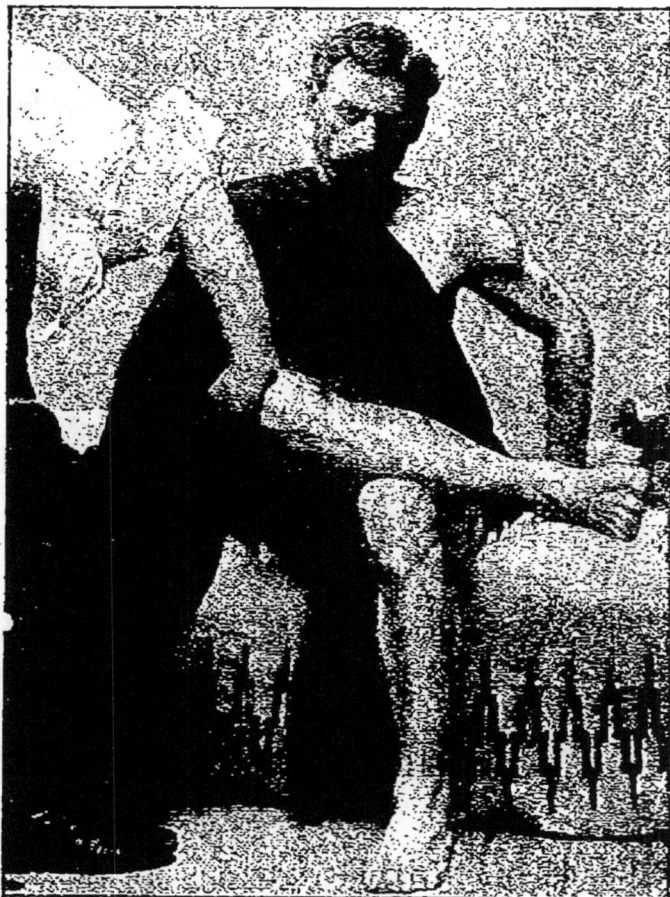

Fig. 61. — Croisement forcé des jambes, le talon s'appuyant sur le
plan du lit.

rotation de la cuisse, actifs et passifs ; 4° application
du procédé du genou[1] (Schreiber appliquait l'extension
violente de la jambe sur la cuisse) ; 5° pétrissage des

1. Procédé de l'auteur.

muscles fessiers et des muscles de la cuisse ; 6° mouvements d'abduction et d'adduction de la cuisse qui seront
passifs ou actifs, suivant que le malade a conservé ou
non suffisamment de force musculaire (le malade étant

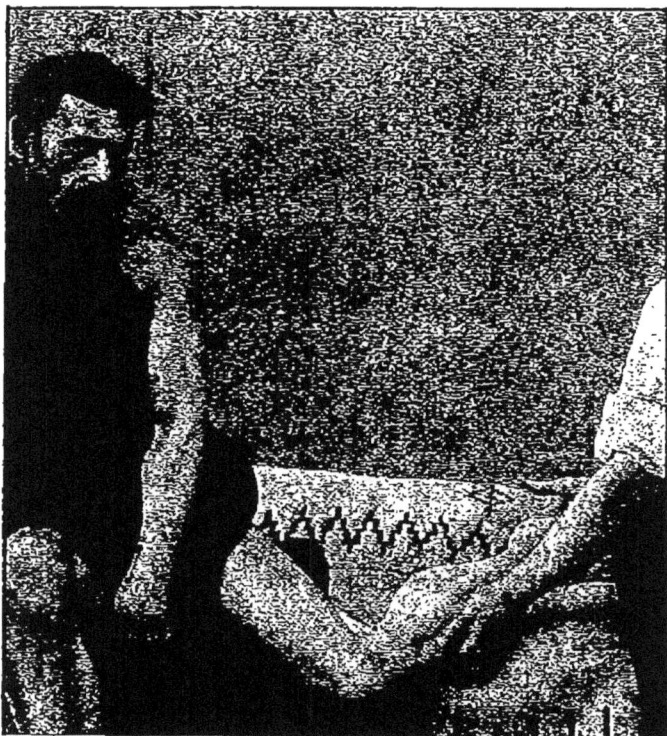

Fig. 62. — Abduction et rotation de la cuisse, de dehors en dedans.

couché); 7° faire croiser passivement les jambes l'une sur
l'autre (fig. 61); 8° porter le membre inférieur dans
l'abduction et la rotation en dedans (fig. 62); 9° hachures
fessières ; 10° exercices de marche (il faut aider le malade, le guider et lui donner confiance); 11° mouvements
de circumduction actifs et passifs du membre inférieur ;
12° le malade peut être mis à cheval sur un banc gymnas-

tique ; 13° exercer le malade à croiser activement les
jambes l'une sur l'autre ; 14° mouvements d'accroupissement, les talons étant réunis et les genoux tournés en
dehors (fig. 63) ; 15° prolonger les manœuvres mécaniques
jusqu'à disparition de toute sensibilité. Ajoutons ces

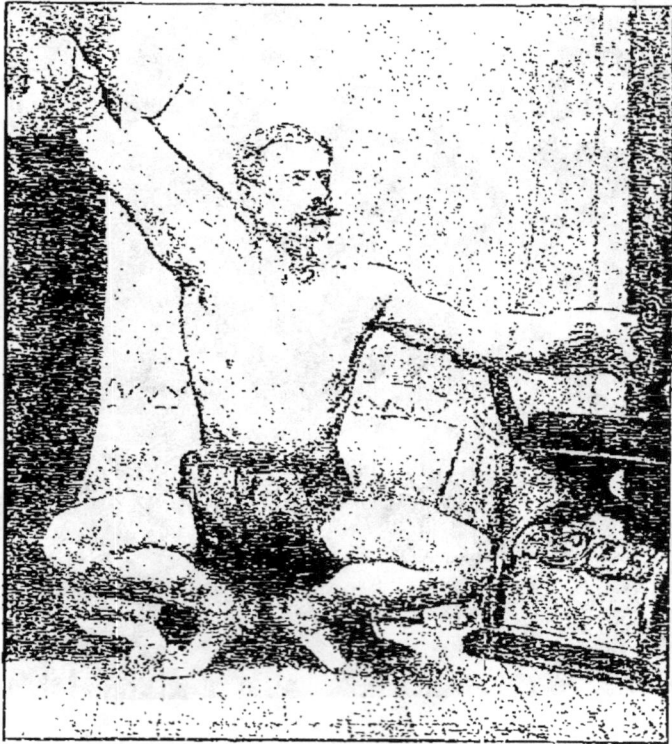

Fig. 63. — Mouvements d'accroupissement.

quelques lignes de Schreiber, qui fournissent de pré-
cieuses indications sur l'ensemble du traitement :

« Répétons que cette description est un schéma applicable à tous les cas, mais modifiable suivant les particularités. Si tous les muscles de la fesse et de la cuisse ne
sont pas atteints, on n'exécutera que les exercices cor-

respondant aux muscles malades, et l'on pratiquera les manœuvres mécaniques seulement sur les points sensibles à la pression. Le principe général est de faire faire précisément les exercices musculaires dont l'exécution est difficile ou douloureuse pour le malade.

« La durée du traitement dépend d'une foule de causes :

« 1° *De la durée du mal.* — Plus il est ancien, plus le traitement est long. Huit semaines peuvent être considérées comme le maximum ; c'est le temps que j'ai mis à guérir un cas datant de quatre ans. Pour une durée de quelques mois, huit à douze jours suffisent. Cependant il n'y a pas de loi absolue. Des cas récents peuvent demander deux fois plus de temps que les anciens ;

« 2° *De l'étendue du mal.* — Plus les muscles atteints sont nombreux, plus il faut d'exercices et de manœuvres, plus long est le traitement. Ici encore, il y a de nombreuses exceptions ;

« 3° *De la nature du malade.* — Le traitement est deux fois plus long chez les individus pusillanimes.

« 4° *Du talent, du zèle, de l'expérience du médecin.* — La connaissance de la méthode permet au médecin de faire beaucoup pour avancer la guérison, tandis que le débutant timide reste servilement dans les règles.

« 5° *De l'âge et de l'état général du malade.* — Ce sont deux points communs au traitement mécanique et aux autres méthodes. Chez les individus vieux et affaiblis, il est plus difficile de transformer la nutrition des nerfs et des muscles par le traitement mécanique que chez les individus jeunes. Cependant j'ai traité souvent avec le plus grand succès des malades ayant atteint la soixantaine. »

Névralgie du trijumeau. — Je crois devoir rappeler avec Grasset succinctement le siège des principaux points douloureux occupant les portions extracraniennes du trijumeau :

A.	*La branche ophtalmique de Willis.*	point palpébral (partie externe), point frontal (trou sus-orbitaire); point nasal externe (partie supérieure du nez, en dedans de l'angle interne de l'œil).
	Point oculaire de Gintrac.	bulbe oculaire (branche du ganglion ophtalmique).
	Point pariétal (bosse pariétale).	dû à l'anastomose des rameaux frontaux avec les filets occipitaux du plexus cérvical.
B.	*Le maxillaire supérieur.*	point sous-orbitaire ; point malaire ; points dentaires.
	Le ganglion sphéno-palatin.	point palatin de Méglin ; points des fosses nasales ; points palatins rétro-alvéolaires.
C.	*Le maxillaire inférieur.*	point massétérin(temporo-maxillaire); point buccal (face et muqueuse buccale) ; point auriculo-temporal (entre l'articulation temporo-maxillaire et le conduit auditif); point lingual (bords de la langue) ; point dentaire inférieur (trou mentonnier).

Notre savant maître le Dr Huchard a signalé le *point apophysaire :*

« Au niveau des deux premières vertèbres cervicales et aussi de la protubérance occipitale, laquelle peut du reste être assimilée à l'apophyse de la grande vertèbre cranienne. »

Berghman, Wagner, Norström ont traité avec succès des névralgies faciales ; j'ai eu également l'occasion d'exercer le massage pour cette variété de névralgies, chez des sujets dont l'affection était due à l'action du froid. Les manœuvres d'élongation sont en général bien supportées ; on doit suivre avec précision les rameaux sus et sous-orbitaire, etc. ; j'ai coutume d'exercer avec les deux index une *série de mouvements en zigzag le long de ces rameaux nerveux, afin d'en obtenir plus aisément l'élongation.* Cela n'empêche nullement d'y associer le pétrissage des régions douloureuses, ainsi que toute la variété des effleurages superficiels, profonds, et des tapotements au moyen de la pulpe des doigts, destinés à émousser progressivement la sensibilité. Il est bien évident que certaines névralgies du trijumeau relevant de lésions centrales ou d'une dyscrasie, resteront réfractaires à toutes les tentatives de massage.

CÉPHALALGIE. — Norström a décrit toute une série de lésions pouvant produire des phénomènes douloureux donnant lieu à de la céphalalgie et qui sont constituées par des indurations ou des nodosités siégeant soit sur les insertions musculaires, soit dans le corps même des muscles du cou, de la nuque. J'ai eu maintes fois l'occasion de reconnaître le bien fondé de cette interprétation de phénomènes douloureux, qui eussent à tort été considérés jadis comme essentiels.

Ces nodosités occupent un siège fort variable, ainsi que le relevé suivant sur dix observations de Norström en fait foi.

Nous publions en abrégé les principaux documents ayant trait à la question.

OBSERVATION I

Induration du volume d'une noix (corps du splénus droit).

Empâtement du cuir chevelu au point d'émergence du nerf petit occipital.

Douleur à l'insertion du trapèze.

OBSERVATION II

En arrière de l'apophyse mastoïde (induration occupant les insertions musculaires).

Induration du trapèze (milieu de la nuque, irradiation au vertex et à l'orbite).

Douleur à la pression sur les ganglions cervicaux supérieur et moyen du sympathique.

Indurations symétriques siégeant à gauche (insertion des sterno-cléido-mastoïdiens).

Noyau résistant (corps d'un scalène); à la pression, douleur des ganglions cervicaux supérieur et moyen.

OBSERVATION III

A droite, induration des attaches craniennes du splénius.

Induration de l'insertion supérieure des deux sterno-mastoïdiens.

Induration de l'attache du trapèze au crâne (sensibilité sur le trajet du sus-orbitaire, à la région frontale droite).

OBSERVATION IV

Myosite de presque tous les muscles du cou; les temporaux sont également pris.

(Ganglion cervical supérieur et **moyen du grand sympathique** sensibles à la pression.)

OBSERVATION V

Tuméfaction douloureuse derrière les apophyses mastoïdes. **Même lésion au niveau des attaches crâniennes du trapèze.**

Le mécanisme de la production de la douleur est facile à concevoir dans de tels cas; il suffit en effet qu'une induration ou nodosité comprime un rameau nerveux, pour qu'il y ait des irradiations douloureuses dans toute la sphère d'innervation.

MIGRAINE. — « La migraine est une espèce particulière de céphalalgie, le plus souvent unilatérale (hémicrânie), revenant par accès et s'accompagnant de troubles **variés, soit du côté des voies digestives, soit du côté des** scns. » (Grasset.) Cette définition doit paraître suffisante, si on y ajoute la classification d'Eulenburg, qui divise la maladie en deux espèces : la forme sympathico-tonique et la forme angio-paralytique.

Rappelons le siège de la douleur : en général, à gauche plutôt qu'à droite, unilatérale (hémicrânie).

Douleur *fixe* (région frontale, temporale, pariétale, sus-orbitaire et même oculaire).

Douleurs au ganglion moyen du sympathique cervical et des premières dorsales (Grasset).

J.-J. Marc de Molènes, dans sa thèse inaugurale *Sur la migraine* (Paris, 1853), recommande aux migraineux d'exercer des mouvements de mastication, afin de décongestionner les veines et sinus de la base du crâne ; il conseille de plus diverses attitudes et tout un ensemble de mouvements tendant à activer la circulation du crâne et de la base du cou.

Il faisait exercer :

1° Des compressions actives-passives[1], consistant à poser une main sur le siège de la douleur et à résister à l'inclinaison de la tête du même côté ;

2° Une pression du bout du doigt sur la tempe douloureuse ;

3° Une friction digitée d'avant en arrière, en suivant le trajet du sinus longitudinal et du transverse de la dure-mère, pendant une minute environ ;

4° Une friction longitudinale du bout des doigts sur les veines jugulaires ;

5° De légères percussions circulaires, sur la tête, avec .a paume de la main, et en quelques cas avec le bout des doigts ;

1. N. Dally, 1856, Paris. *Cinésiologie.*
Nous ne donnons ici que les indications relatives au massage
(N. de l'A.)

6° Une vibration concentrique du crâne exécutée par les deux mains de l'opérateur posées, l'une sur le frontal, l'autre sur l'occipital.

Arétée[1] avait recommandé, avant de Molènes, la mastication, les *frictions sur la tête*, la compression des points douloureux.

Cælius Aurelianus (*morb*. chron. II. *Cephalæa*) indique les frôlements légers qui calment la douleur, la pression de la main et des doigts sur les parties souffrantes.

Blaud de Beaucaire et plus tard Dechange ont recommandé la compression des carotides, dans la céphalalgie.

Dans son intéressant travail (1885), Norström attribue la migraine chronique à des foyers d'induration ayant pour siège la nuque et le cou. Faire disparaître ces foyers au moyen de massages ; toute sa thérapeutique est résumée en ces mots.

Comme nous l'avons signalé à propos de la céphalalgie, pour Norström, cette myosite chronique siégeant au niveau des insertions et du corps du muscle suffit à provoquer les troubles nerveux déterminant la céphalalgie (splenius, sterno-mastoïdiens, trapèzes, temporaux, etc.). Le foyer, en général limité, « s'étend à un ou deux millimètres au plus au-dessous de l'attache supérieure », soit qu'il y ait compression directe, soit propagation aux nerfs (au sus-orbitaire ou aux nerfs occipitaux par exemple). Souvent l'appareil ganglionnaire du sympathique cervical se trouve intéressé. Certaines branches du trijumeau peuvent être le siège de névralgies que le massage guérit promptement et sûrement. Toutefois, il ne faut pas se prononcer trop catégoriquement dès le début, en ce qui a trait au pronostic. Pour Norström, l'ancienneté de la névralgie, la coexistence de l'état hystérique

---

1. N. Dally, id., *De curat. morb.*

ou de la chloro-anémie constituent autant de conditions défavorables à la guérison. Les céphalalgies continues, liées aux affections de la moelle ou du cerveau, ne reçoivent du massage aucune amélioration, ainsi qu'il est

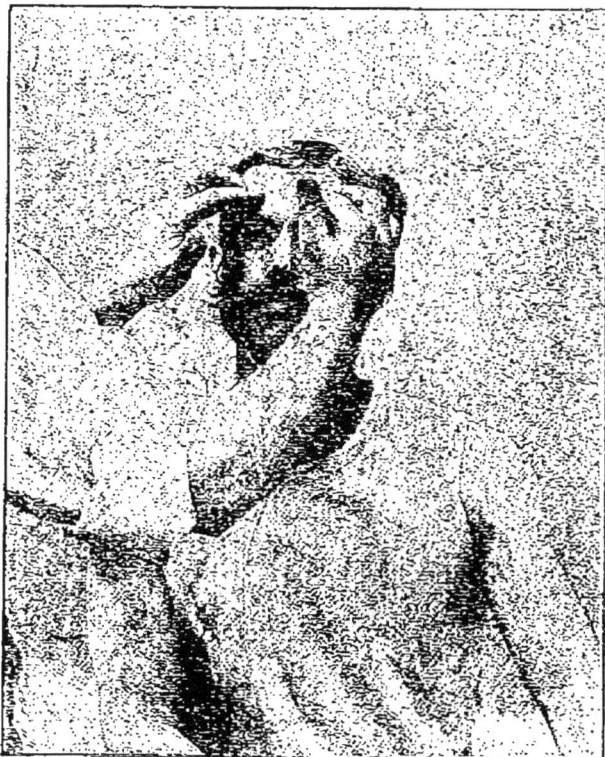

Fig. 64. — Effleurage du front.

facile de le penser *a priori*. Les frictions doivent être faites de la périphérie vers le centre, dans le sens du courant lymphatique[1]. On unira à ces manœuvres la trépidation et l'effleurage.

Sans doute, une sorte d'élongation nerveuse doit se produire durant ces diverses pratiques massothérapiques.

1. Norström, *Céphalalgie et massage.* Paris, Lecrosnier, 1890.

Dans le cas de migraine, il faut procéder de la manière suivante : effleurer lentement, de l'extrémité des doigts, le tégument de la région sus-orbitaire, en dirigeant la main de chaque côté des régions temporales, puis au-dessus et en arrière de chaque oreille ; répéter ce mouvement très légèrement un certain nombre de fois (fig. 64).

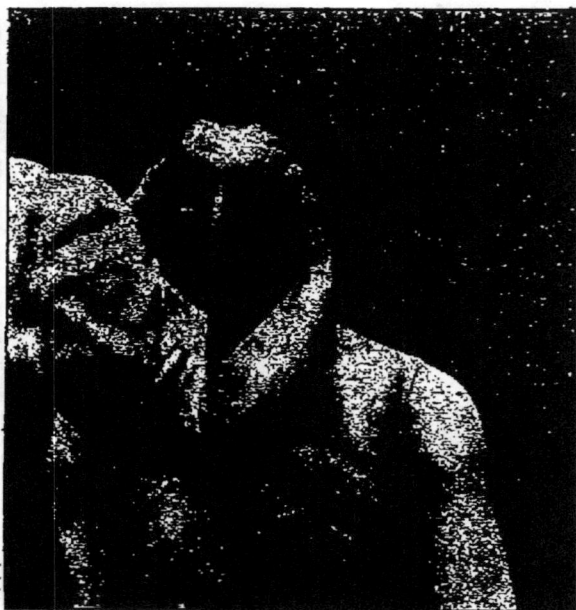

Fig. 65. — Pression des pouces sur la région temporale.

Dès que le malade ressent une « impression de fraîcheur », il faut, au moyen des extrémités des doigts, tapoter la région correspondant aux nerfs sus-orbitaires et aux rameaux temporaux. Ensuite, avec la pulpe du pouce, suivez ces mêmes rameaux nerveux en imprimant au doigt une sorte de mouvement ondulatoire (fig. 65).

L'effleurage léger et exécuté sur une large surface du tégument cranien produit chez certains sujets un véritable état d'anesthésie qui calme la douleur de la migraine et fréquemment la dissipe complètement. Chaque séance devra se terminer par le massage du cou, en exerçant de larges pressions dirigées de haut en bas au niveau des jugulaires. (Si l'on se reporte à la thèse de

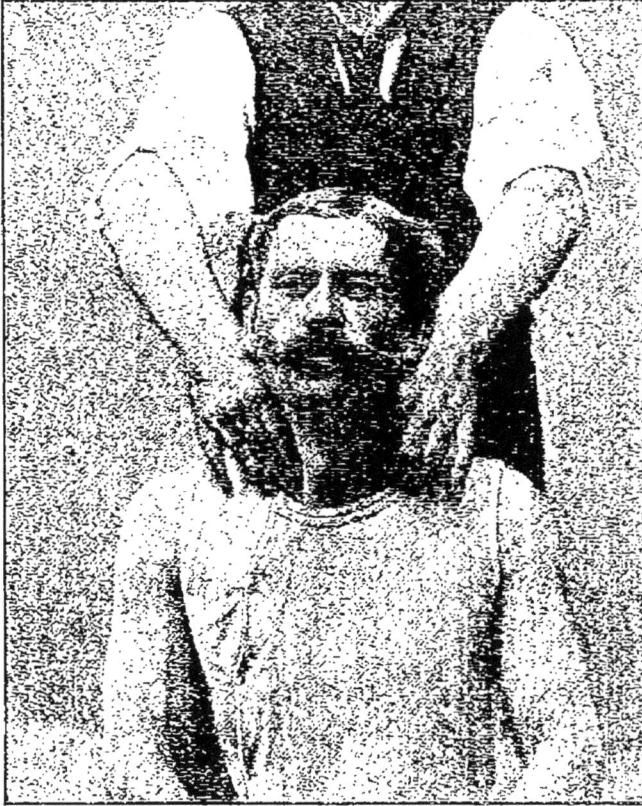

Fig. 66. — Pressions sur les jugulaires, de haut en bas.

J.-J. de Molènes, on retrouve la plupart de ces manœuvres, aujourd'hui bien admises et coordonnées. (Fig. 66).

PARALYSIE AGITANTE. — Malgré l'optimisme de Berhez (Soc. de thérap., juin 1887), dont l'intéressant travail signale l'amélioration des symptômes de la maladie de

Parkinson, nous devons dire qu'en général, quoique agissant favorablement sur la raideur des muscles cervicaux et rachidiens (Massy), on n'a obtenu aucun effet durable par le massage dans de tels cas. Mais on peut dire que s'il ne guérit pas cette catégorie de malades, le massage a l'avantage de les soulager singulièrement.

CRAMPE DES ÉCRIVAINS ET CRAMPES PROFESSIONNELLES. — Inutile ou à peu près sans la cessation absolue des mouvements professionnels qui l'ont provoquée, dans le traitement du spasme des muscles extenseurs des doigts, le massage, uni à une gymnastique raisonnée des muscles intéressés (mouvements passifs et actifs), donne d'excellents résultats dans nombre de cas. J'ai obtenu chez un enfant de 12 ans une guérison qui ne s'est pas démentie. Chez l'adulte, la guérison absolue est plus rare, sans doute en raison de la difficulté que le praticien rencontre à faire cesser tout travail chez les écrivains de profession.

J'ai coutume d'instituer le traitement suivant :

1° Massage quotidien des muscles extenseurs de l'avant-bras: en pratiquant une certaine élongation des nerfs de la région ;

2° Mouvements actifs et passifs d'extension. La main de l'opérateur luttant contre les mouvements d'extension des doigts du patient, mais cédant progressivement à la pression ;

3° Mouvements actifs d'écartement des doigts du patient, exécutés malgré l'effort de la main de l'opérateur.

Répéter ces mouvements un certain nombre de fois ;

4° Recommander aux malades tout ce qui peut exercer les mouvements exclusifs des extenseurs; exemple : jeu du tonneau, de la flèche lancée à plat sur la main, etc. **Ainsi se produit une véritable éducation des muscles**

extenseurs qui tend à rétablir l'équilibre rompu, **sans**
doute au profit des fléchisseurs antagonistes.

Il est indispensable, avant d'instituer tout traitement

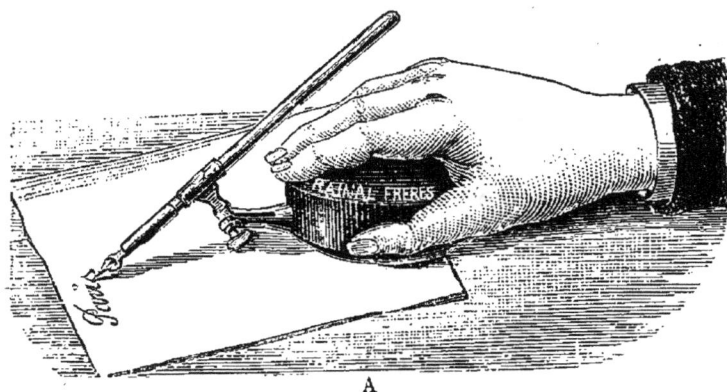

A

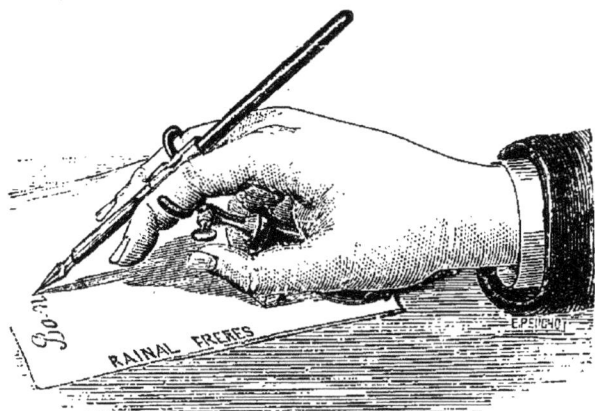

B

Fig. 67. — Appareil de Duchenne (A) et appareil de Velpeau (B).

de la crampe des écrivains, d'imposer au malade la cessation complète de l'écriture. Sans doute, l'emploi de
l'*anneau de Nussbaum* (anneau en caoutchouc enserrant
sans trop presser le pouce, l'index, le médius et l'annulaire et, portant à sa face supérieure, au niveau de l'espace compris entre l'index et le médius, une charnière

supportant un porte-plume [1]) permet d'écrire mieux que
sans appareil, mais les résultats du traitement sont moins
rapides qu'avec la cessation absolue des exercices ordinaires (piano, écriture, broderie, cordonnerie, etc.).

De même l'emploi des porte-plumes en liège ne constitue qu'un moyen palliatif auquel le malade renonce de
lui-même en raison de son insuccès; si l'on serre le
porte-plume entre le pouce et l'index, la crampe se
réveille plus intense. Aussi bien, un écrivain de grand

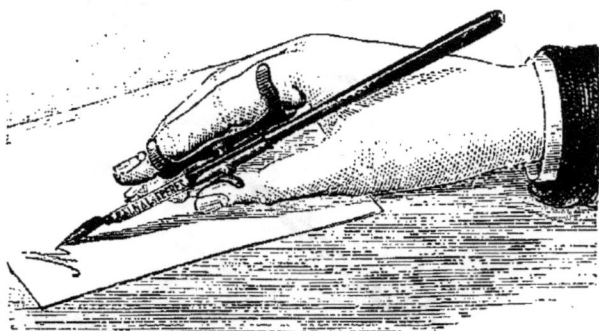

Fig. 68. — Appareil de Rainal.

mérite, F. Sarcey, qui a publié dans le *XIX*e *Siècle* quelques articles sur la « crampe des écrivains », recom-
mande-t-il à ses lecteurs de « changer de doigt » aussitôt
que l'index est fatigué ; il faut le remplacer par le médius.
Après Dally, nous reproduisons ici quelques lignes de
Sarcey qui nous ont paru intéressantes :

« Quand on écrit, dit M. Sarcey (je parle, bien entendu,
de ceux qui composent), il y a dans tout l'être une manière de surexcitation qui communique aux membres en
action un mouvement fébrile. Ce mouvement va de mi-

1. Nous donnons ici la reproduction des appareils employés classiquement pour permettre l'écriture aux malades atteints de crampe
des écrivains (fig. 67 et 68).

nute en minute s'accélérant, et cela est si vrai que bientôt
l'écriture devient plus serrée, plus rapide et qu'elle
abonde en abrévations que le lecteur devine. L'écrivain
s'en laisse aller; tous les nerfs sont entrés en vibration,
le doigt s'est serré de plus en plus étroitement sur la
plume qui courait de plus en plus vite. On ne sent pas
la fatigue, elle n'en est pas moins extrême. La nature,
cette bonne mère, vous a envoyé un avertissement. Il
passe dans l'index comme un éclair fugitif de douleur.
C'est un lancinement rapide et vague; vous vous frottez
le dessus du doigt. — Bah ! ce ne sera rien; vous conti-
nuez, l'index mal assuré tremble sur le porte-plume; la
douleur passe et repasse plus accentuée, plus précise.
Vous persistez, elle devient intolérable. Il faut lever
l'index; vous ne pouvez plus écrire qu'avec le pouce et
le médius; ne vous obstinez pas, vous serez vaincu, car
le médius lui-même éprouvera je ne sais quel déséquili-
brement et la plume vous tombera de la main. Tâchez
donc de vous surveiller, et quand vous sentez la main
qui prend le galop, posez une minute la plume; roulez
une cigarette, si vous fumez... Surtout évitez de presser
fortement le porte-plume. N'appuyez pas, écrivez légèrement, comme si vous aviez peur d'écorcher le papier.
Avec tout cela, vous aurez encore la crampe des écrivains, mains vous l'aurez bénigne. Et il suffit de vous
garder de tout excès de plume pendant deux ou trois
jours pour la guérir.

« Voilà ma consultation. »

Il faut tenir compte de l'opinion de cet écrivain très
observateur. Mais nous ferons remarquer qu'on peut
être un chroniqueur éminent et toutefois écrire peu souvent : en usant de ménagements, on arrive à atténuer les
inconvénients de la crampe des écrivains, mais un pro-
fessionnel de l'écriture ne peut s'accommoder de ces

demi-mesures : il lui faut le repos pratique absolu pendant la durée de son traitement; à ce prix seulement est le succès.

PARALYSIES. — Dans son remarquable travail sur *les Paralysies dans les maladies aiguës*, Landouzy nous a montré comment « bien des malades épuisés par une longue maladie sont parfois dans un état d'affaiblissement tel, que leur immobilité simule l'impotence, et partant, lorsqu'on vient à les exciter au mouvement, leurs muscles sont capables de contraction. Ce qui manque ici, c'est l'incitation volontaire ; le muscle peut y répondre ». Ces cas d'amaigrissement rapide et général du système musculaire furent appelés par Gubler « collication musculaire ». L'atrophie ne suffit pas dans de tels cas à caractériser la paralysie. La paralysie peut exister sans atrophie, et *vice versa*.

On a lieu d'observer parfois certaines paralysies consécutives aux maladies aiguës (Landouzy).

Dans la *fièvre intermittente*, 8 fois sur 12 cas de paralysie, on a pu constater une hémiplégie droite, soudaine, avec aphasie.

Dans la *fièvre typhoïde*, l'hémiplégie (rare), à prédominance droite, accompagnée d'aphasie, se développe lentement; plus rare chez les enfants. On observe chez les typhiques des accidents paraplégiques très justiciables du massage; de même dans l'*influenza*. Le massage est tout indiqué dans ces cas (v. ci-dessus, à l'art. *Névrites*) Les maladies des voies urinaires, la dysenterie, la variole (rare : 10 cas sur 2 000) (Huchard).

J'ai eu l'occasion de traiter certains cas de paralysies de cette nature. En particulier, une paraplégie complète consécutive à une fièvre typhoïde, qui fut suivie d'une guérison entière, sauf toutefois en ce qui concerne les **muscles extenseurs communs des orteils**.

Paralysies consécutives aux lésions centrales (moelle et cerveau). — Dans le cas de troubles de la motilité consécutifs à une tumeur cérébrale curable comme la gomme syphilitique, susceptible, à la suite d'un traitement approprié, de rétrocéder, le massage peut être appliqué utilement dans le but de diminuer l'atrophie musculaire et de lutter contre certains phénomènes de rétraction; mais ce n'est qu'un utile adjuvant. Il en est de même chez les hémiplégiques; le massage entretient la nutrition, favorise la locomotion qui peut subsister dans une certaine mesure, mais ses effets sont bien faibles, on le conçoit, si on les compare à ceux produits dans le cas de paralysies *a frigore*. Nous devons dire cependant que le massage soulage toujours les malades, soit qu'il atténue les inconvénients des contractures, soit encore qu'il élève la température des membres soumis aux manipulations.

Atrophies musculaires progressives. — Nous empruntons à l'intéressant ouvrage de F. Raymond (Paris, 1889, Doin) sa classification des divers types cliniques des atrophies musculaires progressives, en y joignant les effets du massage appliqué aux divers cas. Nous résumons textuellement en quelques lignes ce qui concerne principalement notre sujet.

Type Aran-Duchenne : 1° muscles de la racine de la main; 2° plus tard, membres inférieurs (origine myélopathique).

Unir le massage à l'électricité. Le massage s'appliquera à conserver l'état des muscles « dont les antagonistes sont respectés »; pour employer les termes mêmes de F. Raymond, nous dirons : « La maladie d'Aran-Duchenne est la seule forme d'atrophie musculaire progressive qu'on ait quelque chance d'enrayer dans sa marche, lorsqu'on la traite convenablement à ses débuts. »

Types familiaux. — Souvent joints à la lipomatose ou pseudo-hypertrophie.

A. *Type Leyden-Moebius :* 1° membres inférieurs (mollets) (s'observe dans l'enfance); 2° muscles des cuisses et des lombes. Association fréquente à la pseudo-hypertrophie musculaire (même traitement, mais sans espoir de succès).

B. *Type Zimmerlin :* 1° muscles de la ceinture scapulaire; 2° muscles de la partie supérieure du tronc; muscles de la main indemnes, *marche descendante;* pas de lipomatose secondaire (probablement incurable).

C. *Type Erb :* 1° début *scapulo-huméral et dorsal,* quelquefois sur les membres inférieurs.
2° Quelquefois association à la pseudo-hypertrophie et toujours à de l'hypertrophie vraie de quelques fibres (probablement incurable).

D. *Type Landouzy-Déjerine .*
1° Début par les muscles de la face;
2° Muscles du scapulum et des membres supérieurs;
3° Plus tard, petits muscles de la main (probablement incurable).

E. *Type Charcot-Marie :*
1° Début par les pieds et les jambes;
2° Muscles de la main, intégrité des muscles de la racine des membres et des muscles du tronc et de la face (réserves quant au pronostic).

Paralysie spinale infantile. — Dans son travail sur les amyotrophies, F. Raymond rappelle que la paralysie spinale infantile se décompose en trois phases :
1° Une phase paralytique;
2° Une phase atrophique;
3° Une phase de réparation partielle (quelquefois mais rarement complète).

Duchenne, Volkmann, Frey, ont cité des cas de guérison complète, mais « exceptionnellement la maladie peut se terminer par la guérison complète » (Raymond).

Dans la séance du 19 mars 1887 de la Société de biologie, Déjerine a rappelé que Cohnheim a signalé dans les muscles en voie d'atrophie des faisceaux primitifs considérablement hypertrophiés, comparativement même aux faisceaux sains.

« Jusque-là cette hypertrophie avait été uniquement constatée dans les affections myopathiques. Ayant eu l'occasion d'examiner les muscles de deux individus atteints dans leur enfance de paralysie infantile, affection relevant d'une lésion médullaire, j'ai pu voir que cette hypertrophie existait là également. Je conclus que dans tous ces cas l'hypertrophie est véritablement supplémentaire, *vicariante*, et que les fibres restées saines suppléent les fibres dégénérées. Au point de vue du diagnostic, on ne pourrait donc plus fonder sur cette hypertrophie une défférenciation entre les affections myopathiques et myélopathiques. » Ces conditions toutefois ont une valeur pronostique de premier ordre et ne peuvent qu'encourager le médecin à recourir à toute pratique susceptible de favoriser cette hypertrophie supplémentaire *vicariante*, toutes conditions remplies par le massage et l'électrothérapie.

Le massage doit être pratiqué très précocement dans le traitement de cette affection. On doit l'associer à l'emploi de l'électricité. Sans doute le massage n'exerce pas d'action sur la lésion médullaire, mais produit un effet local sur le muscle, dont il réveille ou entretient l'énergie ou tout au moins retarde la dégénérescence jusqu'au moment où la lésion médullaire entre elle-même en voie de réparation. Chez certains sujets traités en temps opportun, l'amélioration est très remarquable et s'oppose efficacement aux déformations, tout en entretenant la nutrition des membres. J'ai eu l'occasion d'observer en commun avec le Dr Dubroca, un jeune sujet de 10 ans atteint de paralysie infantile intéressant le côté droit et se localisant plus particulièrement à la masse sacro-lombaire droite et aux muscles pelvi-trochantériens et fessiers correspondants. Ce ne fut qu'après un long examen que nous pûmes établir le diagnostic exact de l'affection ; l'enfant présentait une claudication marquée qui eût pu être confondue avec une coxalgie au début. Une gymnastique raisonnée et le massage méthodique triomphèrent de l'affection en deux mois et demi. La guérison est aujourd'hui complète. Généralement, les sujets que nous avons à traiter sont atteints de troubles de la motilité des membres inférieurs, et en particulier des extenseurs des orteils et des péroniers : il s'agit alors de lutter contre la rétraction du tendon d'Achille et contre les déformations du pied, tout en réveillant et maintenant la nutrition des muscles atteints.

Chorée. — Le pronostic n'est pas grave ; on peut toujours affirmer que le malade guérira, sans pourtant pouvoir déterminer le temps que durera la maladie.

Après les travaux de Blache et de Laisné, les recherches ou publications de Bouvier, Becquerel, G. Sée, Jules Simon, Schreiber, Norström, L. Petit, Déjerine, Sevestre, Massy, vinrent confirmer les faits énoncés précédemment et encourager les praticiens à traiter les choréiques par l'association de la massothérapie à la gymnastique raisonnée.

Dans le traitement de la chorée, le Dr J. Simon ajoute aux pratiques massothérapiques et aux exercices très méthodiques de la gymnastique d'attitudes, les applications dérivatives de liniment de Rosen ou de teinture d'iode, et surtout l'emploi de ventouses sèches le long du rachis (Descroizilles). Ajoutons que M. J. Simon se montre très partisan des massages généraux comme moyen tonique de l'ensemble de l'appareil musculaire. Chez plusieurs malades, j'ai pu constater l'efficacité de ces moyens. La connaissance complète des mouvements gymnastiques que l'on peut appliquer dans le traitement des diverses affections intéressant l'appareil nerveux et le système locomoteur est indispensable. A l'exemple de Schreiber et de Léon Petit, je publie dans cet ouvrage les planches pouvant servir de guide au médecin lorsqu'il aura à prescrire les divers mouvements de la gymnastique sans appareils.

Ainsi qu'Ollive l'a démontré en 1883, l'affaiblissement musculaire est la règle dans la chorée; cependant on a rarement l'occasion d'observer de vraies paralysies.

Ces troubles paralytiques peuvent apparaître à toutes les époques de la chorée. Ils peuvent la précéder et dominer la scène, ils peuvent apparaître dans le cours de la chorée, il peuvent ne se produire que comme phénomènes ultimes de la maladie.

Dans le cas où les phénomènes paralytiques précèdent la chorée, ils peuvent ne se produire que comme phénomènes ultimes de la maladie.

Dans le cas où les phénomènes paralytiques précèdent la chorée, on rencontre des troubles psychiques et des modifications de l'état général.

L'enfant est triste, maussade, irritable, son intelligence semble moins vive, sa mémoire s'affaiblit; puis apparaissent les troubles paralytiques, soit aux membres supérieurs, soit aux membres inférieurs; quelquefois enfin tous les muscles semblent atteints en même temps La tête elle-même est vacillante (Ollive).

Les réflexes tendineux sont abolis; il n'existe ni troubles trophiques, ni atrophie musculaire [1].

1. Ollive, Thèse de Paris, 1883.

La marche et la durée de ces troubles musculaires sont difficiles à préciser. Ou bien la chorée évolue sous cette forme paralytique, ou bien les phénomènes paralytiques disparaissent peu à peu pour faire place aux mouvements choréiques.

Si les phénomènes paralytiques se montrent dans le cours de la chorée, ils se manifestent progressivement ; si la chorée est généralisée, la paralysie peut subir la même évolution ; le plus souvent, c'est une hémiplégie ou une monoplégie qui remplace les mouvements choréiques.

Quand la paralysie survient comme terme ultime de la chorée, elle apparaît tantôt brusquement, envahissant tous les muscles, tantôt peu à peu, atteignant primitivement un seul côté.

Blache fit paraître en 1855, sur les effets du massage dans la chorée, un mémoire qu'il présenta à l'Académie. A l'exemple d'Estradère, nous citerons le plus important passage de ce travail :

« Voici par quelle série d'exercices doit passer un choréique (il n'est question que de la chorée des jeunes sujets, et non de la chorée symptomatique observée par exception dans un âge avancé) que nous supposerons, par exemple, couché dans un lit en forme de boîte et parfaitement rembourré, où il est agité des mouvements les plus bizarres et les plus désordonnés, ne pouvant se tenir un instant debout, laissant échapper tous les objets confiés à sa main et incapable d'exprimer sa pensée par la parole. Dans un tel état, la volonté du sujet est impuissante ; on ne peut en quelque sorte lui rien demander, et la gymnastique doit être toute *passive*.

« Le professeur (M. Laisné, professeur de gymnastique à l'hôpital des Enfants), aidé de trois à quatre de ses élèves les plus intelligents, fixe le malade sur son lit, dans le décubitus dorsal, et le maintient dans l'immobilité pendant dix à quinze minutes ; puis il commence les *massages* à pleine main et les répète longtemps sur les membres supérieurs et inférieurs et la poitrine. Au *massage* succèdent des pressions énergiques sur les mêmes parties. Des manœuvres semblables sont ensuite pratiquées à la partie postérieure du tronc et principalement à la nuque et sur les masses musculaires des gouttières vertébrales. Une séance de cette nature dure environ une heure et on la répète pendant trois ou quatre jours de suite. Chaque fois on constate un amendement dans le désordre des contractions ; l'enfant témoigne qu'il en éprouve beaucoup de bien-être, et s'il était précédemment privé de sommeil, il peut enfin dormir d'une manière plus calme. Les jours suivants, sans interrompre complètement le massage, on commence par faire exécuter des mouvements très réguliers et parfaitement rythmés.

« Il est clair que les massages et les frictions sont de nature à activer singulièrement l'action du système capillaire de la peau et des tissus sous-jacents, et partant les phénomènes intimes de la nutrition. Les mouvements sont combinés de façon que les muscles, dont les puissances sont synergiques, se trouvent mis en mouvement d'une manière régulière et simultanée. Ces organes, inhabiles à se contracter spontanément et avec régularité, semblent tout à fait passifs ; ainsi on plie et on étend les membres sans que la volonté du patient concoure à produire ces effets ; le plus souvent même, elle semble s'y opposer, et on ne les obtient qu'en employant une certaine force ; mais au bout de deux ou trois séances, quelquefois même après la première, la main du professeur suit les contractions, qui viennent à son aide d'une manière régulière. La volonté n'avait plus qu'un faible empire sur le système musculaire; chaque jour cet empire augmente, en même temps que les mouvements anormaux vont en diminuant de fréquence et d'intensité. »

L'association du massage à la balnéation chaude (Aix, Luchon, Bourbon-l'Archambault, Dax, etc.) donne les plus sérieux résultats. On ne saurait, en effet, perdre de vue que l'on doit traiter chez les choréiques l'état nerveux en même temps que la diathèse rhumatismale.

Un médecin russe, le Dr Fedorov, emploie le massage dans la chorée de Sydenham chez les enfants âgés de sept à quatorze ans. Le massage exerce une sédation sur le système nerveux central, favorise les échanges nutritifs et provoque l'élimination des toxines accumulées dans l'organisme.

L'amélioration serait ressentie dès le 3e ou 4e jour. Il faut pratiquer d'abord un massage-effleurage du tronc et des membres; puis, une fois les effets sédatifs obtenus, procéder à une gymnastique passive rythmée des membres et de la tête (flexion et extension).

Torticolis spasmodique. —M. Schwartz a présenté à la Société de chirurgie (décembre 1886) l'observation d'une malade atteinte de contractions violentes, d'abord intermittentes, puis permanentes, dans les muscles du cou.

M. Schwartz fit l'élongation du spinal avec une force de 2 kilogrammes et réséqua deux centimètres du nerf malade. La malade fut très soulagée.

Dans un cas semblable, j'ai moi-même pratiqué l'élongation du spinal sans opération sanglante; elle m'a donné un résultat satisfaisant. Me fondant sur les données anatomiques, j'avais exercé mes manipulations sur la partie du muscle sterno-mastoïdien correspondant au tiers supérieur, et plus bas sur la région du muscle trapèze que je pensais devoir correspondre aux divisions cervicales du spinal. Je ne suis pas en mesure d'affirmer que la grande amélioration se soit maintenue, n'ayant pas eu l'occasion de revoir les deux malades que j'ai traités.

Syndrome névralgique et rhumatoïde de l'épaule et du bras[1]. — Nous rappelons pour mémoire le syndrome névralgique et rhumatoïde de l'épaule et du bras.

Cette affection se présente le plus souvent avec les apparences d'un rhumatisme de l'épaule, douleurs intenses dans la région, gêne des mouvements.

Les douleurs siègent sur le trajet du plexus brachial dans le triangle sus-scapulaire et au niveau des insertions musculaires scapulo-humérales, l'insertion inférieure du deltoïde en particulier. Ces douleurs se retrouvent souvent sur le trajet des troncs nerveux du bras et au niveau des ligaments des articulations du bras et de l'avant-bras et des insertions des muscles qui s'attachent au voisinage de ces jointures.

On constate donc deux points douloureux: un point névralgique et un point péri-articulaire.

L'étendue des déterminations rhumatoïdes paraît être en rapport avec l'étendue des manifestations névralgiques. Quand le plexus brachial proprement dit est seul pris, l'épaule seule est intéressée. Si les troncs nerveux du bras participent à la maladie, on rencontre au coude et même au poignet des points douloureux.

Lorsque l'affection dure depuis un certain temps, elle s'accompagne d'atrophie dans certains groupes musculaires. Appliqué méthodiquement et avec suite contre ces phénomènes, le massage donne d'excellents résultats.

Il y a lieu de faire le diagnostic différentiel entre cette affection et la péri-arthrite scapulo-humérale.

1. *Progrès médical*, 1891.

La gêne des mouvements, l'accolement du deltoïde se présentent dans les deux cas dans des conditions analogues.

Le point douloureux sous-coracoïdien existe aussi dans les deux affections. Mais, dans le syndrome dont nous nous occupons, on constate aussi le point douloureux du plexus brachial et de l'attache inférieure du deltoïde, phénomènes qui font défaut dans la péri-arthrite scapulo-humérale[1].

Ataxie locomotrice. — Le massage ici n'est pas curatif, mais constitue une ressource thérapeutique précieuse. L'anesthésie, les hyperesthésies, l'incoordination motrice peuvent, en effet, se trouver améliorées par la massothérapie. A l'exemple de Massy, nous avons observé, dans ces cas, une diminution de l'insomnie et de l'abattement moral. Nous conseillons l'emploi du massage général comme des plus utiles dans de tels cas.

Poliomyélites antérieures. — (*Paralysie générale spinale à marche rapide et curable,* de Landouzy et Déjerine. V. Raymond, *loc. cit.,* Paris, 1889.)

Que l'affection soit due à des causes occasionnelles, à des maladies fébriles ou infectieuses (parmi les quelles l'influenza, cas observé par Landouzy en 1881), la tuberculose, la syphilis, ou encore l'intoxication saturnine, les troubles musculaires atrophiques doivent être simultanément traités par l'électricité et le massage.

Syringomyélie. — Le massage peut être utilisé pour combattre l'atrophie musculaire, les troubles sensoriels et trophiques cutanés, mais sans prétendre être autre chose qu'un moyen thérapeutique s'adressant aux symptômes.

Névrites multiples (formes amyotrophiques). — Ce

1. Voir *Progr. Médical,* 1891,

traitement peut être utile dans la paralysie d'origine
saturnine, nul dans l'atrophie lépreuse, très efficace
dans le cas de névrite alcoolique.

ATROPHIES MUSCULAIRES D'ORIGINE HYSTÉRIQUE. — Ba
binski (*Arch. de Neurologie*, 1886) cite[1] un cas de monoplégie hystérique guérie par le massage et la flagellation.

Eclampsie infantile. — Schumann (de Doebeln) pratique le massage abdominal chez les enfants, pour combattre l'éclampsie grave ; il provoque ainsi, d'abord
l'expulsion abondante de gaz, puis des évacuations al-
vines ; le retour de la conscience et la cessation des
convulsions seraient ainsi obtenus. C'est dans le cas
d'éclampsie d'origine gastro-intestinale que ce traitement paraît indiqué.

Maladie de Basedow. — Zabludowski (de Berlin) traite
par le massage les malades atteints de maladie de Basedow. Voici son procédé : pétrir, au moyen des deux
mains, le goître, horizontalement et verticalement,
comme si l'on voulait « exprimer une éponge ». Ensuite exercer des pressions vibratoires, intermittentes,
sur la région des pneumogastriques, des nerfs cervicaux
et occipitaux. Ensuite masser les muscles du tronc et
des membres ; il est bon de traiter tantôt un côté du corps
thyroïde, tantôt l'autre. On peut en même temps exercer du tapotement sur la colonne vertébrale ; d'après Zabludowski, cette manœuvre aurait une action favorable
sur la tachycardie.

Maladies encéphaliques. — La science ne possède aucun document certain sur l'action du massage dans les
maladies de l'encéphale. Malgré les recherches de Gerst
(Wurzbourg, 1879) et de Jennings, de Paris, on n'est

1. Voir Raymond, *Maladies du système nerveux.* page 418.

pas encore fixé sur l'efficacité du massage du cou et des jugulaires en particulier, dans le cas de commotion cérébrale, d'épanchements sanguins intra-craniens, etc. Théoriquement, on peut admettre que de larges pressions sur les grosses veines du cou puissent exercer une déplétion portant sur les veines intra-crâniennes et encéphaliques; mais ce moyen ne peut avoir qu'une action momentanée, au même titre que les révulsifs, pédiluves, etc.

HYSTÉRIE ET NEURASTHÉNIE. — Dans la séance de la Société de chirurgie de mars 1888, M. Terrillon a lu un travail sur l'intervention chirurgicale dans les attitudes vicieuses consécutives à des contractures hystériques. « Chez les hystériques ayant eu des contractures des membres, il peut, en effet, persister après la disparition de l'état spasmodique une déformation due: d'une part, à une rétraction musculaire, reconnaissant probablement pour cause une transformation fibreuse du muscle au point où il se continue avec son tendon[1]; d'autre part, à des altérations péri-articulaires caractérisées par un épaississement et une induration des tissus entourant l'articulation. Avant de pratiquer aucune opération, il faut s'assurer, au besoin en donnant du chloroforme, que tout élément spasmodique a bien disparu. Quand on a acquis cette certitude, il faut faire des sections tendineuses suivies de suture des tendons, de façon à obtenir un écartement des deux bouts bien limité et pas trop considérable.

« Il est parfois indispensable, après une première section, de recourir à des ténotomies secondaires. Si, par exemple, un pied est en équinisme avec flexion forcée des orteils, dans une première opération, on di-

1. Terrillon, Soc. de chir., 1888.

visera le tendon d'Achille et ultérieurement on fera la section des tendons fléchisseurs des orteils. Ces ténotomies faites, on immobilise les malades dans un appareil ouaté, et huit jours après on les place dans un appareil plâtré. Quand aux rigidités articulaires, elles cèdent toujours par le massage méthodique et prolongé. »

Massy (Bordeaux, 1892, *Emploi du massage dans les maladies nerveuses*) cite l'observation de Brodie (1836), relative aux bons effets du massage dans un cas de névralgie du cou-de-pied chez une hystérique. Récamier avait obtenu par le massage d'excellents résultats dans le traitement d'une contracture hystérique. Cayol devint un fervent adepte de la même méthode. Massy se montre judicieusement partisan de l'emploi de la méthode actuelle de Weir-Mitchell, dans les cas graves où il y a contractures ou paralysies.

Méthode de Weir-Mitchell. — Appliquée tout d'abord au traitement des nerveux amaigris, dans le but de reconstituer le sang et la graisse, « blood and fat », cette méthode s'adressait à la nutrition. Plus tard, ainsi que Levillain (*Neurasthénie*, 1891) le fait remarquer, elle devint un traitement méthodique de la neurasthénie. Cinq conditions sont nécessaires : l'isolement, le repos, le massage, l'électricité, la suralimentation.

Le *massage* consiste en frictions, tapotements et pétrissages musculaires On doit le pratiquer méthodiquement « sur chaque membre et sur le tronc, par petites séances de 10 à 15 minutes ». On se trouve bien d'insister sur le traitement simultané des troubles abdominaux par le massage. Les mouvements imprimés aux membres doivent être passifs au début du traitement; ce n'est que plus tard qu'il faudra faire exécuter au malade des mouvements actifs. L'insomnie des neurasthéniques se trouve très rapidement combattue par le massage

La franklinisation, appliquée conformément aux règles établies par Vigouroux, sera un utile adjuvant à tous ces moyens thérapeutiques.

Dans le numéro de la *Revue générale de clinique et de thérapeutique* de décembre 1887, on rapporte l'histoire d'un cas d'histérie grave traité par le massage, l'isolement et la suralimentation, par White, de Grup'Hospital (*Brit. med. journ.*, 30 juillet 1887). — L'auteur a insisté sur la nécessité absolue d'isoler complètement les hystériques. Dans beaucoup de cas, l'exercice est utile ; mais chez les malades faibles et émaciées, il faut prescrire un repos absolu pendant des semaines. Le repos sera aussi bien moral que physique. Le massage est fort utile, et cela se comprend, puisque les muscles mis au repos ont leur circulation affaiblie. C'est donc chez les malades maintenues au lit que le massage sera nécessaire.

Quant à la diète, on doit commencer par de petites quantités de lait, souvent répétées et rapidement augmentées. On ajoute ensuite des aliments, jusqu'à faire prendre aux malades huit repas par jour et deux pintes de lait.

DE LA SUSPENSION. — *Sa technique dans le traitement de l'ataxie locomotrice progressive et quelques autres maladies du système nerveux.* — Le massage devra souvent être associé à la suspension, soit dans le traitement des diverses maladies nerveuses, soit dans celles non moins fréquentes des vertèbres (déviation, scoliose, etc). Nous rappelons ici les principales indications relatives à la suspension.

Nous empruntons au *Progrès médical* (février 1889) l'article de notre confrère, le Dr Gilles de la Tourette, dont nous donnons ici un résumé.

La suspension fut employée, pour la première fois, en 1883 par le Dr Motchoukowsky, d'Odessa.

La suspension se fait à l'aide de l'appareil imaginé par Sayre (de New-York).

Cet appareil se compose d'une tige de fer horizontale de 45 centimètres de long, portant en son milieu un anneau dans lequel passera le crochet d'une moufle par l'intermédiaire de laquelle s'effectueront les tractions.

A chacune de ses extrémités, la tige porte un crochet auquel s'adaptent les pièces destinées à être placées sous les aisselles du patient.

Le bord supérieur de la tige porte de chaque côté trois encoches.

Outre la tige de fer, l'appareil comprend :

1° Deux pièces latérales pour les aisselles ;

2° Une pièce médiane, subdivisible en deux parties, servant de soutien à la tête pendant l'opération.

Ces deux parties de la pièce médiane sont de forme triangulaire allongée et sensiblement pareilles ; l'antérieure se place sous le menton, la postérieure au niveau de la nuque. Comme elles se ressemblent, on reconnaîtra la pièce antérieure à ce fait qu'elle porte latéralement une petite boucle qui sert, lorsque l'appareil est en place, à réunir les deux pièces entre elles à l'aide d'une petite courroie qui empêchera le collier de glisser lorsque le malade sera suspendu.

Cette courroie doit être assez serrée pour empêcher le glissement, pas assez pour comprimer les jugulaires et provoquer une stase sanguine susceptible d'aboutir à la syncope.

A cet effet, la courroie est percée de 8 à 10 trous, et l'ardillon de la boucle se fixera du 2e au 5e, suivant la grosseur du cou.

L'application des pièces de la nuque et du menton est assez délicate ; elle dépend de la grosseur et de la forme de la tête et du cou du sujet.

En ce qui concerne la grosseur de la tête, on fera varier les dimensions du collier en plaçant la boucle supérieure de la pièce dans la 1re, la 2e ou la 3e des encoches qui se trouvent sur le bord supérieur de la tige de fer.

La tête étant en place, il faut disposer les pièces des aisselles; ce sont elles qui sont les véritables régulateurs de la suspension.

Il est nécessaire en effet que, pendant l'élévation, la traction ne porte pas uniquement sur la tête; il faut que le corps trouve ailleurs un point d'appui, et que ce point d'appui ne soit pas tellement effectif qu'il empêche l'élongation de la colonne vertébrale de se produire.

Pour cela, les pièces des aisselles, qui ont la forme d'un ovoïde matelassé à son extrémité inférieure, sont munies en haut d'une courroie pouvant s'allonger ou se raccourcir à volonté, suivant la taille ou le poids du sujet.

Le jeu de cette courroie est très important. En effet, lorsque la pièce axillaire est trop courte, il se produit une compression du plexus brachial susceptible de déterminer des engourdissements nécessitant l'interruption de la séance. Lorsque la pièce est trop longue, le tiraillement des muscles de la nuque devient intolérable.

On procédera par tâtonnements pour déterminer tous les points.

Tout étant bien disposé, on tire sur la corde doucement, pour habituer les muscles du cou à la traction qu'ils vont supporter. On engage le malade à ne pas faire de mouvements, souvent involontaires, quand il sentira qu'il quitte le sol, de façon à éviter les déplacements latéraux, les mouvements de torsion.

Le malade étant suspendu de façon que la pointe des pieds renversée en bas ne puisse atteindre le sol, l'opérateur ie soutient légèrement, de manière à empêcher qu'il oscille.

Il lui commande de temps en temps de lever les bras doucement et verticalement, de façon à rendre la traction plus effective.

La plus longue séance ne doit pas dépasser 3 à 4 minutes. On commence par une demi-minute pour arriver progressivement à 4 minutes.

Il faut tenir compte des susceptibilités individuelles et des particularités inhérentes surtout au poids du patient. L'opération ne doit entraîner ni douleur ni fatigue, sous peine d'être inefficace.

Le temps de la suspension étant écoulé, le patient est redescendu lentement, sans secousses; on le soutient pendant qu'on enlève les diverses pièces, et on l'asseoit immédiatement pour quelques minutes dans un fauteuil.

Le cou doit être nu, les bras libres.

M. le professeur Charcot et Motchoukowsky pensent qu'une partie des effets salutaires observés à la suite de la suspension résulte des modifications amenées dans la tension sanguine ou dans la circulation collatérale des vaisseaux de la moelle et de ses méninges, des racines et de leurs enveloppes, par le fait de leur distension et par suite de l'écartement des vertèbres.

Pour Dujardin-Beaumetz, ces effets salutaires sont dûs à une action anémiante déterminée sur les vaisseaux de la moelle par l'allongement des différents nerfs et des racines; il se fonde sur des expériences de Brown-Séquard démontrant qu'en pinçant les nerfs intercostaux on provoque l'anémie de la moelle.

Pour Althaus, la suspension a pour effet de déchirer les adhérences méningitiques qui, dans le tabes existent, au niveau des cordons postérieurs, de rompre la névroglie sclérosée, de faciliter par là la circulation dans la moelle et les racines, de rétablir la conductibilité dans les tubes nerveux. Je l'ai appliquée maintes fois dans le traitement des sciatiques rebelles aux moyens ordinaires. Je n'ai eu qu'à me louer des bons effets produits par cette traction, qui, sans nul doute, s'exerçait aussi bien sur les racines nerveuses du sciatique que sur sa partie périphérique. C'est un utile adjuvant du massage, dans bien des cas où la cause de la sciatique paraît profonde et par là inaccessible à nos moyens massothérapiques habituels.

CONSTIPATION

MALAD'ES DU TUBE DIGESTIF

Du traitement de la constipation par le massage abdominal. — Symptômes relevant de causes diverses, la constipation est le plus fréquemment due, soit à *l'atonie de la tunique musculaire* du gros intestin et à la diminution de sa contractilité, soit encore au défaut de sécrétion du suc intestinal ou de la bile (constipation cholestatique de Spring), ou bien à un obstacle mécanique entravant le cours des matières stercorales (matières trop dures), etc. Sans insister sur toutes ces causes connues, nous rappellerons que la constipation survient fréquemment dans le cours de diverses affections du système nerveux (hystérie, lésions médullaires, etc). Dans cet ordre de lésions, la diminution de la contractilité intéresse à a fois les muscles de l'abdomen et la tunique musculeuse de l'intestin. On sait quels graves inconvénients peuvent résulter de la constipation habituelle (occlusion intestinale, *atonie progressive,* dilatation énorme de l'intestin, etc., et, dans l'ordre des phénomènes psychiques, l'hypocondrie et ses conséquences).

Nous avons eu l'occasion de traiter par le massage abdominal un certain nombre de malades atteints de

constipation rebelle à tout traitement par les moyens
thérapeutiques usuels. Les résultats que nous avons
obtenus ont été tels que nous croyons devoir publier
cinq observations qui nous paraissent devoir mettre
hors de doute l'efficacité du moyen thérapeutique que
nous recommandons à nos confrères.

OBSERVATION 1

Mlle C..., 42 ans, souffrant de constipation depuis plusieurs
années, nous est adressée par MM. les Drs Huchard, Hervé
de Lavaur. L'état général de la malade était des moins satisfaisants : maigreur extrême, teint jaunâtre, langue pâteuse,
sensation de pesanteur et de malaise dans le ventre. Ajoutons
à ces divers troubles un état de lassitude générale que rien
ne pouvait vaincre, palpitations, insomnie, dégoût pour les
aliments. L'estomac, notablement dilaté, produisait à la percussion un bruit très net de clapotage.

La dilatation stomacale s'accompagnait d'ordinaire de renvois d'une odeur fétide, parfois aussi, de régurgitations. La
malade était à la fois atteinte d'ectasie gastrique et de constipation.

On sait que ces deux phénomènes s'observent fréquemment
simultanément chez un même malade [1].

Mlle C... ayant épuisé toute la série de purgatifs connus,
sans parvenir à d'autre résultat que d'avoir à peine une garde-
robe tous les huit ou dix jours, M. le Dr Huchard pensa que
le massage triompherait de cet état et me confia la malade,
en me recommandant d'insister sur le massage de la région
cœcale [2].

Le 20 avril, 1er massage. Durée, 20 minutes. La malade
souffre de douleurs abdominales pendant 3 ou 4 heures après

---

1. Voir l'excellent travail de notre confrère Giraudeau, *De la dila-
lation gastrique. Arch. gén. de médecine*, mars 1885.

2. J'ai pratiqué chez cette malade le massage de l'estomac et du
gros intestin.

le massage. Pas de selle. — Le 21 avril, 2ᵉ massage. Clapotage stomacal, gargouillements très prononcés. Pas de selle. — Le 22 avril, 3ᵉ massage. Le bruit de clapotage stomacal n'est pas perceptible. (Dans la journée, à 3 heures, la malade se présente à la *selle*. Les matières sont peu abondantes. Il y avait 8 jours que la malade n'avait pas eu de garde-robes.) — Le 23 avril, 4ᵉ massage. La malade se sent plus alerte. Elle a un peu plus d'appétit et déclare qu'elle supporte très bien le massage; elle n'éprouve aucune douleur. Pas de selle. — Le 24 et le 25, 5ᵉ et 6ᵉ massages. Pas de selle. Le 26 avril, 7ᵉ massage. La malade déclare que son appétit s'est accru notablement. *Une selle* à 3 h. du matin. *Autre selle* à 8 h. du matin. — Le 27 avril, 8ᵉ massage. Pas de selle. — Le 28 avril, 9ᵉ massage. *Une selle très abondante* le matin à 5 h. Le teint est plus normal, l'appétit est vif, le sommeil très calme. — Le 29 avril, 10ᵉ massage. Pas de selle. — Le 30 avril, 11ᵉ massage. Mˡˡᵉ C... a *une selle abondante* à 3 h. du soir. L'appétit est bon. — Le 2 mai, 12ᵉ massage. Amélioration très marquée. L'appétit est devenu excellent. — Le 3 mai, 13ᵉ massage. *Trois selles très abondantes*, la 1ʳᵉ à 4 h., la 2ᵉ à 5 h., la 3ᵉ à 5 h. 1/2. Encore des renvois fétides. — Le 4 mai, 14ᵉ massage. L'appétit s'est accru dans de notables proportions. Pas de selle. Le 5 mai, 15ᵉ massage. Sensation extrême de bien-être. Le sommeil est devenu calme. Ce matin, *cinq selles* abondantes et aqueuses. — Le 6 mai, 16ᵉ massage. *Deux selles*. — Le 7 mai, 17ᵉ massage. *Quatre selles*. — Les 8, 9, 10 mai, pas de massage. *Une selle* le 9. — Le 12 mai, 18ᵉ massage. *Une selle* à 11 h. du matin. — Le 13 mai, 19ᵉ massage. Pas de selle. — Le 14 mai, 20ᵉ massage. *Une selle*. — Le 15 mai, 21ᵉ massage. Pas de selle. — Le 16 mai, 22ᵉ massage. *Une selle* à 11 h. du matin. — Enfin les garde-robes deviennent quotidiennes à partir du 18 mai. Le 22, nous cessons tout traitement. L'appétit est définitivement revenu, l'état général est parfait.

J'ai revu la malade *cinq mois* après la cessation de tout traitement. Elle se considère comme définitivement guérie; elle a pris de l'embonpoint; sa gaieté témoigne des modifications produites sur l'état moral par l'amélioration physique.

D'ordinaire, en effet, la malade était morose et se plaignait d'éprouver des palpitations, de la lourdeur de tête et des vertiges. De nouveaux renseignements, dûs à l'obligeance de notre excellent confrère et ami le Dᴿ Hervé de Lavaur fils, nous apprennent que depuis *quinze mois* l'état de la malade s'est maintenu très satisfaisant.

Observation II (abrégée).

Mars 1885. — M. X..., 31 ans, atteint de dilatation stomacale et de constipation rebelle. Selle naturelle obtenue dès la 7ᵉ séance de massage. 24 séances ont suffi pour produire la régularité des garde-robes.

Observation III (abrégée).

Octobre 1886. — M. L..., 59 ans, magistrat, m'est adressé pour être traité d'une dilatation stomacale compliquée de congestion hépatique et de constipation habituelle. Simultanément traité pour ces trois états, ce malade, un peu surmené par les travaux de l'esprit, se plaignait surtout de sa constipation ; il me fit remarquer que, dès la 5ᵉ séance de massage, il avait eu des selles abondantes, sans qu'il lui eût été nécessaire de se servir de purgatifs ou autres moyens habituels. Il m'assura que *depuis vingt ans* il n'avait eu de garde-robes aussi faciles. Depuis un mois environ, ce malade, quotidiennement traité par le massage abdominal, a pu constater que chaque jour ses fonctions intestinales s'accomplissent normalement, sans l'aide d'aucun médicament.

Observation IV

Mᵐᵉ X..., 23 ans, souffrant de constipation depuis plusieurs années, n'ayant pu trouver aucun remède à son état, se décide à subir un traitement par le massage. L'atonie du tube digestif est remarquable chez cette malade, dont le système nerveux a été fatigué par des travaux intellectuels trop précoces. Le teint est légèrement subictérique. Dès la

8ᵉ séance, les fonctions du gros intestin se sont ranimées (20 octobre 1886). Dès ce moment, les garde-robes ont été quotidiennes, normales, régulières.

La malade s'étant absentée pendant quelques jours (après la 18ᵉ séance), tout traitement fut cessé. La régularité des selles s'est toutefois conservée jusqu'à ce jour.

OBSERVATION V

Mˡˡᵉ Z..., 31 ans, se plaint d'éprouver depuis longtemps de la constipation. Malade dyspeptique au plus haut degré, teint bilieux, langue blanche. Les fonctions de l'intestin se rétablissent dès la 6ᵉ séance du massage. L'usage des lavements est abandonné, les garde-robes sont devenues régulières après un mois et demi de traitement quotidien.

Manière de procéder. — Nous avons pratiqué le massage abdominal ainsi qu'on l'exécute en Hollande et en

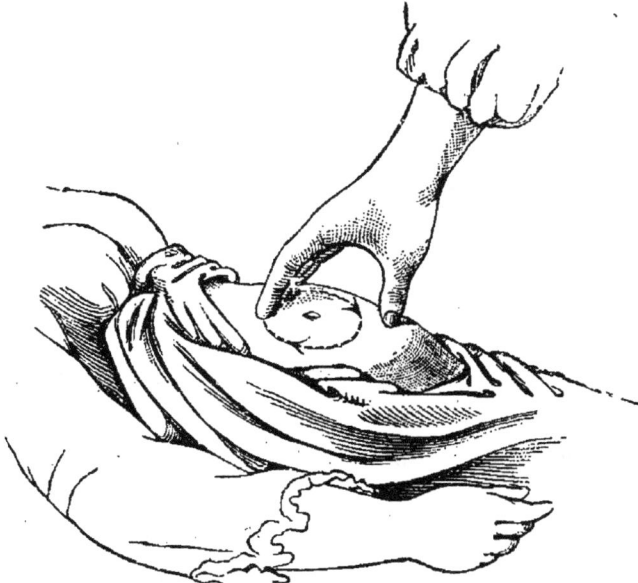

Fig. 60. — Massage abdominal pour la constipation.

Allemagne, mais en introduisant une modification qui nous est propre et qui sera exposée ultérieurement.

Après avoir effleuré et pétri le tégument abdominal
(fig. 69, 70, 71), puis les muscles abdominaux, on presse
doucement sur la région cæcale[1], au moyen de l'extrémité palmaire des quatre derniers doigts, puis, au moyen
du poing fermé, on exécute un massage très profond de
tout le côlon[2]. Ennemi de toute pratique brutale, nous
sommes d'avis que ce massage doit être à la fois très

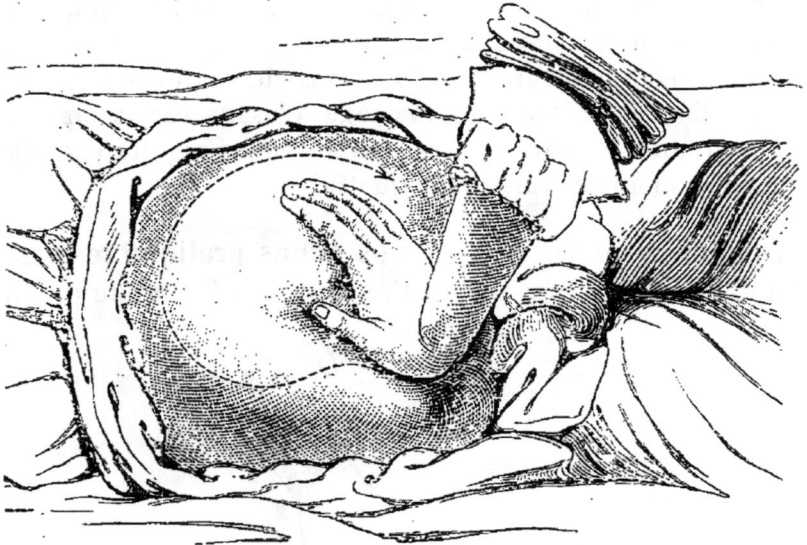

Fig. 70. — Manœuvre d'effleurage

doux et *très profond*. Nous pensons qu'il est bon d'exercer de légères pressions sur *le fond de la vésicule biliaire*,
qui est du reste très accessible, étant légèrement incliné
en avant.

Nous recommandons avant toute chose : 1° de s'enqué-
rir de l'état des organes voisins du gros intestin, afin de
rechercher s'il n'existe pas de contre-indication résultant
de la présence de tumeurs, inflammations, grossesse, etc.;

1. Fig. 72.
2. Fig. 73.

2º de faire prendre aux malades la précaution d'uriner avant la séance, afin de faciliter les pressions profondes; 3º de rechercher s'il n'existe pas de calculs dans la vésicule biliaire. Dans le cas où l'examen de la région démontrerait l'existence de calculs hépatiques, on aurait à

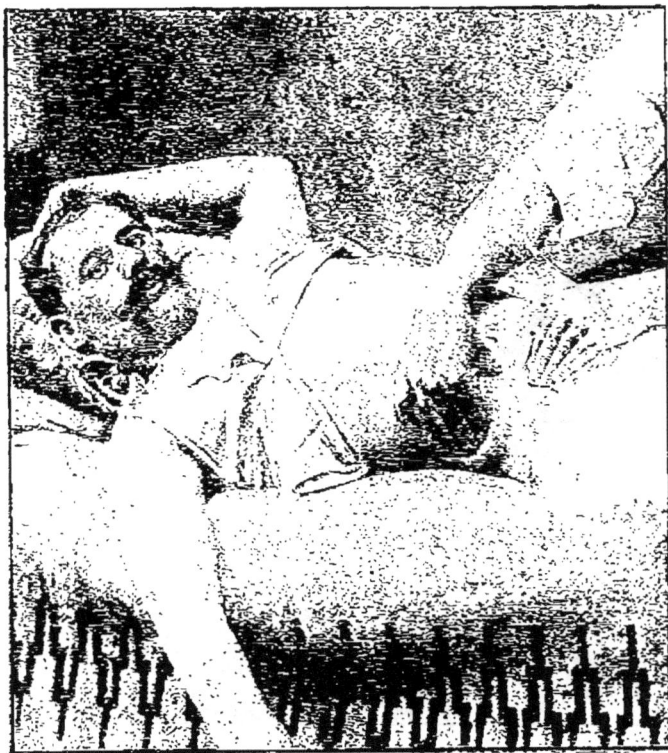

Fig. 71. — Pétrissage de la peau et des muscles de la paroi abdominale.

éviter de presser sur la portion du côlon transverse qui avoisine la vésicule[1]; la brusque collision des calculs pourrait en effet provoquer des lésions de la muqueuse

1. On pense que la bile exerce une action excitante énergique sur les fibres lisses; son contact peut les maintenir en contraction soutenue (expériences du cœur). Raymond, *Des Dyspepsies*, 1878.

16

de ce réservoir de la bile, qui, reposant en arrière des
fausses côtes droites, sur le bord antérieur du foie,
répond ainsi à la partie correspondante du côlon transverse. Nul doute qu'en pratiquant le massage du côlon,
les doigts ne pressent sur la vésicule biliaire et ne favo-

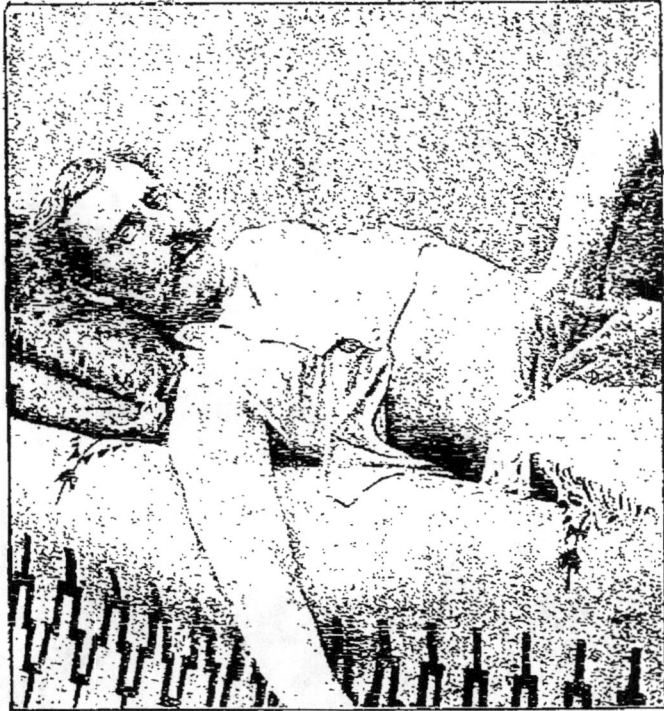

Fig. 72. — Application de la main à plat, pressant en suivant la
direction du côlon.

risent l'expulsion de la bile vers le duodénum. Outre
l'action mécanique produite par la pression de la main,
la vésicule peut être indirectement excitée dans sa contractilité; on considère aujourd'hui comme démontrée
la présence de fibres musculaires dans les parois de la
vésicule. Haller, Zimmermann, Magendie, Brucke, et
d'autres physiologistes, ont établi expérimentalement la

contractilité du réservoir de la bile. Il est bon de se rappeler que l'excitation de l'intestin au voisinage du canal cholédoque provoque par voie réflexe la contraction de la vésicule. Or, quand nous pratiquons le massage du gros intestin, nous n'avons pas la prétention de ne faire porter notre action que sur le côlon seul ; l'excitation

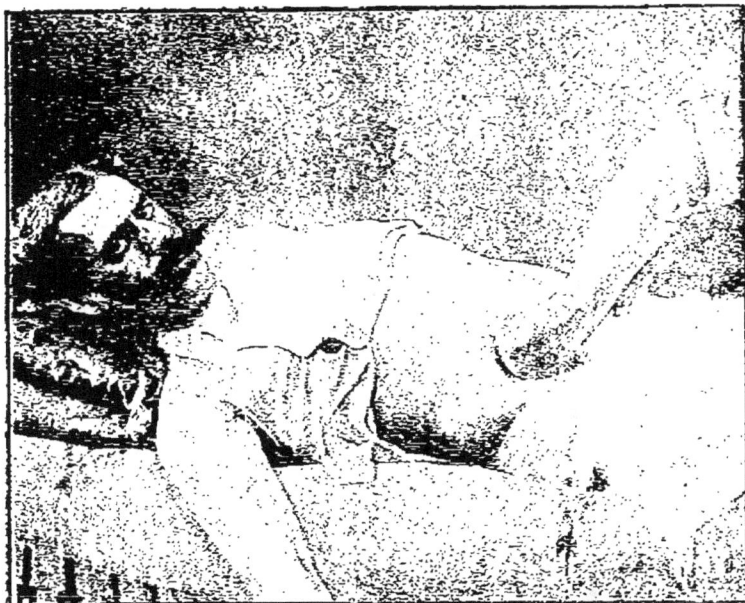

Fig. 73. — Pressions profondes à poing ferme.

simultanée de l'intestin grêle se produit donc durant ces manœuvres. En ce qui nous concerne, nous pétrissons, outre le côlon, l'ensemble de la masse intestinale, chez tous nos malades. Sans nous prononcer sur l'action favorable que la bile peut exercer par sa présence sur les contractions de l'intestin, nous pensons qu'il est rationnel de solliciter le passage de la bile dans le duo-dénum, d'où elle doit s'écouler vers le gros intestin. Nous considérons cette pratique comme constituant un

perfectionnement aux manœuvres habituelles du mas
sage.

Le massage doit en outre stimuler la circulation intra-
abdominale ; or on sait que le sang artériel est excitant
par l'oxygène qu'il contient ; l'acide carbonique, au con-

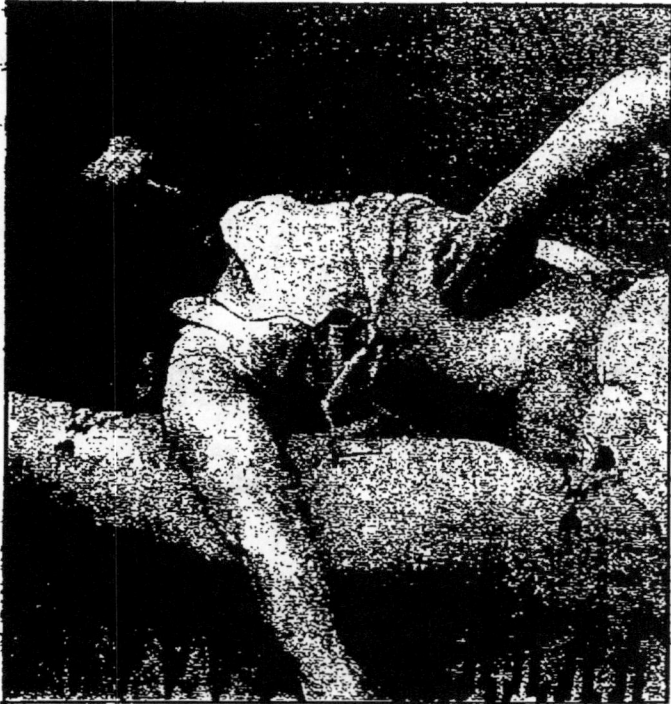

Fig. 74. — Kammgriff.

traire, diminue l'excitabilité de la fibre musculaire (ce
qui s'observerait dans le cas de stase sanguine ou de
ralentissement local de la circulation (Schiff)[1]. On peut
dire, avec Ch. Richet, que les excitants mécaniques font
réagir les cellules et que la rapidité de la circulation
augmente dans le muscle qui se contracte. Si l'excitation

1. Raymond, *Dyspepsies*.

directe du gros intestin provoque, chez un animal en expérience, des mouvements moins intenses que ceux de l'intestin grêle, ils en ont tous les caractères (Bertin). Parmi les diverses parties du gros intestin, c'est le côlon ascendant qui paraît se contracter avec le plus d'énergie. C'est en effet en ce point que les fibres musculaires de l'intestin ont un obstacle plus considérable à vaincre dans un sens vertical et ascendant, si l'on compare leur action aux autres parties du côlon; c'est aussi en ce point que le massage doit être le plus actif.

Dans le cas où des matières stercorales trop dures obstruent le gros intestin, le massage est le meilleur moyen à employer pour obtenir la trituration de ces matières et en favoriser mécaniquement l'expulsion. Ce moyen doit être recommandé avant toute intervention, dans le cas d'occlusion intestinale déterminée par l'accumulation des matières.

Les nerfs du gros intestin provenant du grand sympathique, à la fois par le plexus mésentérique supérieur (émanant du plexus solaire) et par le plexus mésentérique inférieur (émanant du plexus lombo-aortique), il est rationnel de penser que les excitations produites par le massage, directement au niveau des centres nerveux (plexus solaire) et indirectement par l'intermédiaire de la paroi intestinale, éveillent les réflexes qui dominent à la fois la sécrétion de l'intestin et ses contractions. Nous savons, en effet, que tandis que l'excitation des nerfs pneumogastriques produit l'arrêt des mouvements péristaltiques, l'excitation du plexus solaire provoque au contraire la contraction de la couche musculeuse de l'intestin.

En résumé :

1° Le massage abdominal est un moyen *toujours inoffensif et salutaire* dans le traitement de la constipation rebelle à l'emploi des moyens thérapeutiques usuels;

2° La durée de chaque séance doit être de quinze à vingt minutes. Les séances seront d'abord quotidiennes dans la première période du traitement;

3° Les selles naturelles se produisent en général vers la 6ᵉ séance. L'effet du traitement se perpétue après la cessation du massage (voir les observations);

4° Nous recommandons de presser doucement au niveau du fond de la vésicule biliaire et de solliciter les contractions de ce réservoir, afin de favoriser le cheminement de la bile vers le gros intestin. Cette manœuvre nous est propre, et complète utilement, croyons-nous, les procédés de massage connus de nos jours;

5° Le massage, tout en provoquant la sécrétion plus abondante du suc intestinal, stimule la contractilité du gros intestin par action sur le système diastaltique intraviscéral;

6° En dehors de tout phénomène réflexe, le massage agit mécaniquement et facilite le cheminement du contenu de l'intestin.

Dans son intéressant travail sur le traitement de certaines affections des voies digestives par le massage (Paris, 1893), Flamm établit ainsi quelles sont les contre-indications du massage : pour l'intestin « la grossesse, les tumeurs en général, surtout celles qu'une pression un peu augmentée ou répétée peut rompre, tels que les kystes de l'abdomen et celles qui, siégeant sur les parois d'un organe, peuvent toujours faire craindre une perforation possible; — tous les processus inflammatoires aigus; les hernies étranglées; les anévrismes. Il va sans dire que l'intégrité de la peau est indispensable : on ne pourra masser un organe protégé par un tégument eczémateux ou atteint d'ulcérations quelconques,

« Pour ce qui concerne l'estomac, il est deux contre-indications absolues : c'est l'*ulcère rond* et le *cancer confirmé*. On ne saurait trop mettre en garde le praticien contre les redoutables accidents qui peuvent suivre, dans ces cas, les manœuvres du massage, même les soins énergiques. Il faut être sûr que ni l'ulcère, ni le cancer ne sont en jeu avant de masser un estomac. Pour le cancer, nous avons soin d'ajouter *confirmé,* car il n'est pas encore de signes absolument certains du cancer à ses débuts. » (Flamm.)

M. le Dr H. Kümmerling (de Bade, près de Vienne) se sert, dans le traitement de la constipation chronique, d'un procédé de massage abdominal spécial.

Le patient étant couché sur le flanc droit, notre confrère soulève entre le pouce et l'index de chaque main la peau et la graisse sous-cutanée au niveau de l'S iliaque, puis il exécute sur cet intestin, rendu ainsi plus directement accessible, une série d'effleurages et de mouvements de pression dirigés de haut en bas et exercés au moyen des extrémités des doigts restés libres. Cette manœuvre est continuée pendant environ cinq minutes. Au bout de ce temps, le malade est couché sur le flanc gauche et le même procédé de massage, pratiqué en sens inverse, c'est-à-dire de bas en haut, est appliqué sur le cæcum et la portion ascendante du côlon. Il ne reste plus ensuite qu'à masser l'intestin grêle et la partie transverse du côlon, ce qu'on réalise, le patient étant placé dans le décubitus genu-pectoral, position qui a l'avantage, en relâchant la paroi abdominale, de rapprocher les diverses parties de l'intestin de la main du masseur.

Ce massage, dont la durée totale est de quinze minutes, aurait pour effet immédiat, lorsqu'il est bien exécuté, de provoquer une évacuation alvine facile et abondante,

L'expérience nous démontre qu'il ne faut pas promettre aux malades une évacuation comme étant l'obligatoire résultat de chaque séance de massage.

La position genu-pectorale n'est efficace que chez les sujets maigres et à parois abdominales flasques. D'une manière générale, les manœuvres de Kümmerling ont grande analogie avec celles que nous connaissons.

Fort judicieusement, M. le Dr Cattaneo pense que le massage de l'abdomen doit être considéré comme le moyen plus efficace et le plus pratique de combattre la constipation infantile; ce procédé, très en vogue dans le traitement de la constipation de l'adulte, n'est que peu usité dans la pratique pédiatrique.

Chez les nourrissons en bas âge, M. Cattaneo pratique le massage abdominal d'après le procédé qu'il a vu employer à la clinique de M. le docteur Heubner, professeur de pédiatrie à la Faculté de médecine de Berlin, et qui consiste dans les manœuvres suivantes:

Après s'être enduit les mains de vaseline, on commence par soulever la peau du ventre sous forme de larges plis qu'on pince tout doucement entre les doigts. Cela fait, on soumet au pétrissage d'abord les muscles droits, puis les muscles transverses de l'abdomen: ensuite on exécute avec la paume de la main des effleurages circulaires sur l'intestin grêle, dans l'espace compris entre l'ombilic et le pubis, et on termine par un pétrissage profond du côlon en suivant cet intestin sur tout son trajet.

Avant la première séance, notre confrère fait évacuer l'intestin au moyen d'un purgatif ou d'un lavement afin d'éviter les lésions intestinales qui pourraient produire, au cours du massage, des masses fécales trop dures. Les premières séances ne sont que de deux à quatre minutes; plus tard on peut masser pendant six à huit minutes. Lorsque l'abdomen est très dur et distendu, il est bon, avant de commencer le massage proprement dit, de pratiquer un peu d'effleurage circulaire, ce qui a pour effet d'assoupir les parois abdominales.

La première défécation spontanée ne s'obtient qu'après deux ou trois séances. La constipation disparaît définitivement au bout de quatre à six semaines de traitement suivi, mais si l'on cesse auparavant, la rétention des fèces ne tarde pas à se reproduire.

Le massage du ventre chez les petits enfants n'est contre-indiqué que s'il existe un état inflammatoire d'un viscère abdominal ou, ce qui est beaucoup plus rare, lorsque les parois de l'abdomen présentent une sensibilité exagérée. (*Sem. méd.*, 1898.)

Ces importants résultats du massage sont aujourd'hui bien connus, et l'emploi de ce mode thérapeutique tend à se généraliser aussi bien chez l'enfant que chez l'adulte.

Le massage, qui, depuis un certain nombre d'années, est employé de plus en plus fréquemment dans les affections les plus diverses, donne également des résultats remarquables dans le traitement de l'invagination intestinale.

Karnitzky (de Kiew) a employé le massage abdominal dans 12 cas de constipation habituelle et dans 12 cas de constipation aiguë des enfants, âgés de 8 et 11 ans. Il tire les corollaires suivants de ses observations :

1° Le massage abdominal peut produire sur la marche de la digestion des effets qui ne sont en rien inférieurs à ceux des purgatifs;

2° La constipation habituelle peut aisément être guérie par le massage seul, sans l'emploi simultané des purgatifs;

3° Plus l'enfant est jeune, plus la guérison est facile-**ment obtenue;**

4° Plus l'enfant est jeune, plus les manipulations doivent être modérées et plus les séances doivent être courtes ;

5° La durée des séances doit varier de trois à dix minutes, suivant l'âge des patients. Il n'est pas à recommander de dépasser cette limite, car des séances plus longues sont inutiles et peuvent même aggraver la situation des malades ;

6° On peut sûrement regarder le massage abdominal comme le meilleur traitement de la constipation des enfants. On ne doit user des médicaments purgatifs que dans des cas tout à fait exceptionnels (*Gazette méd. de Liège*, n° 14, 1891, et *Journal de méd. de Paris*, 1891).

OCCLUSION INTESTINALE. — Dans le cas où le diagnostic : occlosion intestinale, due à l'accumulation de matières stercorales durcies, est nettement établi, le massage peut être d'un utile secours pour rétablir le cours normal du contenu de l'intestin. Dans trois cas, j'ai pu reconnaître l'existence d'une masse cylindrique, assez dépressible, ayant pour siège le côlon transverse à sa partie moyenne (2 premiers cas), le coude formé par l'extrémité gauche du côlon transverse et l'origine du côlon descendant (dans le 3ᵉ cas). Les purgatifs, les irrigations forcées, les lavements d'eau de Seltz, l'électricité avaient été employés sans résultat, l'intervention chirurgicale paraissait l'unique ressource. Il a suffi d'un ou deux massages soutenus et progressifs, d'une durée totale de trois quarts d'heure environ, pour déterminer la propulsion des matières vers la partie voisine et leur expulsion ultérieure suivie de la cessation complète des accidents. Dans un cas, traité en commun avec mon savant maître le professeur Duplay, il s'agissait d'une jeune femme de 28 ans environ, chez laquelle la tuméfaction avait pour siège la région moyenne du côlon transverse. L'obstacle était facile à percevoir et à circonscrire (vomissements fécaloïdes, météorisme). La laparatomie semblait s'imposer. Deux massages de trois quarts d'heure environ, à trois heures d'intervalle, ont suffi à assurer la guérison en déterminant une débâcle. Dans ce cas, l'électricité avait été employée sans résultat.

Piorry (ainsi que le confirme son *Traité de médecine pratique*, vol. III) et Delpech n'ignoraient pas les bons effets du massage dans le cas de gêne ou d'obstruction provoquées par les matières contenues dans l'intestin.

Il y aurait, croyons-nous, grand avantage à essayer plus fréquemment l'action combinée du massage et de l'électricité dans les cas d'occlusion intestinale où le diagnostic étiologique du phénomène, en tant que d'origine mécanique, peut être établi.

Le D⊤ Bitterlin (de Baume-les-Dames), cité dans le travail de Weber (Paris, 1891), signale un cas d'iléus guéri par le massage abdominal, chez un homme de 56 ans, dont l'état extrêmement grave fut instantanément modifié à la suite de la malaxation de l'abdomen. Les vomissements fécaloïdes cessèrent, les selles s'établirent après de violentes coliques, et tout rentra promptement dans l'ordre.

Foie et vésicule biliaire. — Comme ce que nous avons dit au sujet du massage de l'abdomen pouvait le faire prévoir, les manipulations donnent de bons résultats lorsqu'on les applique aux congestions du foie et surtout aux troubles de la sécrétion et plus encore de l'excrétion biliaire. Durand-Fardel le recommande dans les engorgements hépatiques. Arétée le conseillait dans le cas de colique hépatique. Nous considérons que cette dernière pratique ne saurait être dépourvue de danger, mais nous pensons que, chez certains sujets indemnes de lithiase hépatique confirmée, le massage de la région de la vésicule biliaire ne peut que favoriser le cours de la bile et s'appliquerait avec de grands avantages dans nombre de cas où l'atonie de la couche musculeuse de la vésicule est manifeste.

Le Dʳ Kohlbrugge, de Java, a la fréquente occasion de traiter l'hypertrophie et l'engorgement hépatiques soit primitifs, soit consécutifs à des maladies infectieuses si communes dans ces contrées. Le Dʳ Kohlbrugge recommande à ses malades la manœuvre suivante, exécutée plusieurs fois par jour :

« Le patient comprime énergiquement le ventre avec les deux mains tenues de façon que les pouces s'appuient sur les os iliaques, tandis que les autres doigts et les faces palmaires reposent sur la région abdominale, et il exécute en même temps une série d'inspirations lentes et aussi profondes que possible. »

C'est là un moyen simple grâce auquel, d'après cet auteur, la guérison est obtenue plus rapidement que dans les cas où l'on emploie exclusivement le traitement à l'aide de médicaments.

Dans un travail que j'ai fait paraître sur un cas de **consti-pation** rebelle traitée et guérie par le massage de la région de la vésicule biliaire (*Journal des Praticiens*, 1898), j'ai cru devoir attirer l'attention sur ce point : qu'en pratiquant le massage du côlon, les doigts pressaient sans nul doute sur la vésicule biliaire et favorisaient ainsi l'expulsion de la bile vers le duodénum.

J'ajoutai que la pression de la main produisait certainement sur la vésicule biliaire, une action mécanique excitant la contractilité de ce réservoir, dont la structure musculaire n'est plus à démontrer.

Chez plusieurs malades, excepté toutefois chez certains neurasthéniques (et pour ces derniers, nous le ferons remarquer, il ne s'agit pas d'ordinaire de troubles purement survenus dans l'appareil biliaire), j'ai pu observer que le massage, pratiqué exclusivement sur la région de la vésicule biliaire, donnait des résultats sensiblement comparables à ceux obtenus par le massage abdominal portant sur l'ensemble de l'appareil digestif sous-diaphragmatique.

C'est là une notion qui peut avoir son importance, attendu que, chez certains sujets, l'exécution du massage abdominal « total », est impossible ou contre-indiquée, soit qu'il y ait tumeur abdominale, excès d'adipose sous-ombilicale, hyperesthésie extrême de certaines parties du tégument abdominal, soit encore qu'en raison du jeune âge de certains sujets et de l'exiguïté du bassin et de l'abdomen, on doive préférer le massage de la région correspondant à la vésicule biliaire, en raison de sa plus grande facilité. D'autre part, chez certains malades, la constipation rebelle paraissant devoir être attribuée à ces phénomènes cholestatiques sur lesquels Spring, du reste, avait jadis attiré l'attention, l'indication de solliciter la contractilité de la vésicule biliaire semble s'imposer.

Je n'insiste pas sur la nécessité d'éviter toute manœuvre de massage sur un sujet présentant ou ayant présenté à une époque peu éloignée des phénomènes de lithiase biliaire. Il convient, en effet (quoique ce redoutable accident ne se soit jamais produit, que je sache, durant le cours d'un massage), de ne pas perdre de vue la possibilité d'une rupture de la vésicule biliaire distendue à l'excès, de même que l'on doit éviter l'irritation que la collision de calculs hépatiques ne manquerait pas de produire sur la paroi du réservoir de la bile, chez les sujets en puissance de lithiase.

Le procédé que j'emploie, et qui jusqu'à ce jour n'a été

signalé par aucun auteur, s'adresse exclusivement aux
sujets atteints de contispation rebelle et chez lesquels il
y a lieu de soupçonner un arrêt plus ou moins marqué
de l'excrétion biliaire. En raison de l'incertitude où le
praticien se trouve d'exercer ses pressions exactement
sur le fond de la vésicule, je crois devoir dire : C'est à la
« région correspondant à la vésicule biliaire » que ce
massage doit être limité. En raison de la variabilité de
position de la vésicule, qui peut occuper l'un des points
quelconques compris entre le bord externe du muscle
droit antérieur de l'abdomen d'une part, et la partie ini-
tiale du côlon transverse en se rapprochant de préférence
de ce dernier point, il est préférable de chercher à masser la région correspondante dans son ensemble. L'opérateur, se plaçant au côté droit du malade, peut aisément
diriger l'extrémité de ses doigts au-dessous du rebord
des fausses côtes et les plonger obliquement vers la face
inférieure du foie. Les pressions doivent être dirigées de
bas en haut, progressivement et *avec une extrême douceur*. J'ajoute que ce sont les mouvements rotatoires
imprimés aux extrémités des doigts, qui sont le mieux
tolérés par les malades. On peut adjoindre à ces pratiques,
des mouvements vibratoires dont la technique est trop
spéciale pour que je doive y insister ici. Le malade doit
conserver la position assise ou demi-assise; les genoux
fléchis légèrement sur l'abdomen, au lieu de la position
couchée; la première rend en effet plus accessible, surtout dans l'inspiration, l'appareil biliaire excréteur. Je
conseille de choisir le moment de la journée qui correspond à trois heures après le repas de midi. Un massage
ainsi compris, exécuté pendant dix minutes, quotidiennement, suffit pour produire en quelques séances, 10 à
12 environ, les premières selles obtenues sans l'aide
d'aucune autre médication. Trente à quarante jours

sont nécessaires pour assurer une guérison durable.

Parmi les cas nombreux de guérison que j'ai eu à enregistrer et qui, soit chez les adultes, soit chez les jeunes sujets, ont présenté entre eux la plus grande analogie, je crois devoir n'en citer qu'un seul, car elle peut être considérée comme typique.

Il s'agit d'une petite fille de 3 ans et demi, malade depuis deux ans environ, traitée par plusieurs confrères pour de l'*entéro-colite-muco-membraneuse chronique sèche*. L'enfant souffrait d'une constipation opiniâtre; crises dysentériformes suivies d'expulsion de mucus glaireux, de pseudo-membranes souvent tubuleuses, occupant les dernières parties des matières expulsées, — enfant d'aspect chétif au teint subictérique, aux yeux cernés, très amaigrie. — Depuis deux ans, aucune selle n'avait pu être obtenue sans le secours de moyens artificiels. Toute la série de purgatifs ayant été épuisée sans aucun résultat satisfaisant, les parents se décidèrent sur le conseil de leur médecin habituel, à soumettre l'enfant à un traitement massothérapique qui me fut confié. Ce traitement, commencé le 16 décembre 1897, eut lieu tous les jours. Dès la 11e séance, l'enfant eut une selle naturelle. Du 27 décembre au 31 décembre une garde-robe fut chaque jour obtenue.

Progressivement les gardes-robes devinrent quotidiennes et même bi-quotidiennes. Dès la 30e séance, l'amélioration de l'enfant a pu à juste titre être considérée comme définitive. Toutefois, le traitement fut continué sur la demande des parents de l'enfant et fut exécuté pendant 27 séances complémentaires.

Dès cette époque, la régularité de la fonction, la coloration normale des matières, l'absence totale de coprostase, la disparition complète des muco-membranes, l'augmentation du poids de l'enfant, étaient autant de signes permettant de compter sur une guérison qui ne s'est pas démentie.

On peut conclure de cette observation, que le massage de la région de la vésicule biliaire constitue chez certains sujets une ressource thérapeutique digne d'intérêt. Haller, Zimmermann, Magendie, Brucke, et d'autres physiologistes, ont établi expérimentalement la contractilité du réservoir de la bile. Nous n'ignorons pas que l'excitation d'une partie de l'intestin au voisinage du canal cholédoque provoque par voie réflexe la contraction de la vésicule.

Nous ne nous proposons dans ce court exposé que d'enregistrer un fait clinique. Toutefois, nous croyons devoir noter que, d'après Striker et Rœhrig, toute cause pouvant provoquer l'hyperémie des vaisseaux hépatiques augmente la sécrétion biliaire. Or, sans nul doute, le massage stimule la circulation de la région hépatique et doit provoquer un utile phénomène d'hypersécrétion de la bile. Grâce à la précaution que l'on doit prendre d'exercer le massage pendant les mouvements d'inspiration que l'on fait exécuter au malade, la vésicule biliaire se trouve prise ainsi entre deux forces comprimantes et doit avoir tendance à expulser son contenu vers l'intestin. Il est probable que chez certains sujets constipés l'écoulement de la bile est insuffisant ou se trouve limité à la faible partie qui s'écoule directement et continuellement dans l'intestin, pendant l'intervalle des repas. Sans doute, chez de tels malades, c'est la présence de cette partie de la bile qui a séjourné dans la vésicule un temps normal qui est utile et nécessaire au bon fonctionnement de la digestion intestinale. Peut-être aussi — et ce n'est là qu'une hypothèse — s'il existe quelque bouchon muqueux dans les voies biliaires comme le fait a été constaté par Jaccoud chez les sujets atteints de catarrhe des voies biliaires), l'augmentation de pression produite par le massage peut provoquer la disparition de l'obstacle et aider à rétablir le cours de la bile.

L'action excitante produite par la présence de la bile sur les fibres musculaires de l'intestin doit aider puissamment au rétablissement des fonctions intestinales. De plus, le massage de la région de la vésicule biliaire doit probablement, chez certains sujets atteints de coprostase du côlon transverse, faire cesser la compression exercée sur les voies biliaires par les matières accumulées. Chez le jeune enfant dont je publie l'observation, les matières ont repris rapidement leur coloration normale. De plus, l'odeur nauséabonde des selles a cessé dès la 14e séance de massage.

Le rôle antiputride de la bile s'est ainsi manifesté. Dans son Traité des poisons de l'organisme, Charrin tend à prouver par ses recherches que la bile élimine les toxines, et que son insuffisance amène un accroissement des putridités, partant des matières offensives. Ce rôle antiputride de la bile avait été autrefois mis en lumière par Cadet de Gassicourt, à propos des kystes en communication avec les voies biliaires et expérimentalement démontré par les injections de bile de bœuf dans les kystes (observation de Auguste Voisin).

Je n'insiste pas sur tous ces phénomènes propres à la physiologie de la bile. Je crois devoir, de l'ensemble des faits que j'ai observés, tirer les conclusions suivantes :

1° Le massage abdominal « total ». c'est-à-dire portant sur l'ensemble de la partie sous-diaphragmatique du tube digestif, n'est pas toujours indispensable pour combattre et guérir la constipation rebelle ;

2° Un massage portant exclusivement sur la région de la vésicule biliaire peut suffire à guérir certains cas de constipation rebelles à l'emploi des moyens thérapeutiques classiques ;

3° L'action d'un massage quotidien de la région cystique d'une durée de 10 à 15 minutes, le malade étant maintenu dans la situation demi-assise, provoque des selles naturelles vers les dix ou douze jours qui suivent la première séance de massage ;

4° Le passage régulier de la bile dans l'intestin s'accompagne du retour de la coloration normale des selles, de l'abolition de leur fétidité. Le corps reprend de l'embonpoint ;

5° En dehors de la lithiase biliaire qui constitue une contre-indication formelle à ces manœuvres, ce genre de massage pourrait être utilement appliqué aux malades chez lesquels on soupçonne un mauvais fonctionnement de l'appareil excréteur de la bile, quelle qu'en soit la cause.

Dilatation stomacale. — Affection très fréquente qui se rencontre surtout à l'âge adulte ; elle est l'apanage de l'un et l'autre sexe, sans qu'il soit possible de dire au juste chez lequel des deux elle prédomine.

Elle est due soit aux altérations des parois de l'estomac, soit à quelque obstacle siégeant au niveau de la région pylorique.

Les altérations des parois de l'estomac sont de natures diverses.

Tantôt on a affaire à une inertie des tuniques musculaires de l'estomac, tantôt la dilatation est due à des adhérences périgastriques dont le mécanisme a été si bien démontré par le professeur Duplay.

Quelquefois c'est une paralysie des couches musculaires de l'estomac ou une dégénérescence granulo-graisseuse de la fibre musculaire qui détermine la dilatation

L'estomac dilaté affecte des dimensions variables ; il

peut quelquefois descendre jusque dans l'excavation pelvienne.

Le liquide extrait de l'estomac dilaté a une odeur fétide;
il contient des restes d'aliments plus ou moins digérés;
on y rencontre aussi un cryptogame appelé la sarcine,
des ptomaïnes, des leucomaïnes, produits de fermentation.

L'appétit est souvent diminué, d'autres fois il est conservé et peut être excessif. La soif est ardente. Les vomissements sont fréquents, la constipation habituelle.
L'épigastre est tendu et la percussion produit une vraie
sonorité tympanique.

Ces troubles locaux arrivent rapidement à altérer la
santé générale, le malade maigrit et dépérit peu à
peu.

Cette affection revêt soit la forme aiguë à marche très
rapide, soit la forme chronique à début insidieux; elle
se développe lentement et dure des mois et des années.

Nous pouvons dire avec le Dr Malibran : « Dans la dilatation, qu'il y ait ou non faiblesse des fibres contractiles,
la cavité a été forcée, par suite de pressions répétées au
delà de la résistance ou tension élastique habituelle; ces
pressions répétées sur la surface interne ont modifié les
éléments anatomiques et les ont forcés à s'adapter,
comme nombre, volume et puissance, aux conditions
nouvelles de travail qui leur ont été imposées. »

La totalité des éléments qui constituent la paroi ont
été forcés d'une façon définitive. La paroi de l'estomac
dilaté (qu'elle soit relâchée ou contractée) arrive à circonscrire une cavité toujours plus grande que la cavité
normale dans les états de contraction stomacale.

Il faut tout d'abord établir un régime alimentaire sévère, auquel on adjoindra l'antisepsie stomacale.

Tous ces moyens de thérapeutique médicale, dont l'effet est incontestable sur l'état général, sont parfois impuissants à modifier l'état local, c'est-à-dire la cause.

On a donc songé à s'attaquer directement à la lésion primitive d'où dépendent les autres phénomènes.

On a eu recours à l'électricité, qui a donné quelques résultats satisfaisants, mais non aussi complets qu'on l'espérait.

Le massage, associé ou non à l'électricité, possède une action souvent efficace. On peut même dire, sans crainte d'exagérer la vérité, que, abstraction faite du régime alimentaire spécial et dont l'importance est primordiale, une part de premier ordre lui revient dans le traitement de la dilatation de l'estomac.

Le docteur Carron de la Carrière a eu l'occasion de pratiquer le massage abdominal chaque jour chez l'une de ses malades.

Il a commencé par un massage local de l'abdomen, qu'il a fait suivre d'un massage général des membres et de la partie postérieure du tronc.

Il recommande cette méthode dans la dilatation stomacale d'origine neurasthénique.

Loin de troubler la digestion, le massage la facilite; les manipulations doivent être dirigées vers le pylore, de façon à faciliter le passage des aliments dans le duodénum.

Hirschberg a démontré que le massage de la région stomacale facilite l'apparition de l'acide salicylique dans les urines des malades auxquels on a fait ingérer du salol avec les aliments. Chpoliansky, en 1886, avait prouvé que le massage pratiqué pendant dix minutes favorisait le passage des aliments de l'estomac vers l'intestin grêle. Le docteur Dujardin-Beaumetz se montre très partisan du massage abdominal dans le traitement de la dilatation stomacale : « Chez la plupart de nos malades dilatés de l'estomac, la digestion s'active, le clapotement stomacal diminue, le poids augmente. » Les manœuvres consistent en pressions dirigées de gauche à droite, vers le pylore. C'est un espèce de kammgriff » ; puis on pétrit et on malaxe l'estomac lentement et légèrement.

Les ptoses et entéroptoses. — Le sexe féminin est plus prédisposé que le sexe masculin. Le corset, en abaissant le foie et par là la masse intestinale, semble encore augmenter cette prédisposition.

Étudiées par Glénard, qui présenta en 1886 un mémoire sur ces divers états. Au point de vue étiologique, nous pouvons d'après Glénard classer de la façon suivante les diverses variétés d'entéroptoses :

A. *Entéroptose primitive*, protopathique (suite de couches traumatismes).

B. *Entéroptose secondaire* (suite d'atonie gastrique) accompagnée de néphroptose.

C. *Entéroptose simple*, accompagnée de néphroptose ;
     —   —   —   de métroptose.

D. *Entéroptose compliquée* d'atonie gastrique, de dilatation stomacale.

Dans son remarquable travail sur la dyspepsie nerveuse et l'entéroptose (*Lyon médical*, 1885), le même auteur Glénard nous donne la classification naturelle suivante des divers caractères subjectifs de la dyspepsie idiopathique qui conduit à l'entéroptose :

A. *Caractères ordinaux :*

Symptômes dyspeptiques **habituels, seulement après** le repas ;

Bien-être à jeun ;

Absence constatée **et admise de toute** localisation **connue.**

B. *Caractères génériques :*

I. Longtemps après le repas, relation avec les aliments.	Symptômes choméliens.	Flatulence (éructations). Douleur. Aigreurs.	Type masculin.
	Symptômes mésogastriques	Plénitude, pesanteur. Constriction, tiraillement cardio-œsophagien. Spasme cardio-œsophagien. Délabrement, barrement, creux. Vide, boulimie.	
II. De suite après le repas, sans relation avec tels aliments.	Symptômes vaporeux.	Bouffées. Étouffements. Angoisse. Suffocation.	Type féminin.

Caractères combinés des deux types . . . . Type mixte.

C. *Caractères spécifiques :*

Différentiels des variétés, sous-variétés ou même des individus ; caractères non classés.

I. *Symptômes voisins de l'appareil digestif :*

Ballonnement, gonflement, empâtement, anorexie, hétérophagie, dégoût, nausées, vomissements ; dyspepsie de tel aliment, éructations nidoreuses ; apepsie, crampes ; brûlures ; diarrhée, constipation, alternance.

II. *Symptômes éloignés :*

Somnolence, lassitude, vertige, céphalalgie, névralgie, bourdonnements, palpitations, toux, enrouement, faiblesse, abattement, impuissance, irritabilité, insomnie, fièvre nocturne, sueurs, anémie, neurasthénie, hypochondrie, etc.

Le groupement synthétique des symptômes subjectifs nous apprend qu'il y a trois genres bien distincts : la dyspepsie chomélienne, la dyspepsie mésogastrique, la dyspepsie vaporeuse (celle-ci exclusive à la femme).

Glénard nous enseigne à palper l'abdomen de manière à rechercher la *corde colique transverse*. C'est une petite masse résistante que l'exploration de la face antérieure de l'aorte dans la région épigastrique nous permet de constater, elle est large de deux centimètres et demi au plus et épaisse d'un centimètre. Sa direction est transversale, perpendiculaire à l'aorte. Mobile de haut en bas, elle donne une sensation de résistance si on la tire en bas en pressant avec le doigt. En comprimant le mésogastre avec l'extrémité des doigts, sur une ligne transversale placée à deux centimètres au-dessus de l'ombilic; si l'on abaisse la ligne de compression en même temps que le malade fait une expiration, on sentira remonter sous les doigts et on pourra retenir la corde colique transverse.

On doit s'exercer à reconnaître l'S iliaque, en comprimant le flanc gauche sur une ligne parallèle à l'arcade de Fallope. Dans le flanc droit, la palpation rencontre le boudin cæcal et permet de se rendre compte de son « angustie » ainsi que de l'état tantôt de retrait, tantôt de dilatation qu'il présente. De même, la palpation renseigne le clinicien, sur la situation de l'intestin grêle, que l'on trouve réfugié dans le petit bassin. Glénard propose d'appeler cette atélectasie de l'intestin, du nom d'« entéropténose généralisée chronique ». Cette sténose de l'intestin produit l'état plat, excavé, flasque de l'abdomen. L'intestin étant vide de gaz, sa pesanteur spécifique augmente, d'où abaissement de l'organe, d'où chute du gros intestin dans sa partie transverse, vers l'ombilic et du grêle vers le petit bassin. Ainsi se réalise « l'entéroptose ».

Voici comment le même auteur pratique l'exploration du foie par le procédé du pouce :

Le malade est placé dans le décubitus horizontal, les genoux à demi fléchis.

Après avoir cherché par la *palpation* de la paroi abdominale antérieure, au-dessous du rebord costal droit, si
le foie ne dépasse pas ce rebord (la main du médecin
s'applique par son talon à la hauteur de l'épine iliaque),
reconnaître si le foie dépasse le rebord costal.

Voici les trois temps de l'exploration au moyen du
pouce :

1er *temps*. Soulever le foie en relevant la région lombaire, déprimer de bas en haut le flanc droit afin de
comprimer sous le foie la masse intestinale sous-jacente,
ce qui a pour résultat de faire redresser la face inférieure
de l'organe hépatique ;

2e *temps*. Placer la pulpe du pouce gauche sous le foie.

3e *temps*. Le pouce gauche étant à « l'affût », inviter
le malade à faire une profonde inspiration. La face inférieure du foie, le bord antérieur et la face antérieure du
foie se présentent ainsi successivement à l'examen du
pouce.

Ainsi pourront être constatés : le prolapsus, la déformation du lobe antérieur du foie, l'hépatoptose ou mobilité de cet organe, la congestion, l'hyperesthésie, la
cirrhose dans la gastrite alcoolique et le diabète. (*Des
Ptoses viscérales*, Glénard. Paris, 1899, Alcan.)

Glénard recommande aux malades : 1° Porter une
sangle pelvienne très serrée, placée très bas, retenue
par des sous-cuisses; la garder nuit et jour. Ainsi s'obtient l'élévation de la masse intestinale et l'augmentation
utile de la tension abdominale.

La sangle de Glénard, dite sangle pelvienne, se compose d'une bande droite de tissu élastique de 12 centimètres de large et de 68 à 76 centimètres de long. A sa
partie moyenne sont fixées trois baleines médianes
s'écartant de bas en haut en forme de patte d'oie, deux
baleines inguinales latérales, deux sous-cuisses com-

plètent le tout. Chez la femme, les sous-cuisses peuvent être remplacés par quatre jarretelles. C'est un corset sangle dont la mesure doit être prise sur l'abdomen sanglé qui doit être préféré.

2° Prendre chaque matin, une demi-heure avant le premier repas, ou à 2 heures du matin (s'il y a insomnie), un demi-verre de la solution suivante :

Sulfate de soude.	30 grammes.
Sulfate de magnésie.	20 —
Eau.	1 litre.

3° Si les selles sont insuffisantes le quatrième jour, ou si elles sont trop aqueuses, il faut prendre une des pilules suivantes :

Aloès socotrin.	3 centigrammes.
Extrait de rhubarbe	1 —

4° On fera quatre repas par jour :

Le matin : Potage au pain ou café au lait ;

A 11 heures : Viande de bœuf ou de mouton rôti ; œufs à la coque, pain rassis ;

A 4 heures : Pain rassis, confiture, thé.

A 6 heures et demie : Repas comme à 11 heures.

Boisson : Eau alcaline ou bière. Pas de vin rouge ni de lait (sauf le lait dilué du petit déjeuner). La diète lactée serait donc une faute.

5° Prendre $1^{gr},50$ de bicarbonate de soude au milieu de chaque repas.

6° De plus, Glénard recommande l'hydrothérapie associée au *massage général,* au *massage du côlon* et aux amers.

L'entéroptose du coude droit du colon est la lésion fondamentale, organique de l'entéroptose : La fixation défectueuse de cette partie de l'intestin, son siège au-dessous du foie, lequel peut être mobile (hépatoptose) et entraîner l'intestin (abaissement favorisé par le corset.

Le traitement de Weir-Mitchell Playfair est celui qui convient le mieux à cet état, car le décubitus dorsal, l'immobilité dans le lit pendant plusieurs semaines s'opposent à la traction que les viscères exercent pendant la station debout. J'ajouterais volontiers qu'à mon avis, le séjour au lit favorise l' « engraissement » voulu du sujet malade, et que, d'autre part, le massage abdominal favorise le retour de l'intestin à son calibre normal, ainsi que je l'ai tout récemment observé chez une malade de ma clientèle, âgée de 40 ans, neurasthénique, atteinte d'une véritable « angustie » de l'ensemble de l'intestin, d'entéroptose, de néphroptose (rein droit) et dont l'état s'est fort grandement amélioré en quatre mois de traitement. Je me suis appliqué à masser très complètement l'ensemble de l'intestin, principalement des côlons ascendant et transverse. Le rein, à mesure que l'intestin récupérait son volume, devenait plus fixe ; la marche devint facile dès le troisième mois de traitement, après avoir été impossible ou à peu près pendant un long laps de temps.

Il y a eu chez ce sujet, très manifestement, du gravier dans les urines, au moment où le rein flottant était douloureux à la pression.

D'après Glénard (*Soc. de méd. de Lyon*, 1885), la fréquence du rein mobile est très grande, peu d'affections sont aussi souvent méconnues.

C'est une maladie qu'il faut chercher, pour la trouver « avec préméditation », ainsi que nous le dit si bien le même auteur.

En employant le mot de néphroptose au lieu de « rein mobile », « rein flottant », Glénard indique ainsi implicitement la possibilité d'autres prolapsus contemporains.

Le rein mobile n'est rien, nous dit Glénard, le prolapsus intestinal est tout. Il est certain qu'en dehors de la néphrorraphie, il est impossible de maintenir le rein à sa place, si l'intestin n'a pas récupéré son volume primitif et normal. L'exploration de l'abdomen doit être, d'après Glénard, pratiquée comme suit : le malade est couché sur le dos, sans cambrure aucune, les épaules légèrement élevées, les jambes étendues et *non fléchies*, en résolution musculaire complète (*perinde ac cadaver*).

Il faut noter d'abord la forme du ventre : déprimé au niveau de la ceinture, bombé au niveau de l'hypogastre, sa flaccidité doit être l'objet de l'attention du médecin. Dans la palpation « néphroleptique », il faut « fouiller » l'hypocondre pendant une profonde inspiration.

La recherche du rein mobile comprend **trois temps** : l'*affût*, la *capture*, l'*échappement*.

Affût : La main gauche étant fixée, le pouce en avant, la main droite déprime la paroi antérieure de l'abdomen, dans le prolongement du pouce gauche. Si les doigts sentent, pendant une profonde inspiration du malade, un corps rénitent du volume d'une mandarine et qui descend;

Capture : Retenir la « ptose » entre le médius et le pouce gauche, puis porter le pouce le plus haut possible au-dessous du rebord costal, à la rencontre de « la ptose » à mesure qu'on la sent descendre dans l'inspiration.

Échappement : Écarter légèrement l'une de l'autre les extrémités du pouce et du médius gauches, abaisser en même temps la ligne de compression; la ptose remontera entre eux.

Si l'on exerce une pression brusque au moment où on va perdre la ptose, on pourra apprécier son degré de mobilité. Si notre pression brusque fait « sauter » quelque chose qui s'échappe en haut, si ce ressaut donne à la malade la sensation d'une « boule », il n'y a plus à douter : il y a un rein mobile.

Il y.a plusieurs degrés ; depuis la pointe de néphrop-tose (analogue à la pointe de hernie), jusqu'à la chute au 3° degré, et enfin le rein flottant.

Cautru, dans sa thèse inaugurale[1], a étudié chez chacun des malades qu'il a traités par le massage, ce qui a trait au chimisme stomacal des dyspeptiques, voici quelques-unes des indications fondamentales du mas-sage stomacal : d'après Cautru, il y a indication dans tous les types chimiques de dyspepsie, mais principale-ment lorsqu'il y a ralentissement dans l'évolution de la digestion.

INDICATIONS PATHOGÉNIQUES :

A: *Massage sédatif superficiel* (s'il existe des douleurs intenses).

B: *Massage excitant, superficiel ou profond,* si l'esto-mac a de l'atonie et s'il y a retard dans l'évacuation du contenu.

C: *Massage sédatif profond,* s'il y a contracture du pylore.

L'état de certains cardiaques, de certains tuberculeux peut-être amélioré par le massage.

C'est surtout à l'*hypopepsie* que le massage stomacal s'applique de préférence.

Contre-indications. — Une lésion organique, —. un ulcère, un cancer — s'il y a excès d'accélération de l'évo-lution digestive.

D'après le même auteur :

« La technique du massage varie suivant les effets qu'on veut obtenir ; le massage est *superficiel* ou *profond.* Voici, dans tous les cas, comment l'on procède : le malade est placé sur un lit dur, le siège un peu élevé, les cuisses en demi-flexion sur le bassin, de façon à re-

---

1. CAUTRU, *Traitement des dyspepsies par les agents physiques.* Thèse Paris, 1894, p. 64.

lâcher les muscles de l'abdomen; il respire librement, procédant par petites inspirations pour éviter une exagération de la tension abdominale. Une fois les limites de l'estomac bien nettement déterminées par la percussion, la palpation, la succussion, etc., on procède au massage proprement dit. Veut-on se contenter d'un *massage superficiel*, on effleure légèrement, par manœuvres interrompues faites avec la pulpe des doigts, la région épigastrique, ces manœuvres étant pratiquées indifféremment soit de gauche à droite, soit de droite à gauche. Ce massage superficiel qui, surtout au début, provoque facilement une sensation désagréable de chatouillement, a pour effet d'exagérer la contractilité des muscles stomacaux et en même temps d'activer la sécrétion glandulaire; c'est un massage excitant. Veut-on obtenir au contraire des effets sédatifs, il faut faire des frictions douces avec la face palmaire de la main; c'est un calmant par excellence de la douleur gastrique.

« Le *massage profond* se compose de pressions de plus en plus fortes pratiquées de gauche à droite et très lentes, quand il doit être sédatif; doit-il être excitant, on cherche à malaxer l'estomac après l'avoir saisi dans les doigts ou bien encore on se sert du médius gauche comme d'un doigt à ressort que l'on promène sur la région stomacale, en le percutant fortement au moyen du médius et de l'index droits. »

Devant conserver à ce livre son caractère de compendium nous regrettons de ne pouvoir publier *in extenso* le travail de Cautru (*Journal des Praticiens*, 1897) relatif à l'étude des symptômes de la dyspepsie chloro-organique de la classification d'Hayem.

« Je veux parler de la dyspepsie chloro-organique de la classification du professeur Hayem et qui répond d'après lui à la gastrite parenchymateuse. Elle est caractérisée

dans l'analyse par l'élévation de la valeur C (chlore combiné organique) par rapport à la valeur H (acide chlorhydrique libre). Au point de vue clinique, cette forme de
dyspepsies qui se voit surtout chez les arthritiques,
c'est-à-dire chez les ralentis de la nutrition, est caractérisée en outre par des symptômes communs à toutes
classes de dyspepsie, par quelques signes qui paraissent
être tout particulièrement caractéristiques de cette
forme. Les malades sont, en général, des neurasthéniques. C'est, que ce sont des congestifs dont l'attention
est attirée par le symptôme dominant en rapport avec
l'organe congestionné : ils sont successivement ataxiques,
paralytiques généraux, tuberculeux, cardiaques ; s'ils
ont des hémorrhoïdes, ils se croient atteints d'un cancer
au rectum, etc., etc. Leur état général reste, la plupart
du temps, bon et ils conservent, au début, du moins, les
apparences d'une santé florissante. Au point de vue gastrique, cette maladie se caractérise à son début par des
indigestions fréquentes occasionnées, soit par les excès
de table, soit par l'ingestion d'aliments lourds. Pendant
certaines périodes, ces malades ont ce qu'ils appellent
leurs crises d'estomac ; ils digèrent mal et ont souvent
la diarrhée après les repas ; en même temps, leurs phénomènes de neurasthénie augmentent. Ces rechutes se
produisent, soit à l'occasion d'un surmenage intellectuel
ou moral, ou encore d'un manque prolongé d'exercice.
Qu'ils changent de milieu, d'occupations, que leurs
soucis disparaissent, tout rentre dans l'ordre et ils se
croient guéris. Ces premières phases de l'affection se
modifient rapidement sous l'influence d'un traitement
approprié ; c'est ici que le massage local, joint au traitement de la neurasthénie, donne de brillants résultats.
Mais à une période plus avancée, lorsque la dyspepsie
de congestive est devenue inflammatoire (gastrite paren-

chymateuse), les phénomènes gastriques s'accentuent, l'appétit qui était resté bon devient capricieux. Quelquefois les malades sont pris de véritables fringales, sentant un besoin irrésistible de manger et, après avoir pris quelque nourriture, se trouvent rassasiés (l'état général a besoin d'être remonté, mais le filtre stomacal est mauvais). La sensation de mal de cœur, l'envie de vomir est fréquente, et quelques-uns de ces malades sont sujets, en outre, à des crises gastriques d'une grande intensité. Ces crises, qui sont probablement des congestions des nerfs de l'estomac et des plexus abdominaux, peuvent être comparées aux migraines avec lesquelles souvent elles alternent; on pourrait les appeler des « migraines abdominales »; elles ont d'ailleurs avec les migraines céphaliques quelques caractères communs tel que leur périodicité (fréquemment elles se produisent au moment des époques chez la femme); souvent on les rencontre chez les femmes pléthoriques, mal réglées, celles qui ont subi l'opération de l'hystérectomie. Elles ont encore ceci de commun avec les migraines d'origine congestive qu'elles disparaissent assez rapidement par le massage abdominal joint ou non à la saignée générale, de même que les migraines céphaliques disparaissent par le massage de la tête et en particulier des ganglions cervicaux.

« Ces crises peuvent être d'une extrême violence, variant selon le terrain sur lequel elles évoluent depuis la douleur sourde jusqu'à la vive douleur des coliques hépatiques et néphrétiques avec lesquelles d'ailleurs on les confond souvent, les douleurs s'irradiant tantôt vers l'épaule, tantôt vers la région lombaire ou celle du pli de l'aine. La plupart du temps, ces malades ne digèrent pas le lait. J'ai vu chez plusieurs malades apparaître une crise accompagnée de phénomènes de grande hystérie chaque fois qu'elles buvaient du lait, la crise ne cessant qu'après vomissement d'un caillot de lait.

« Ces malades maigrissent bientôt, la digestion et l'assimilation se faisant mal. Les nombreux médicaments qui leur sont donnés, ou qu'ils prennent d'eux-mêmes comme tous les neurasthéniques précipitent encore l'évolution de la gastrite.

« Chez les jeunes gens prédisposés, il faut redouter la tuberculose, ainsi que l'a fait remarquer le professeur Hayem.

« Cette forme de dyspepsie se caractérise enfin par des rechutes fréquentes, la diathèse arthritique étant toujours là, et la gastrite, si l'on n'y prend garde, continuant à évoluer vers l'hypopepsie d'abord et enfin vers l'apepsie avec atrophie glandulaire de l'estomac. C'est à cette période de la maladie que l'on remarque ces diarrhées chroniques survenant d'abord immédiatement après les repas, puis dans leur intervalle et forçant enfin les malades à se relever la nuit. »

Ce même auteur a insisté judicieusement sur ce point qu'il convient d'adjoindre au massage abdominal, chez les dyspeptiques, certains agents physiques, tels que:

L'*électrisation statique* dans les formes nerveuses locales et générales des gastrites ;

L'*électrisation faradique* dans l'hypopepsie des sujets non hyperexcitables.

L'*hydrothérapie chaude* chez les neurasthéniques, l'*hydrothérapie froide* chez les hyperpeptiques.

Dans l'hyperpepsie, Cautru, s'appuyant sur ce fait signalé par Hayem, que dans la plupart des cas « l'hyperpepsie chloro-organique n'est qu'une hyperchlorhydrie avec ralentissement de la digestion », en conclut qu'il faudra masser à jeun, dans ce cas; le massage sera en effet un tonique du muscle stomacal:

« Exécuté trop tôt après le repas, il ne donne que de mauvais résultats, les malades ont des renvois, des envies de vomir et éprouvent un malaise général.

« Il n'en est pas de même dans l'hyperpepsie générale avec activité de la digestion.

« Nous dirons d'abord qu'en principe il faudra être très sobre de massage stomacal dans cette forme de dyspepsie, de peur de réveiller ou d'augmenter la gastrite. Ce qui nous a paru le mieux réussir ici, c'est un massage superficiel calmant, prolongé pendant quinze à vingt minutes, pendant que se fait la digestion, au moment où apparaissent les gonflements, la lourdeur et souvent aussi la douleur qui l'accompagne. Mais, nous le répétons, mieux vaut s'abstenir dans la plupart des cas et ne songer qu'à l'intestin, s'il y a constipation ou diarrhée. »

Dans un nouveau et remarquable travail sur le massage des dyspeptiques (Congr. de Caen, 1894), Cautru s'exprime ainsi :

« Si nous employons l'expression de massage de l'abdomen et non de massage de l'estomac, c'est qu'il nous semble impossible de séparer, dans les dyspepsies, l'intestin de l'estomac. Un équilibre parfait est indispensable entre ces deux organes, et tout trouble de l'un amène, en général, un trouble de l'autre.

« Nous avons démontré, de plus, que le massage bien compris agit également bien dans la diarrhée chronique et dans la constipation.

« L'hypopeptique n'ayant pas la force de digérer seul, il faudra l'aider dans ce travail et remplacer par une gymnastique passive la gymnastique active que l'estomac et l'intestin ne peuvent plus faire. Nous nous sommes très bien trouvé, dans ce cas, de faire après le repas, pendant la digestion même, un massage superficiel, consistant en un effleurement léger de la région gastrique, pratiqué par manœuvres interrompues, faites avec la pulpe des doigts. C'est une percussion digitale, une sorte de jeu de piano, comme on l'a appelé. Ce massage excite lentement le muscle de l'estomac et réveille l'activité sécrétoire endormie.

« Nous avons donné à ce genre de manipulation le nom de *massage digestif,* car il aide vraiment le malade à digérer, tandis que le massage fait à jeun, peu utile chez les malades dont nous parlons ici, — car ils ont surtout de la paresse et non de l'atrophie musculaire, — sert à tonifier l'estomac et à activer l'évacuation retardée des résidus alimentaires.

« Ce massage que l'on fait à jeun trouve son indication dans la forme grave de l'hypopepsie, alors que les glandes sont atrophiées, le muscle altéré, les fermentations plus ou moins abondantes. Il sera profond et se composera de pressions de plus en plus fortes, faites de gauche à droite et lentement, puis de malaxations à l'aide desquelles on cherche à saisir l'estomac et l'intestin entre les doigts écartés.

« On a décrit une foule de procédés de ce massage profond, mais il nous semble que le médecin doit s'inspirer de ses idées personnelles, les mouvements qu'il fera, quels qu'ils soient, concourant toujours au même but, celui de tonifier le muscle gastro-intestinal. »

Cela s'applique à l'hypopepsie, qu'elle soit nervo-motrice, ou neuro-arthritique dans son origine. C'est dans ces états se traduisant par le gonflement abdominal, les renvois, la douleur épigastrique, la difficulté du travail intellectuel, la somnolence, que Cautru est d'avis de faire du massage. Si cette classe est en effet curable, il n'en est pas de même de la gastrite des tuberculeux et des alcooliques, chez lesquels il y a hyperpepsie avancée, destruction des glandes gastriques, et pour lesquels le traitement ne saurait s'adresser qu'à l'élément musculaire.

Wegele (de Konigsborn) pratique le massage de l'estomac après *introduction, dans cet organe, de liquides médicamenteux*. Contre-indiqué, dans le cas de cancer de l'estomac, d'ulcérations, d'inflammations de cet organe, ce moyen thérapeutique ne s'applique qu'aux affections chroniques non ulcéreuses de l'organe.

S'il y a insuffisance motrice, Wegele emploie la solution physiologique de chlorure de sodium.

S'il y a hypersécrétion : une solution de sous-nitrate de bismuth à 5 ou 6 p. 100, ou bien une solution de nitrate d'argent à 1 ou 2 p. 100.

S'il existe de l'anorexie : décoction de houblon ou macération de quassia.

S'il y a dilatation stomacale avec fermentation : une solution d'acide chlorhydrique à 2 p. 100.

Le massage est exécuté lorsque le liquide a été soit avalé, soit introduit au moyen d'une sonde. Il s'agit de provoquer le contact du médicament avec la totalité de la surface muqueuse gastrique. Après deux minutes de massage, évacuer le contenu de l'estomac et procéder au lavage de cet organe, si l'on a employé une solution non indifférente.

Je ne saurais me prononcer sur la valeur de cette médication que je crois devoir, toutefois, enregistrer.

Les vomissements nerveux dus à une hyperesthésie simple de la muqueuse stomacale (chez les hystériques, les neurasthéniques, les adolescents surmenés) cèdent assez aisément au massage, d'après Richter (de Munster). Cet auteur pousse, jusqu'au fond de l'estomac, une bougie à bout arrondi, à laquelle il imprime des mouvements de va-et-vient. Richter a pour but d'émousser ainsi la sensibilité de la muqueuse gastrique. Chez des sujets en vain traités par tous les moyens usités habituellement (*médicaments*, électricité, hydrothérapie, lavages de l'estomac), la réaction diminue à chaque nouvelle introduction de la sonde. Bientôt, les vomissements spontanés diminuent, puis cessent complètement.

Cette affection a une marche lente, progressive. Les signes, peu accusés au début, vont en s'aggravant, la maladie étant généralement méconnue par le médecin, et les malades restent dans cet état précaire et sans cesse s'aggravant.

Le traitement consiste :

1° Dans le port d'une ceinture hypogastrique, chargée de relever la masse intestinale ;

2° Dans un régime alimentaire sévère ;

3° Dans l'application des manœuvres du massage. Ces dernières en effet soulagent singulièrement les malades, soit qu'elles diminuent les douleurs produites par le tiraillement des organes, soit qu'elles aient une action utile sur l'intestin en favorisant le cours des matières et en diminuant la flatulence.

DIARRHÉE CHRONIQUE. — Nous empruntons à la *Revue générale de clinique et de thérapeutique* (fév. 1891) ces quelques lignes, dues à Simons Eccles, sur le traitement de la diarrhée chronique par le massage. Ce traitement n'agit pas seulement à titre de modificateur général de la nutrition, il a, d'après l'auteur, les effets suivants (*The Practitioner*, janvier 1891, p. 15) :

« Sous son influence, on constaterait la diminution des gaz intestinaux et leur expulsion ; la stimulation des mouvements gastro-intestinaux ; l'accroissement de l'activité circulatoire dans l'abdomen ; l'augmentation de l'absorption par la muqueuse intestinale ; enfin, par une augmentation des fonctions hépatiques, la destruction des toxines. A ce point de vue, on devrait donc considérer le massage abdominal, dans la diarrhée, comme l'une des ressources de la médication antiseptique. Le rôle antiseptique de la bile n'est pas douteux, en effet, tous les physiologistes l'ont signalé. »

Entéro-colite muco-membraneuse chronique sèche. — Ce syndrome morbide, à caractère si rebelle, peut être non seulement fort amélioré, mais entièrement guéri par le massage abdominal. J'ai obtenu récemment quatre cas de guérison chez des sujets en vain traités par la médication purement médicamenteuse et diététique. Une petite fille de 3 ans et demi dont je rapporte l'observation à l'article relatif à l'action du massage de la vésicule biliaire (voir plus haut), une fillette de 12 ans, un jeune homme de 19 ans, une femme de 40 ans nettement atteints d'entérite muco-membraneuse, m'ont été confiés pour les traiter de leur constipation habituelle. Progressivement, à mesure que l'intestin reprenait ses fonctions, l'expulsion des matières glaireuses et membraniformes devenait de plus en plus rare.

Les douleurs en effet, habituellement localisées aux deux fosses iliaques et à l'ombilic ou bien aux angles du côton transverse ou encore la partie moyenne du côlon chez ces malades, s'atténuèrent progressivement. Parfois même j'ai pu noter que cette sédation de la douleur, sans doute due au spasme de l'intestin, diminue ou devient nulle pendant le massage. Je n'insiste pas sur les symptômes si connus de l'entérite muco-membraneuse. Chez les quatre sujets que j'ai eu l'occasion de traiter et de guérir, la maladie avait été précédée de troubles gastriques et principalement de troubles hépaïiques. Sans vouloir me prononcer sur le rôle que la perturbation primitive ou secondaire de l'excrétion biliaire et de la composition chimique de la bile a pu remplir dans la pathogénie de l'affection, je dois dire que je me suis efforcé de favoriser l'évacuation de la bile chez les quatre malades que j'ai eu à traiter. Je dois ajouter, que les malades n'avaient pas abandonné pendant une bonne partie du traitement l'usage des lavages intestinaux, des laxatifs doux, non plus que l'observation de cette hygiène alimentaire dont l'importance chez cette catégorie de malades n'est plus à démontrer. Le premier signe d'amélioration était donné par l'apparition de selles naturelles. A cette période a succédé la disparition du spasme douloureux ; puis les modifications du teint, le retour de l'embonpoint, ont annoncé la guérison.

MALADIES DE LA PEAU

La peau se prête à merveille à l'action du massage. Halschek (de Vienne) a traité efficacement par la massothérapie certains sujets atteints de prurigo intense, au moyen d'effleurages centripètes. Les séances quotidiennes durèrent dix à quinze minutes, puis furent réduites à cinq et trois minutes. Chez tous les malades, les démangeaisons ont cessé rapidement. Les cas de prurigo mitis ont résisté plus longtemps que ceux de prurigo agria, ce qui démontrerait que la rapidité de l'action du massage n'est pas toujours en rapport avec la gravité de l'affection.

Mais il faut se garder de considérer le massage comme un moyen curatif du prurigo. Ce n'est qu'un moyen palliatif précieux.

Pospelow (de Moscou) recommande le massage suivant chez les sujets atteints d'acné facial : exprimer par de larges effleurages le contenu des glandes sébacées (les mains ayant été plongées au préalable dans de l'eau à 45°). Direction des frictions : A, de la ligne sagittale vers les tempes ; B, de l'angle interne de l'œil vers l'angle externe ; C, de l'oreille vers le nez ; D, du sillon nasolabial vers la commissure des lèvres ; E, de l'angle de la mâchoire vers le menton. Saupoudrer la face avec de la poudre de riz. Le lendemain, lavage de la face à l'eau tiède. Essuyer avec un linge fin. Renouveler les massages pendant dix minutes matin et soir. Ce traitement dure plusieurs mois.

MALADIES

DES

VOIES RESPIRATOIRES

MALADIES DU POUMON

Dumont a bien étudié l'influence du massage thoracique dans le cas d'insuffisance respiratoire (*Bulletin méd. du Nord*, p. 353 à 443). Marfan le recommande chez les enfants nés avant terme. Il faut exciter et pétrir le thorax dans la plupart des cas d'asphyxie ou d'empoisonnement. Nous savons en effet l'importance des excitations cutanées sur les mouvements respiratoires réflexes tant à l'état normal qu'à l'état de maladie. Dumont le recommande chez les individus où la *conformation défectueuse de la poitrine*, d'origine rachitique ou autre, fait craindre une prédisposition à la tuberculose.

D'après Dumont, le massage doit être utilisé dans les *maladies inflammatoires des bronches;* employé dans la convalescence des bronchites aiguës, il semble en *prévenir la tendance à un état chronique.* Il est encore indiqué dans les *maladies non inflammatoires des bronches;* c'est ainsi que Dumont l'a utilisé chez des asthmatiques et des emphysémateux. Smirnoff l'a recommandé dans les *œdèmes pulmonaires* et la *pneumonie hypostatique des typhoïsants.*

Dans la tuberculose pulmonaire, le massage généralisé est pratiqué depuis longtemps, mais on n'avait pas encore fait de massage du thorax en vue d'une action locale. On a surtout fait des frictions sur le thorax dans le but de faire absorber la créosote appliquée sous forme de pommade (Bourget).

Dans tous ces états, l'atrophie des muscles de la paroi thoracique est à craindre. La fonction respiratoire tend à décroître, du fait des dégénérescences musculaires. Révulsif et décongestif, par la stimulation cutanée locale, le massage dissipe les œdèmes et les infiltrations du tissu cellulaire ; il restitue aux muscles leur tonicité normale, prévient anatomiquement les amyotrophies et la sclérose diffuse, et physiologiquement la parésie, la raideur et la miopragie musculaire. Par son action sur les nerfs il exerce des effets sédatifs qui amènent la disparition des douleurs ; il active la circulation sanguine soit par simple action mécanique directe, soit par une modification régulatrice des vaso-moteurs, enfin il stimule la circulation lymphatique, ce qui favorise la résorption des exsudats. Sur le poumon le massage ne peut avoir d'effet, mais indirectement on obtient avec lui des effets indiscutables (Dumont).

J'ai eu l'occasion de pratiquer le massage dans certains cas de dyspnée très marquée chez des asthmatiques. Le pétrissage des muscles des parois thoraciques, surtout au niveau de la région latérale (où siège le nerf respirateur de Ch. Bell, ou nerf du grand dentelé), produit un notable soulagement.

Murray, de Stockholm (lorsque la maladie n'est pas récente), traite les malades atteints de pleurésie au moyen de mouvements imprimés à la cage thoracique du côté sain, pendant que des « hachures » sont pra-

tiquées du côté malade. Chaque séance dure vingt minutes (*Méd. moderne*, 1895). Kemper couche son malade
sur un canapé, sur le côté sain, la tête reposant sur un
coussin dur, les membres inférieurs légèrement fléchis
pour relâcher les muscles de la paroi abdominale, la
tête légèrement étendue, le bras du côté atteint rejeté
en haut et en arrière.

Le côté sain se trouve ainsi comprimé dans l'expiration et les mouvements d'expansion de la cage thoracique
de ce côté se trouvent gênés, tandis que le côté malade
se trouve dans une position la plus favorable à l'inspiration.

Le malade reste dans cette position pendant quelques
minutes, en faisant de grandes inspirations de seize à
vingt fois par minute, la bouche fermée. Pendant ce
temps le médecin fait le massage des muscles intercostaux.

Quand le malade s'habitue quelque peu à sa position,
on commence la gymnastique respiratoire active qui a
pour but de diriger l'inspiration principalement sur le
lobe comprimé, autant que possible. Dans la pleurésie
gauche de la base, on atteint ce but en comprimant le
flanc en haut, d'une part, et le thorax au niveau du creux
de l'aisselle, d'autre part, afin de limiter l'inspiration du
côté du diaphragme.

Si le lobe pulmonaire est complètement comprimé,
on provoque par ce procédé une dyspnée notable qui
démontre que les lobes sont gênés et que le lobe atteint
ne suffit pas à lui seul pour la respiration.

Il faut aussi au moment de l'inspiration exercer une
pression sur la région du thorax correspondant à l'exsudat. Cette pression s'exerce avec la paume de la main,
les doigts étant écartés. Quand le poumon comprimé
par l'exsudat commence à mieux fonctionner, l'exsudat

se trouve au moment de l'inspiration sous la pressio
d'une part du poumon qui se dilate, d'autre part de la
main qui le comprime à l'extérieur.

L'épaisseur de la couche liquide diminue, son niveau
s'élève, ce dont on s'assure par la percussion, et l'exsudat se met en contact avec la partie saine de la plèvre
qui absorbe mieux.

Pour agir directement sur l'exsudat, on exerce soit
au moment de la compression, soit isolément, des
mouvements oscillatoires, petits et rapides, sur la cage
thoracique à l'aide d'une main, l'avant-bras étant très
rendu (Lyon, *Rev. de thérapeutique*).

Poliakof (de Tiflis) attribue au massage le succès qu'il
a obtenu dans dix cas d'*épanchements pleurétiques ;* une
fois par jour, pendant un quart d'heure, dans la direction
des lymphatiques, c'est-à-dire en convergeant vers l'aisselle, il pratique du massage sec (effleurages, frictions
et pétrissage) ; mais le massage dans le cas de pleurésie
paraît surtout devoir être utilisé en vue d'empêcher les
adhérences et de prévenir l'atrophie musculaire.

MALADIES DE L'APPAREIL
CIRCULATOIRE

Sclérème des nouveau-nés. — Cette sorte d'induration sous-cutanée du tissu cellulaire ne doit pas être confondue avec la sclérodermie. Elle se traduit par l'intumescence de certaines parties du corps, notamment des membres inférieurs, de la région lombaire, des membres supérieurs, des paupières. Le tégument peut présenter un abaissement excessif de la température : 22, 26°. C'est contre la forme œdémateuse du sclérème que Pastorella avait recommandé les onctions hydrargyriques ; Royer, les affusions froides et les frictions sur les membres avec la glace[1]. Mais ainsi que Descroizilles le fait remarquer, ces moyens ne sont avantageux que lorsque la température n'est pas très basse. Il faut à tout prix : 1° favoriser la circulation ; 2° activer la calorification. Le massage méthodique, régulièrement appliqué ainsi que Legroux l'avait le premier prescrit, constitue un moyen des plus rationnels. Tout en stimulant la respiration, il provoque en effet la résorption de l'œdème.

Le pétrissage massothérapique s'exercera successive-

---

1. Descroizilles, *Path. et Chir. infantiles*. Paris, 1884.

ment sur les membres et les diverses parties œdématiées. Mais on évitera de produire « l'attrition des parties profondes » (Descroizilles). On associera à ces manœuvres des mouvements passifs de gymnastique respiratoire, on fera exécuter aux jointures tous leurs mouvements normaux.

Maladies du cœur. Cardiopathies. — Dans ses remarquables travaux sur les cardiopathies vasculaires, le Dr Huchard signale l'importance des moyens destinés à favoriser la circulation du « cœur périphérique ». Le massage est à juste titre, mentionné parmi les plus puissants. Nous connaissions déjà les heureux effets du massage dans le traitement des infiltrations séreuses, mais l'idée de l'utilisation systématique du massage dans le traitement de ce genre d'affection revient au savant médecin de l'hôpital Necker[1] : « C'est du côté musculaire, qu'il faut agir de bonne heure, et cela par l'intermédiaire des contractions musculaires. De tous les organes, après le poumon, c'est le tissu musculaire qui présente une combustion et une respiration plus actives. De l'activité plus grande de la circulation dans un muscle en action résulte un effet dérivatif au profit du cœur, la dilatation des vaisseaux, d'où la diminution de la tension artérielle, comme Chauveau l'a démontré.

« Il résulte de ces données que l'exercice musculaire, en favorisant la circulation sanguine vers la périphérie, soulage le cœur, facilite son travail et produit les effets d'une saignée sans en avoir les inconvénients, puisqu'il s'agit ainsi d'une véritable « saignée déplétive », comme Eloy l'a dit au sujet de l'action des iodures. »

Le Dr Huchard parle avec éloge des bons résultats obtenus par l'adjonction au massage de mouvements passifs

1. Voir *Traitement et curabilité des cardiopathies artérielles.* Henri Huchard, Doin, 1892.

méthodiques. Sous cette influence, les malades « perdent de jour en jour leur aspect cyanosé, leur dyspnée, leur œdème des jambes, pendant que le pouls gagne de la régularité et de la force et que les urines, rares et chargées avant le traitement, reprennent, au bout de dix à douze jours, leur abondance normale et leur limpidité ». Ainsi se trouve appliquée la proposition établie par le Dr Huchard : « A maladie artérielle, il faut une médication artérielle. » Arétée conseillait le massage chez les cardiaques (*De Curatione cardiacorum*), mais il avait pour but de provoquer uniquement la diaphorèse.

D'après Cautru (*Bull. gén. de thérapeutique*, 1899), le massage profond et doux amène un abaissement de la pression artérielle périphérique; de plus, il produit une diminution du nombre des pulsations. En même temps que la pression diminue, les urines augmentent dans les jours qui suivent le début du traitement.

Un massage superficiel excitant, les tapotages, les hachures augmentent au contraire momentanément la pression et le nombre des pulsations cardiaques (voir à ce propos la dernière observation de ce travail).

On peut donc, à l'aide de manœuvres différentes, régulariser à la longue la circulation et rendre par conséquent l'équilibre normal.

L'action diurétique du massage dans les affections du cœur a été démontrée à Necker dans le service du Dr Huchard. Le massage abdominal donne de brillants résultats, dans le cas de migraine simple ou ophtalmique, dans la pléthore abdominale et ses manifestations, les dyspepsies, les dysménorrhées, les affections cardiaques, pulmonaires ou hépatiques d'origine artério-scléreuse, l'angine de poitrine vraie ou fausse, etc. La gymnastique suédoise est contre indiquée chez les artério-scléreux avancés, le massage de l'abdomen seul suffit.

Le Dr Huchard, dès 1892, considérait que le massage régularise la pression sanguine, décongestionne l'appareil veineux et provoque la diurèse en facilitant la circulation rénale. En conséquence tous ces faits permettent de considérer le massage comme un succédané de la digitale. D'importantes et nouvelles recherches sont venues s'ajouter aux précédentes; dans les cas de lésions organiques du cœur, Lorand (de Carlsbad) conseille de pratiquer un massage énergique des extrémités et de l'abdomen, puis de faire exécuter des mouvements passifs des membres. Pour obtenir une augmentation de l'ampleur des mouvements thoraciques, Lorand se place derrière son malade, maintenu assis sur un tabouret; il passe les mains sous les épaules du patient et les porte en arrière tout en les soulevant, pendant que le malade donne à son thorax la plus grande capacité possible au moyen d'une profonde inspiration.

Pour exercer sur le cœur une action sédative puissante, Lorand pratique sur la région précordiale des manœuvres d'effleurage et de légers tapotements. Les troubles de la compensation se trouvent atténués, notamment la dyspnée, la cyanose, l'œdème (*Sem. méd.*, 1895).

Maladies des vaisseaux (veines et lymphatiques). — Longtemps après l'apparition d'une phlébite, lorsque la maladie ne se traduit plus que par la dilatation des vaisseaux veineux collatéraux (phénomène qui prouve l'oblitération et la transformation des veines primitivement malades en cordons fibreux), le massage peut être utilement employé. Mais il faudra s'être minutieusement rendu compte qu'il n'existe en aucune partie des membres que l'on se propose de traiter, soit superficiellement, soit dans la profondeur des tissus, aucun point douloureux. Le massage ne doit être ici qu'un moyen d'aider au rétablissement de la circulation, au retour des fonctions musculaires et à la disparition de l'œdème parfois si tenace qui gêne la locomotion. De même en ce qui concerne les lymphangites : s'abstenir de massage pendant la période aiguë de la maladie, agir simplement contre l'œdème persistant. Le massage donne ici des résultats prompts et remarquables.

Depuis que j'ai fait paraître ces lignes sur la question du traitement massothérapique des phlébites, certaines tendances se sont manifestées dans le monde médical, ayant pour but de traiter précocement les phlébites, par le massage. Nous mentionnerons, au premier rang, l'essai que Dagron a fait dans ce sens.

Il conseille de maintenir couchées et dans l'immobilisation les nouvelles accouchées atteintes de phlébite pendant une huitaine de jours environ.

« Pendant cette période, les symptômes généraux dominent la scène, mais il existe en plus de la douleur dans les mouvements du membre inférieur, surtout à la pression, au niveau du triangle de Scarpa, puis en suivant le trajet des veines superficielles ou profondes.

« Ces veines sont dures, grosses et même atteignent le volume du petit doigt. Ces cordons durs sont peu sensibles au début de la première période, étant cachés par un œdème blanc, qu'on appelle longtemps douloureux, alors que la douleur siège surtout au niveau des veines.

« Tant que la malade reste immobilisée, cet œdème persiste avec le même caractère. Il ne faut pas y toucher, la mobilisation de la jambe serait téméraire, a fortiori le massage même très léger serait dangereux, nous le condamnons complètement dans cette première période ; il pourrait agir sur la fragilité du caillot cruorique et le rompre. Il n'est même pas bon de réveiller par moments, par à-coups, cette circulation veineuse singulièrement

19

ralentie par l'annihilation des principaux troncs du membre inférieur. Il paraît plus rationnel de laisser au sang veineux son cours lent et régulier.

« Je conseille cette immobilité des deux côtés, même s'il n'y a qu'un membre inférieur de malade ; les anastomoses intra-pelviennes, péri-utérines, sont trop nombreuses pour que la circulation activée d'un côté n'ait pas de retentissement du côté opposé.

« Nous disons une semaine pour cette première période; elle peut être plus longue, jamais plus courte : elle sera plus longue si la température est restée quatre ou cinq jours vers 39° ou 39°,5, et si la défervescence n'est pas franche, on peut penser à une inoculation à une veine voisine, c'est-à-dire à une seconde crise phlébitique moins aiguë, mais se traduisant anatomiquement par les mêmes phénomènes et cliniquement par les mêmes complications.

« Mais un matin les symptômes généraux ont à peu près disparu; la seconde période va s'annoncer par de l'absence de la température. *Dans la seconde huitaine les œdèmes diminuent, les cordons durs persistent et sont encore sensibles au toucher dont il ne faut pas abuser, quoique le danger soit beaucoup moins grand.* Ces cordons indurés seront la saphène interne, les honteuses externes, la fémorale, la poplitée et même la saphène externe, celle-ci plus rarement. C'est la période où il faut activer *la circulation collatérale :* le meilleur moyen est de faire contracter les muscles du mollet et les muscles de la cuisse. Le *triceps de la jambe est un véritable cœur;* il fait passer le sang veineux de la profondeur dans les veines superficielles, et oblige ainsi les accessoires des saphènes interne et externe à se distendre, puisqu'elles doivent suffire à remplacer les deux saphènes obturées : grâce à ces contractions musculaires répétées, **la circulation colla-**

térale des saphènes augmente d'importance et laisse circuler librement, non seulement le sang veineux, mais les divers exsudats qui avaient envahi les tissus du membre inférieur quand il était œdématié.

« Il est bon de régulariser cette première mobilisation du membre inférieur. On pourra même la pratiquer soi-même la première fois pour indiquer à la malade ce qu'on désire d'elle. On fera alors mouvoir chaque articulation suivant ses mouvements normaux : flexions, extension des phalanges des orteils; flexions, extension, adduction. abduction de la tibio-tarsienne, puis du genou (en évitant les flexions de la cuisse sur le bassin).

« Dans les jours suivants, la malade exécutera ellemême ses mouvements à plusieurs reprises.

« A la fin de la deuxième semaine, la malade pourra faire des mouvements de rotation et même de latéralité (abduction et adduction de la hanche).

« Les mouvements de flexion sont à redouter parce qu'ils supposent des tiraillements des vaisseaux iliaques et fémoraux.

« Il est *plus prudent* de les remettre à la semaine suivante et de ne pas faire asseoir la malade dans son lit pour manger. »

Un massage tout à fait « anatomique » est possible, d'après Dagron, dans cette période. On devra donc soigneusement éviter la région des deux saphènes, le creux poplité, le canal de Hunter, la gouttière fémorale et le triangle de Scarpa.

3° période : « elle correspond à la régression de tout symptôme physique; l'œdème a disparu, les cordons indurés ont retrouvé à peu près le volume des anciens vaisseaux : c'est le commencement de la convalescence. Nous allons continuer la mobilisation, que nous aiderons au besoin par le massage, puis nous commencerons à redresser notre malade, à la mettre d'abord debout, et à l'asseoir ensuite.

« Pendant la troisième semaine, tout en évitant de faire asseoir la malade, nous conseillons de commencer l'éducation des veines nouvelles ; nous faisons pendre en dehors du lit les deux jambes ; nous les voyons se congestionner, bleuir, puis se tuméfier et s'œdématier : on laisse la malade ainsi d'abord un quart d'heure, puis une demi-heure, puis une heure. Plus tard, on la met sur ses jambes, après l'avoir allongée sur une planche suivant un plan incliné : de la sorte, le bassin ne fléchit pas encore et la malade se trouve d'abord à 45°, puis verticale. La circulation est encore plus gênée, les phénomènes de congestion, d'asphyxie, d'œdème se reproduisent comme au moment où les jambes pendaient. Puis on recouche la malade, et ces divers symptômes de circulation défectueuse cessent surtout si l'on fait un peu de massage bien localisé aux muscles et de la mobilisation des deux membres inférieurs.

« C'est à la fin de cette troisième semaine qu'on commence à exécuter des mouvements de flexion et d'extension de la cuisse sur le bassin ; jusqu'au jour où l'on fléchit assez fortement la cuisse pour que l'on n'ait plus à craindre de faire asseoir sa malade. La station assise sera acquise aussi avec progression en se servant d'un siège élevé qu'on diminuera de plus en plus de hauteur.

« Les petits accidents de ces débuts de la marche et de la mobilisation sont de l'œdème avec un peu d'hydarthrose, de la douleur calcanéenne, de sensibilité aux points d'insertion des tendons sur les os et des corps charnus sur les tendons. Au fur et à mesure que la mobilisation progresse, ces symptômes disparaissent. »

Ce que nous propose Dagron, c'est d'**entretenir**

la nutrition des muscles, grâce non pas à de *vrais massages* au début, mais en engageant les malades à contracter leurs divers groupes musculaires. Remarquons qu'il fait aussi la « rééducation » des veines dont il sollicite l'élasticité dès la 3ᵉ semaine (jambes pendantes hors du lit). Il fait asseoir ses malades vers la fin de la 3ᵉ semaine. C'est à notre avis encore trop précocement. Il est fort désirable de gagner du temps, lorsqu'il s'agit d'une femme qui est destinée à « gagner sa vie »; nous n'en disconvenons pas. Mais combien de précautions, de soins de chaque instant, ne faudra-t-il pas à l'entourage immédiat de la malade, pour obtenir que celle-ci ne veuille pas aller « *trop* vite en besogne » et qu'en l'absence du médecin, la malade ne se livre à l'une de ces fantaisies de « mobilisation » qui peut lui être mortelle! Toute question d'embolie mise à part, l'idée de Dargon mérite une sérieuse attention; elle est en tout cas entièrement inédite, nous la considérons comme une audacieuse nouveauté. Edgard Hirtz a fait des réserves au sujet du traitement préconisé par Vaquez.

M. Vaquez dit que « le massage doit être commencé vingt jours après le début d'une phlegmatia du membre inférieur, de quelque nature qu'elle soit, si les veines accessibles ont cessé d'être sensibles à une palpation légère, si l'œdème est franchement en décroissance. Ce *délai de vingt jours est trop court*. Le massage ne doit être ordonné qu'un mois ou cinq semaines après le début. Après six semaines, même, on obtient encore la souplesse des jointures enraidies, celle de la peau épaissie en pelure d'orange, et plus lentement la disparition complète de l'œdème et le retour des fonctions musculaires. De plus, l'origine de la phlébite doit être considérée; les phlébites goutteuses, certaines phlébites rhumatismales et même quelques phlébites variqueuses ne doivent être massées qu'avec la plus grande circonspection ». (Analyse de Massary, *Presse médicale*, 1900).

Nous savons que « l'embolie pulmonaire constitue la complication la plus redoutable de la phlegmatia. Si le caillot est récent, il se détache presque en totalité ; s'il est ancien, il se rompt au niveau de sa partie prolongée, ce qui est rare » (Troisier).

L'hypertension du sang veineux, en arrière du caillot, le peu de cohésion et de consistance de certains caillots, prédisposent aux embolies (Levrat, *Embolies veineuses*, 1830) : « la tête du caillot, sans cesse battue par le choc de l'ondée sanguine et ramollie à son centre, pourra se rompre à sa base et être entraînée vers le cœur et l'artère pulmonaire. Il est incontestable que le courant sanguin dans ces conditions est la cause essentielle du transport embolique » (Levrat).

N'oublions pas ce que disait le professeur Dubreuil (de Bordeaux) : « la question des morts subites dans l'état puerpéral peut jusqu'à un certain point se lier à celle des morts subites après les traumatismes ».

Dans sa magistrale description du « caillot prolongé » observé dans le cas de phlébite puerpérale (thèse d'agrégation sur la phlagmatia alba dolens, 1880), Troisier nous dit : « l'extrémité supérieure du thrombus, faisant saillie dans la cavité de la veine, qu'il ne remplit jamais complètement est ordinairement de peu d'étendue. Quelquefois, lorsque le caillot siège dans une grosse veine, il peut être long de plusieurs centimètres ». Il ajoute, quelques lignes plus loin (page 36) : « le caillot primitif s'allonge. Cette tête de caillot reste habituellement libre dans la cavité de la veine, et, comme elle ne l'obture jamais complètement, et se trouve continuellement battue par le courant sanguin, elle peut se rompre et se détacher complètement du caillot principal ». D'autre part il

nous faut noter que la désagrégation du caillot, sa liqué-
faction se produit progressivement : « les couches périphériques peuvent elles-mêmes subir un ramollissement
progressif. Dans ces conditions, il s'en détache incessam-
ment de petites parcelles qui sont entraînées par le courant circulatoire ; c'est un phénomène que l'on désigne
habituellement sous le nom d'émiettement du caillot ».

Vulpian ne pensait pas que la masse fibreuse fût
l'objet d'une destruction complète. Il avait en effet constaté jusqu'à trois et quatre atteintes de phlegmatia
alba avec disparition des accidents au bout de peu de
jours.

Merklen (*Soc. méd. des hôp.*, 9 novembre 1900) a
insisté sur ce fait que les embolies pulmonaires peuvent
être précoces et tardives. Il ajoute que si les embolies
du début sont en général bénignes, parce qu'elles sont
dues à la migration de caillots petits et peu adhérents,
il n'en est pas de même des embolies tardives survenant plusieurs semaines après le début de la phlébite.
Merklen se demande si ces embolies tardives ne seraient
pas dues à des poussées secondaires et tardives de phlébite latente dans une grosse veine, avec formation de
coagulations volumineuses nouvelles, non immédiatement adhérentes, aussi facilement mobilisables que
celles de la phlébite commençante. Merklen insiste sur
ce point important en clinique, conformément à la règle
établie par le professeur Pinard : « que le séjour au lit
des accouchées atteintes de phlegmatia, leur *immobilisation* doit durer un mois après la dernière élévation de
température ». A l'occasion de cette communication,
Rendu fit remarquer que ce n'est pas au début des phlébites, que l'embolie est à craindre, mais à la fin, vers la
troisième semaine, quand le caillot se dissocie. Il considère que le massage est une pratique des plus dange-

reuses dans les premières phases de la phlébite et qu'il ne peut être permis que tardivement.

Barth conseille de commencer le massage lorsque tous les phénomènes aigus sont amendés, en évitant toutefois de frotter les cordons veineux.

En général, les pressions exercées par le chirurgien, l'application ou l'ablation d'un bandage ou d'un appareil suffisent à expliquer, d'après Levrat, l'apparition tardive des accidents, qu'Azam attribuait à l'ébranlement des caillots passifs, d'où leur migration « lors du rétablissement de la circulation dans les veines collatérales, le sang s'introduisant alors entre les parois des vaisseaux et les caillots qu'ils contiennent ».

Nous le voyons, l'embolie est à craindre à toutes les périodes de la phlébite post-puerpérale, et de toutes les phlébites en général. C'est pourquoi nous ne saurions nous départir de cette prudence qui nous enseigne que, dans les phlébites plus peut-être qu'en toute autre circonstance pathologique, il faut savoir « temporiser ».

Ulcères variqueux. — Starke recommande de traiter les varices par le massage. Ce n'est là, croyons-nous, qu'un moyen palliatif. Nous retiendrons surtout du travail de cet auteur, les lignes suivantes, signalées par Léon Petit : « Le massage assouplit les cicatrices des ulcères variqueux, les détache de leurs adhérences avec les couches sous-jacentes et, par suite, les rend plus résistantes. On peut, par ce procédé, éviter la déchirure si fréquente des cicatrices. »

Le docteur Erdinger a pratiqué systématiquement le massage sans autre médication, sauf le vulgaire pansement humide à l'eau boriquée, pour combattre les ulcères variqueux les plus invétérés. Après avoir enduit l'extrémité de ses doigts de vaseline boriquée, Erdinger commence le massage à la partie supérieure de la jambe, au-dessus de l'ulcère, puis il procède à des effleurages centripètes de bas en haut. Tentant d'exercer sur l'ulcère lui-même une action modificatrice, Erdinger masse le fond de la plaie à travers un morceau de toile enduit de vaseline, au moyen d'effleurages légers. D'abord quotidiennes, les séances, d'une durée moyenne de dix à quinze minutes, sont espacées.

Au bout de quelques séances, la sensibilité revient au pourtour de l'ulcère. Dans un laps de temps de treize jours à deux mois, la cicatrisation est obtenue. Nous n'avons pas expérimenté cette méthode qui paraît rationnelle, puisqu'elle s'adresse avant toute chose à la circulation en retour. Nous croyons devoir donner les conclusions de l'auteur : « Le massage supprime la douleur, modifie la nutrition de la peau, rétablit la sensibilité autour de l'ulcère variqueux, il amène la guérison plus rapidement que les autres moyens thérapeutiques (*Sem. méd.*, 1893).

Ajoutons qu'en 1896, le docteur Bekarievitch (de Moscou) a déclaré avoir traité depuis trois ans 264 cas d'ulcère de la jambe par le massage. Après chaque séance notre confrère appliquait un bandage compressif roulé. Les quatre cinquièmes des malades ont été rapidement et complètement guéris (*Sem. méd.*, 1896).

Hémorrhoïdes. — Hippius (de Moscou) traite les hémorrhoïdes des enfants en bas âge au moyen du massage de l'abdomen, associé au massage des varices rectales. Il exerce des frictions circulaires et des effleurages dirigés de bas en haut; durée d'une à trois minutes. Il faut deux à trois semaines de traitement pour obtenir la guérison complète.

Les œdèmes. — L'action du massage est des plus rapides dans le cas d'œdème des membres, en particulier des membres inférieurs Sans doute, on peut nous objec-

19.

ter que nous soulageons nos malades plus que nous ne
les guérissons en traitant leur œdème. Nous devons faire
remarquer que, chez les cardiaques, plus la circulation
périphérique sera favorisée et moins le cœur aura d'efforts
à faire pour remplir ses fonctions.

Chez certains sujets atteints de lésions cardiaques ou
rénales, le massage abdominal peut être utilisé pour
faciliter l'excrétion des urines. Le massage des membres
inférieurs produit aussi l'augmentation des urines ; ce
sont des faits à enregistrer et à utiliser au besoin dans
les cas où l'emploi de certains médicaments paraîtrait
inutile ou dangereux

Un médecin russe, Afanassew, a reconnu les bons effets
du massage dans le traitement des œdèmes du scorbut.
Non seulement les œdèmes disparaissent, mais encore
les douleurs se dissipent rapidement. Le massage peut
donc être utilisé dans de tels cas comme un moyen
puissant de hâter la guérison.

MALADIES GÉNÉRALES

Obésité. — Il nous semble utile de rappeler en quelques mots ce qu'est le tissu adipeux, quels sont ses fonctions, son mode de développement et les conditions propres à favoriser celui-ci. De ces données nous déduirons les moyens de combattre l'obésité, qui n'est que la conséquence du développement exagéré de ce tissu.

Le tissu adipeux ou graisseux ne se rencontre que dans les régions où il existe du tissu cellulaire ou conjonctif. Pour le professeur Bouchard, qui a consacré à l'étude de la pathogénie et de l'étiologie de l'obésité de si remarquables pages dans son *Traité des maladies par ralentissement de la nutrition* (1882), on peut évaluer à 2 ou 3 kilogrammes le poids du tissu adipeux existant normalement dans le corps d'un adulte.

Il est certaines régions où il n'existe qu'en petite quantité. On le trouve sous la peau (abdomen, lombes, fesses, mamelles), sous les aponévroses, dans les cavités splanchniques.

Il existe chez tous les sujets et ne disparaît jamais totalement, même dans les cas d'émaciation considérable. Il se produit, dans l'embonpoint, une accumulation de graisse beaucoup plus considérable sous la peau que dans les autres points du corps.

Le tissu adipeux présente une couleur jaunâtre; formé de lobules, il offre un aspect granulé.

A la loupe, on voit manifestement que le tissu adipeux est parcouru par des traînées de tissu cellulaire et conjonctif constituant des cloisons entre-croisées qui limitent de grands espaces ou aréoles. Dans ces aréoles, on remarque des granulations jaunâtres du volume d'un grain de millet, d'un petit pois; ce sont les lobules graisseux.

Chaque lobule est limité par une enveloppe de tissu conjonctif dans laquelle rampent des vaisseaux capillaires, qui ne se portent pas sur les cellules graisseuses elles-mêmes; le lobe est constitué par une agglomération de cellules de 40 à 60 environ.

Chaque cellule ou vésicule graisseuse est en contact immédiat avec les cellules voisines; son diamètre varie de 227 μ à 135 μ. Sa forme est ovale ou ronde.

La cellule graisseuse est constituée par une mince paroi de 1 μ, transparente et amorphe, et par un contenu liquide, huileux et transparent. La paroi de la cellule présente un noyau difficile à apercevoir.

Dans les parties enflammées, la margarine et la stéarine contenues dans les vésicules adipeuses se séparent de l'oléine et forment des cristaux.

Il existe de la graisse libre, indépendante des cellules graisseuses; ces gouttelettes proviennent de la déchirure de quelques vésicules.

On peut dire avec le professeur Bouchard : « De même que la graisse normale a une double origine, l'alimentation et la désassimilation, de même la graisse qui s'accumule en excès chez les obèses pourra être fournie par ces deux sources. »

S'il suffisait d'abuser des graisses dans l'alimentation pour devenir obèse, les Esquimaux et les Lapons le deviendraient, sans exception.

Dans certaines conditions, la matière grasse se développe dans les corpuscules du tissu conjonctif, s'accumule et détermine, suivant le degré auquel arrive cet état graisseux, l'embonpoint, l'obésité, la polysarcie. Il ne faut pas confondre cet état gras avec la dégénérescence graisseuse, dans laquelle l'élément anatomique même d'un tissu est remplacé par de la graisse.

L'obésité constitue une véritable dystrophie; elle se rencontre à tous les âges de la vie.

Le corps est déformé, la tête est piriforme, le cou s'efface, la physionomie perd son expression, le thorax et l'abdomen sont confondus l'un avec l'autre. Parfois le bas-ventre et les cuisses prennent un tel développement qu'ils en arrivent à masquer les organes génitaux. Cette augmentation du volume du corps se généralise à toutes ses parties et l'augmentation de poids qui en résulte peut atteindre quatre ou cinq fois le poids normal d'un individu bien constitué.

Il en résulte une nonchalance qui tient à la difficulté des mouvements; au moindre effort, le corps entre en transpiration et l'essoufflement se produit. Le décubitus horizontal est pénible, parfois impossible.

La sensibilité générale est émoussée. Il se produit de la somnolence, des palpitations, des vertiges; si l'on y ajoute la menace du diabète, on voit que l'obésité implique un pronostic sérieux et que le praticien aura sérieusement à lutter contre l'envahissement du corps par la graisse.

L'obésité est quelquefois congénitale; l'influence héréditaire est établie sans conteste.

L'*arthritisme* crée une prédisposition à l'obésité, la scrofule agit dans le même sens.

Le défaut d'exercice, l'abus du sommeil, l'absorption de trop grandes quantités d'aliments et de liquides déterminent aussi l'obésité.

Une thérapeutique bien comprise a toujours une action profonde sur ce processus d'hypergenèse du tissu adipeux.

Il convient tout d'abord de rechercher la cause originelle de l'obésité, en se fondant sur une notion exacte des antécédents personnels et héréditaires de l'individu.

Cela fait, il faut assurer la diminution et la destruction du produit morbide.

On a eu recours aux altérants, aux diurétiques, aux purgatifs. Il est des moyens plus efficaces : ce sont *le régime et l'exercice*, et enfin le massage, qui est parmi tous ces moyens l'un des plus rapides dans son action ; il joint à son efficacité une qualité dont il faut tenir compte : c'est qu'il constitue un exercice passif.

Au régime, il faut ajouter des exercices, des marches forcées, l'équitation, les armes.

Les manœuvres du massage pourront être générales ou locales, suivant le but que l'on se propose.

Si nous nous reportons d'une part à la structure du tissu adipeux, d'autre part à l'action mécanique du massage et à son action physiologique, nous devons admettre que les manipulations constituent le traitement qui produira les effets les plus énergiques, en même temps qu'elles seront mieux supportées par des sujets chez lesquels le moindre exercice actif détermine une fatigue rapide.

Or, pour parvenir à déterminer l'oxydation de la graisse accumulée dans toutes les parties du corps, il faut des exercices pénibles et longtemps continués.

Par son action mécanique, le massage amènera la rupture de la membrane d'enveloppe de la vésicule adipeuse et la diffusion de son contenu liquide dans le tissu conjonctif.

Dans un travail lu à la Société de thérapeutique (1884),

j'ai démontré que le massage général augmentait notablement l'excrétion de l'urée. Or on sait que « l'anazo-
turie est la règle dans l'obésité » (Pr Bouchard). Du reste,
l'anémie est fréquente chez les obèses. « On constate
chez eux la faiblesse, les palpitations, l'essoufflement,
quelquefois les bruits vasculaires » (Pr Bouchard). Ainsi
répandu, ce liquide se trouve en rapport immédiat avec
le réseau capillaire lymphatique et veineux.

Par son action physiologique, le massage détermine
une suractivité de fonctionnement de ce réseau capillaire,
d'où cette importante conséquence : la résorption des
éléments adipeux versés dans le tissu conjonctif, leur
passage dans le torrent circulatoire et leur excrétion par
les voies naturelles.

Il faut activer chez les obèses les phénomènes de désassimilation de la matière, mais ne pas oublier que l'analyse des urines, « analyse quantitative de vingt-quatre
heures, fournira des renseignements que l'on n'est pas en
état de négliger, et le traitement oxydant devra être
interdit, si l'urée et les phosphates sont en excès »
(Pr Bouchard).

Chacun sait que les sudations constituent un des meilleurs moyens d'amener l'élimination des produits graisseux.

On peut donc réussir à faire disparaître ces bourrelets
adipeux déformant le corps, et en particulier la partie
supérieure, où leur aspect est si gênant et si disgracieux,
en unissant au massage le séjour dans les étuves à thermalité élevée.

Ce sont les parties qui travaillent le plus qui voient
disparaître les premières le pannicule adipeux dont elles
étaient surchargées.

Quand des gens obèses font de l'escrime, par exemple,
ce sont les jambes, les bras et la partie supérieure du

corps qui commencent à se débarrasser de leur graisse ; ce n'est que plus tard que l'abdomen commence à son tour à se dépouiller de son tissu adipeux.

La diminution de l'essoufflement suit une marche parallèle à la disparition de la graisse ; l'essoufflement, en effet, chez l'obèse tient surtout à l'énorme production d'acide carbonique que produit la combustion des graisses pendant l'exercice. Cette quantité de tissu adipeux diminuant progressivement, la production de ce gaz se fait en moins grande quantité et l'essoufflement diminue chaque jour.

Il faut, au moyen de l'excitation cutanée (massage, hydrothérapie), stimuler le système nerveux. Le professeur Bouchard recommande de plus les bains froids, les bains chauds salés. Il insiste sur la nécessité de solliciter l'activité hépatique, car « le foie est l'un des agents de la destruction de la matière ». A cet effet, employer les purgatifs salins (Châtel-Guyon, Brides, Carlsbad, Hombourg, etc.).

Le travail musculaire est un régulateur de la nutrition nécessaire aux tempéraments trop riches et aux constitutions affaiblies. C'est sous l'influence du manque d'exercice que s'accumulent dans le corps des matériaux (tissus de réserve) qui viennent gêner son fonctionnement. Pour l'équilibre parfait de la nutrition, il est nécessaire que les tissus de réserve soient usés à mesure qu'ils se forment.

Le manque d'excercice produit une oxydation moindre du sang, qui devient moins vivifiant ; l'appétit diminue, les muscles perdent leur excitabilité, les tissus de réserve s'accumulent et produisent l'obésité par défaut de désassimilation de la graisse, la goutte par défaut de combustion de tissus azotés,

Voici le régime institué par Dujardin-Beaumetz :

1° Chaque matin, lotions sur le corps avec une éponge imbibée d'eau de Cologne. Frictions sèches. Massage;

2° Prendre chaque matin un verre à bordeaux d'eau de Rubinat, de Carabaña ou de Villacabras;

3° A la fin de chaque repas, prendre une cuillerée à soupe de la solution suivante :

> Iodure de potassium.   15 gr.
> Eau distillée. . . . . 250 gr.

4° Petit déjeuner à 8 heures, une tablette de chocolat, 20 grammes de pain;

5° Déjeuner à midi : 2 œufs ou 100 grammes de viande, 100 grammes de légumes verts, salade, 15 grammes de fromage, fruits à discrétion, 50 grammes de pain.

Vin blanc coupé d'eau de Vichy (un verre 1/2);

6° Troisième repas. Dîner à 7 heures : pas de soupe, 100 grammes de viande, 100 grammes de légumes verts, salade, 15 grammes de fromage, fruits à discrétion, 50 grammes de pain.

Un verre et demi de vin blanc et eau de Vichy[1].

La contraction musculaire doit être mise au premier rang des moyens susceptibles de provoquer la dissolution de la graisse. Nous ne saurions mieux faire que de citer textuellement ces lignes du professeur Bouchard, qui résument l'action des moyens qui ont trait au travail musculaire : « Il faut réaliser dans le milieu vivant les conditions qui facilitent la dissolution et qui, par surcroît, activent les combustions. On devra alors mettre en jeu les appareils physiologiques dont le fonctionne-

---

1. Dans un chapitre devenu classique, notre excellent maître le Dr de Saint-Germain nous a décrit, dans son *Traité de la chirurgie des enfants*, la partie du traitement de l'obésité qui ressortit à l'hygiène et à l'exercice. La littérature médicale n'a rien ajouté depuis aux préceptes formulés dans cet ouvrage.

ment crée de la force, et par conséquent brûle de la matière, *oxyde des carbures d'hydrogène*. La contraction musculaire intervient en première ligne; l'exercice corporel, la gymnastique, les mouvements des bras, des membres inférieurs. C'est à jeun que le travail musculaire sera véritablement utile. » (Pr Bouchard, *Cours de path. générale*, 1882, page 132.)

GOUTTE. — Nous n'avons pas à nous occuper ici de l'accès de goutte net et franc. Le massage ne sert pas à combattre la goutte aiguë, l'accès fébrile, la poussée goutteuse proprement dite. Mais le massage est des plus efficaces, lorsque la scène s'est modifiée et que des troubles musculaires se produisent au voisinage de l'articulation atteinte (atrophie des triceps et des extenseurs). Notre maître, le professeur Bouchard, s'exprime ainsi au sujet du massage : « On ne masse pas une articulation atteinte de goutte aiguë ou menacée encore d'un retour d'accidents inflammatoires. Mais quand toute fluxion est éteinte depuis longtemps, quand des concrétions tophacées volumineuses, développées dans le tissu cellulaire, dans les bourses séreuses, dans les gaines tendineuses, immobilisent une jointure à la façon d'un appareil plâtré, il y a avantage à fragmenter, à écraser la masse crayeuse, à rendre même passivement des mouvements à la jointure, afin d'empêcher l'ankylose fibreuse que produit à lui seul le repos prolongé; il est bon de pulvériser ces urates, de les mettre en contact par une plus large surface avec les éléments vivants qui pourront les dissoudre et les absorber. C'est ce que produit le massage. Il a de plus l'avantage d'activer les circulations, de déverser, sur les urates acides, les sucs alcalins. » Nous ne trouvons rien à ajouter à ces lignes, qui rendent si clairement compte de l'action d'un moyen thérapeutique des plus efficaces. Appliqué dans l'intervalle des accès de goutte, le massage peut être d'une grande utilité en activant la nutrition générale. Valleix l'a formellement indiqué, au dire d'Estradère. Certains auteurs attribuent au massage un tel pouvoir sur la goutte, qu'ils considèrent que les habitants des pays chauds doivent aux pratiques masso-thérapiques d'être à l'abri de cette diathèse.

Le Dr Von Rindfleisch (de Wirtzbourg) pratique une sorte de massage au moyen du bain de mercure. Il remplace le massage manuel en plongeant la partie atteinte dans un bain de mercure. Atteint d'une arthrite goutteuse de l'articulation radio-carpienne, il prit un verre de 15 centimètres de large, le remplit au deux tiers de mercure et y plongea la main malade. A mesure qu'il pénètre plus profondément dans le mercure, le membre immergé éprouve une sensation de pression croissante. En lui imprimant une série de mouvements de va-et-vient. on le soumet ainsi à une sorte de massage.

Au bout de quatre jours, le Dr Von Rindfleisch était guéri. Nous pourrions lui objecter que certains accès de goutte se terminent en trois ou quatre jours. D'autre part, ce n'est qu'une sorte de léger effleurage qui est ainsi produit et qui rappelle celui auquel notre collègue Rosenblith se livre sur les jointures atteintes de goutte aiguë tout à fait au début de l'accès. Cette sorte de caresse, d'effleurage ultra-léger, peut produire des effets hyposthénisants, d'après Rosenblith, qui en recommande l'usage chez tous les goutteux, indistinctement (Société du IXe Arrondissement, 1895). Il est certain que de très légers massages pourront toujours être tolérés dans les cas aigus ; mais, dans certains cas suraigus, nous pensons qu'ils seront difficilement tolérés. Tout autre est l'efficacité du massage dans les cas subaigus et dans la forme atténuée de la goutte et dans la goutte chronique.

Ma pratique m'a fréquemment démontré que le massage

possède une action très efficace dans le cas suivant : un
goutteux vient d'avoir un accès aigu, le praticien est
est appelé au moment du déclin des accidents. Le massage est institué. Mais, à cette période, la réaction inflammatoire est terminée; l'urate acide de soude est déposé
comme un corps étranger dans les parties molles péri-
articulaires, dans les ligaments, à la surface des cartilages et dans le sein même des premières couches de
l'appareil cartilagineux d'une articulation. La circulation
du sang, milieu alcalin, devient plus active grâce au massage, la dissolution des urates acides est ainsi favorisée.
A un phénomène qui n'a qu'un effet mécanique sur le jeu
de la jointure, nous opposons un moyen mécanique efficace. Nous n'avons alors à craindre ni réaction vive, ni douleurs intolérables (Société du IXᵉ Arrondissement, 1895).

Nodosités sous-cutanées rhumatismales. — Ces nodosités
sont en général indolentes; elles sont dures et se déplacent sous la pression des doigts. Elles présentent des
contours bien limités; elles dépassent rarement le volume
d'un pois ou d'une amande. Le derme reste isolé de la
production nouvelle. Ces petits nodules peuvent être
libres dans les mailles du tissu cellulaire, mais le plus
souvent ils sont implantés sur des parties fibreuses, sur
les gaines tendineuses ou les tendons eux-mêmes, sur
les ligaments articulaires, sur le périoste. Il en existe
aussi dans l'épaisseur des muscles.

On n'observe aucun trouble de la sensibilité, mais simplement un peu de gêne dans les temps humides.

Ces nodosités peuvent se développer dans le tissu cellulaire sous-cutané de toutes les régions. Mais c'est au
voisinage des articulations qu'on les rencontre le plus
souvent. Le poignet est leur siège le plus ordinaire; cependant, on les rencontre dans les points les plus variés,
sur le péricrâne, par exemple.

Ces nodosités se produisent brusquement, en quelques heures, sans que rien n'annonce leur développement; le plus souvent elles atteignent d'emblée le maximum de leur volume et persistent pendant un temps très variable, puis disparaissent en quelques jours sans laisser aucune trace.

Elles sont constituées par une néoformation conjonctive avec tendance à la nécrobiose. Elles ont été observées dans les formes graves du rhumatisme.

Le massage parvient rarement à dissiper les petites nodosités ou à atténuer les phénomènes douloureux produits par la pression des nodosités sur certains filets nerveux. En général, ses effets ne sont que palliatifs. On ne doit l'appliquer que lorsqu'il y a manifestement des phénomènes douloureux.

TRAITEMENT DES ÉPAISSISSEMENTS RHUMATISMAUX. (*Société médico-pharmaceutique de Berne*, séance du 29 mai 1894.) — Le Dr Niehans traite l'importante question des épaississements rhumatismaux et expose leur traitement.

Lorsque ces épaississements ont pour siège le tissu musculaire, les gaines musculaires, les interstices conjonctifs, musculo-tendineux, les gaines des nerfs, et souvent même le tissu celluleux sous-cutané, ce sont des exsudats formant des couches, des parties épaissies, quand ils ne se résorbent pas. Ils provoquent des douleurs localisées ou irradiées donnant fréquemment lieu à des erreurs de diagnostic. Si ces épaississements sont peu étendus, peu épais, ils ne peuvent être constatés que par comparaison avec le côté sain.

Afin de faciliter le diagnostic, il est avantageux pour le praticien d'examiner les tissus après avoir préalablement oint de vaseline ou d'un corps gras la main exploratrice. Les points d'élection se trouvent de préférence dans les régions exposées au froid (avant-bras dans les professions où l'immersion dans l'eau froide des membres supérieurs est obligatoire, les muscles de la nuque, de l'épaule, les muscles lombaires). Dans les points récemment atteints d'épaississement, la guérison est rapide. Le traitement est long ou inefficace dans les cas anciens.

Dans certains cas, il convient d'envelopper les parties malades, au moyen de linges mouillés d'eau chaude ou bien d'appiquer des cataplasmes sur ces mêmes régions. Après un ou deux jours, on peut en obtenir l'écrasement au moyen d'un massage très énergique, au besoin même précédé de chloroformisation. Le résultat peut être immédiat ou rapide, suivant le plus ou moins grand nombre des points épaissis. Dans certains cas, il faudra une ou deux semaines. Chez un malade, Niehans a trouvé qu'une partie épaissie était le siège d'une infiltration hémorrhagique.

Des faits analogues ne sont pas inconnus de nous. J'ai décrit moi-même en 1889 (Société de l'Élysée), sous le nom de *périarthrite en plaque*, un épaississement rhumatismal ayant pour siège le genou. D'autre part, Norström, dans ses ouvrages, von Mösengeil, dans son enseignement, ont décrit des nodosités ou fibromes d'origine rhumatismale, comprimant les nerfs. Nous ne croyons pas qu'il soit nécessaire de recourir, sauf dans des cas très rares, à la chloroformisation, car le plus souvent le praticien est en présence d'épaississements sous-cutanés occupant des points très accessibles.

RHUMATISME ARTICULAIRE CHRONIQUE. — L'avenir démontrera sans doute que certaines formes de rhumatisme chronique, en particulier « le rhumatisme chronique progressif », constituent autant d'états de déchéance trophonévrotique, peut-être de même ordre que les arthropathies d'origine nerveuse. Il est rare d'obtenir des résultats brillants dans le cas de manifestations polyarticulaires du rhumatisme chronique progressif. L'état scléreux des muscles se joint trop fréquemment à leur atrophie.

Chez certains sujets atteints de rhumatisme chronique proprement dit, ayant pour siège une ou deux articulations, le massage peut permettre de récupérer, dans une certaine mesure, la souplesse et le mouvement, mais il est rare d'observer une guérison complète et définitive. Nous avons publié, à l'article *Maladies articulaires,* ce qui a trait aux ankyloses et aux raideurs articulaires consécutives au rhumatisme. Nous prions le lecteur de s'y reporter.

Diabète sucré. — Les diabétiques se trouvent bien, en général, de se livrer aux exercices musculaires qui peuvent leur permettre de brûler le sucre en excédent. Le massage des divers groupes musculaires est un puissant moyen d'accélérer les phénomènes de nutrition. « Le travail musculaire augmente la quantité d'acide carbonique éliminé, et par conséquent provoque pour le moins l'élimination des substances ternaires. » (Pr Bouchard.)

Anémie. Chlorose. — Thure Brandt, de Stockholm, pratique depuis longtemps le massage dans certaines formes d'anémie, rebelles aux traitements purement médicaux; il a, dit-il, presque toujours obtenu une grande amélioration, et souvent une guérison rapide.

L'anémie et la chlorose s'accompagnent assez souvent de phénomènes plus ou moins graves, tels que névralgies, paralysies. Le massage local, suivi d'un massage général destiné à donner un coup de fouet à la nutrition générale, est d'une efficacité indiscutable dans de tels cas.

États cachectiques, Impaludisme, Syphilis, Scorbut, Saturnisme, Intoxications, etc. — Il est certain que le massage, méthodiquement appliqué pour combattre l'état de déchéance physique de certains malades dont la constitution se trouve profondément atteinte par l'une quelconque de ces affections, peut être d'un fort utile secours, agissant par la stimulation que reçoivent à la fois les fonctions nerveuses et circulatoires, et celles plus complexes de la nutrition générale.

GYMNASTIQUE

Nous reproduisons ici un certain nombre de figures qui indiqueront mieux que toute explication imprimée les divers mouvements passifs et actifs que le praticien doit connaître et utiliser suivant les diverses affections en traitement.

Les mouvements actifs, dont les planches suivantes reproduisent toutes les variétés classiques, sont empruntées au traité de Rebmayr.

Exercices des doigts.

Exercices de l'ensemble des doigts.

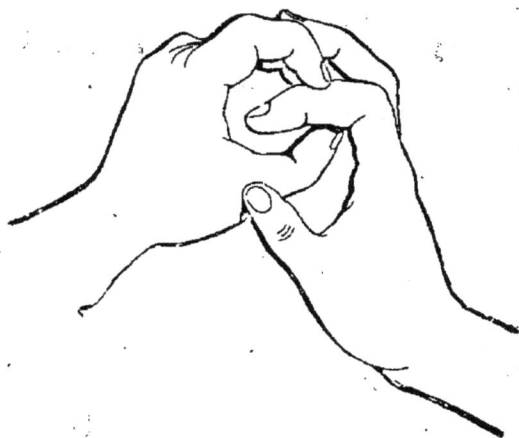

Fig.75.—Mouvements passifs dans la rétraction des tendons des doigts.

20

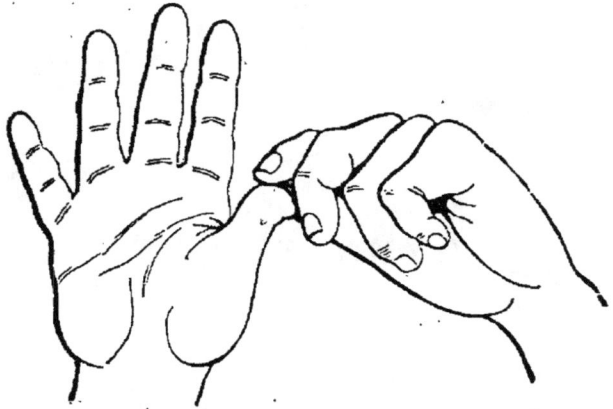

Fig. 76. — Mouvements passifs dans l'ankylose du pouce.

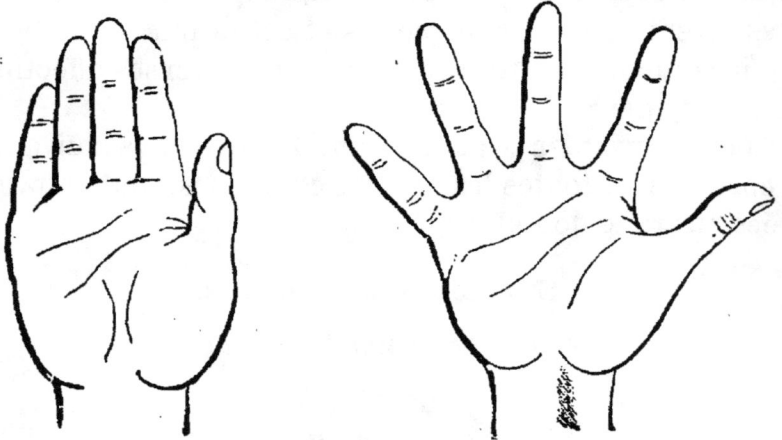

Fig. 77 et 78. — Positions normales servant de base
aux exercices suivants.

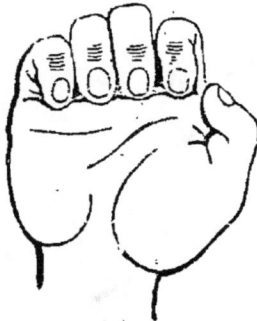

Fig. 79. — 20, 30 à 40 fois.　　　Fig. 80. — 20, 30 à 40 fois.

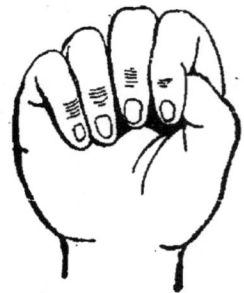

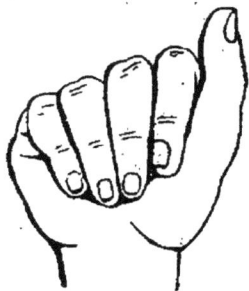

Fig. 81. — 10, 20 à 30 fois.

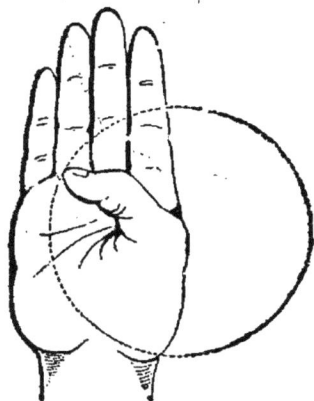

Fig. 82. — 5, 10 à 15 fois.

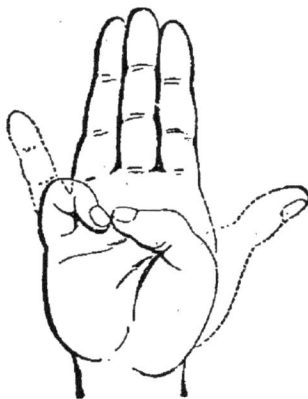

Fig. 83. — 5, 10 à 20 fois.

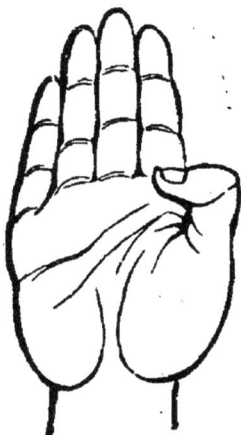

Fig. 84. — 5, 10 à 15 fois.

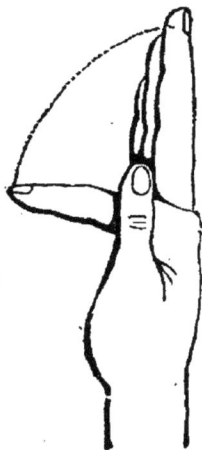

Fig. 85. — 5, 10 à 20 fois.

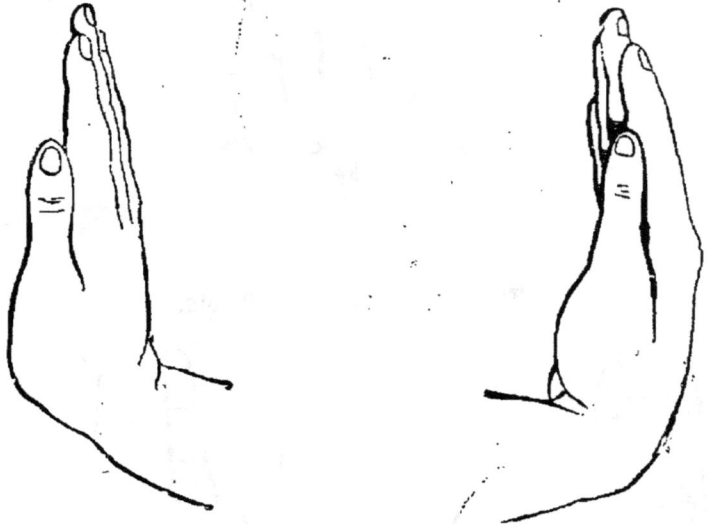

Fig. 86 et 87. — Extension et flexion de la main (10, 20 à 40 fois).

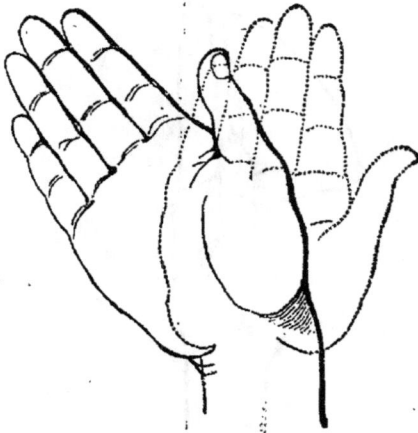

Fig. 88. — Adduction et abduction
de la main (10, 20 à 30 fois).

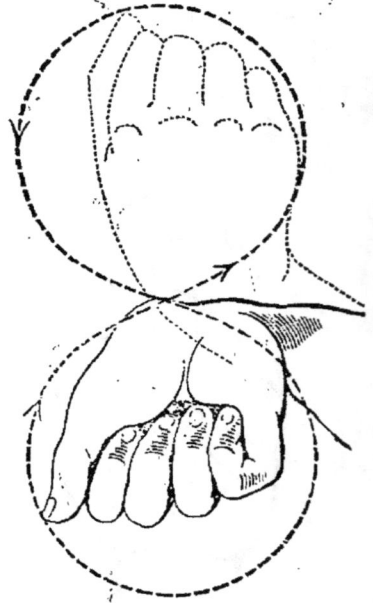

Fig. 89. — Mouvement en
forme de 8 (20, 40 à 50 fois).

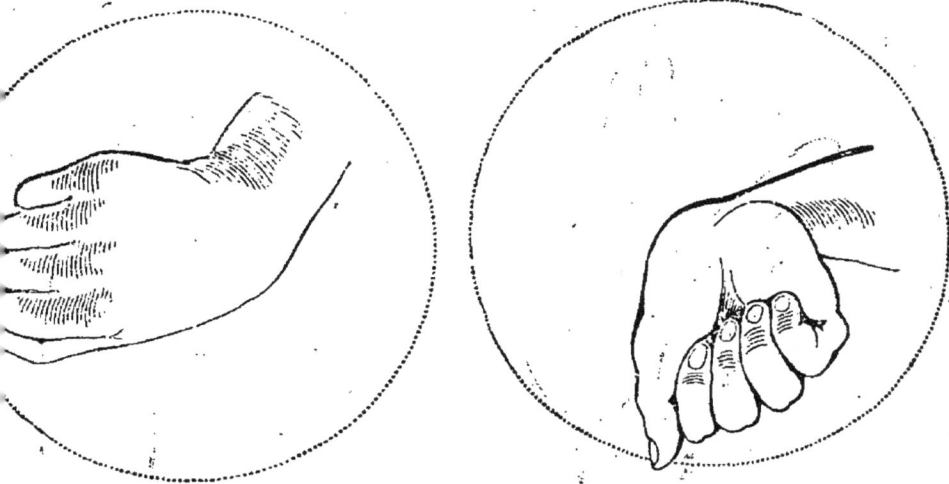

Fig. 90 et 91. — Circumduction de la main à droite et à gauche
(10, 20 à 40 fois chaque).

Exercices de la paume de la main.

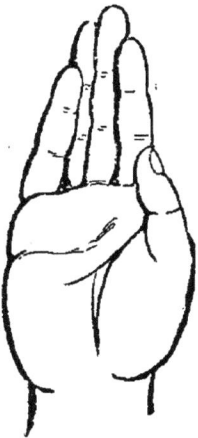

Fig. 92. — 5, 10 à 20 fois.

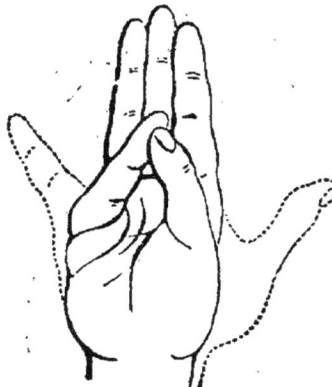

Fig. 93. — 10, 20 à 30 fois.

20.

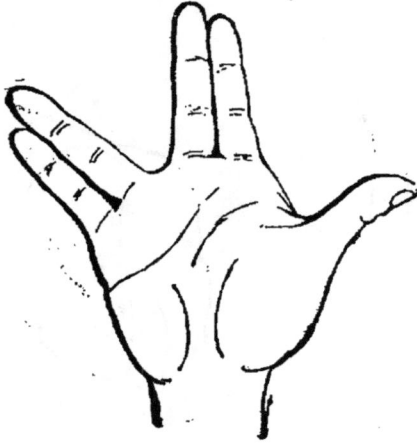

Fig. 94. — 5, 10 à 15 fois.   Fig. 95. — 20, 40 à 60 fois.

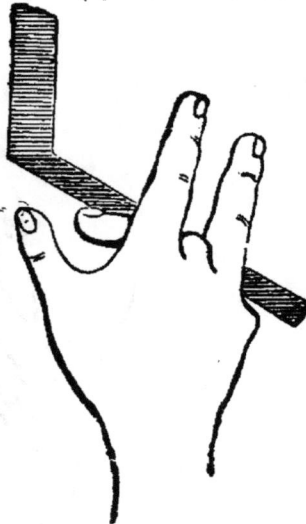

Fig. 96. — Chaque doigt, 5, 10 à 15 fois.

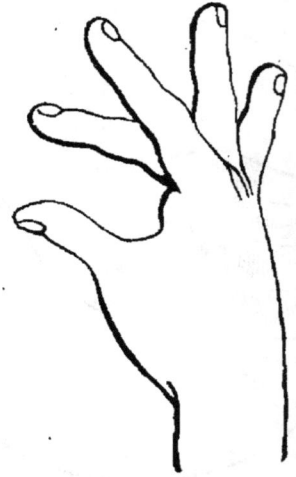

Exercices actifs.

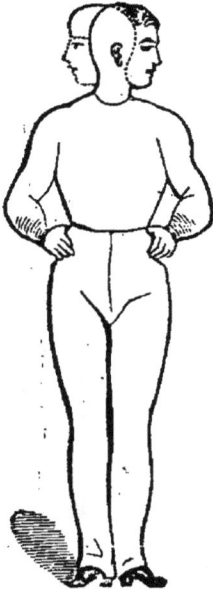

Fig. 97. — Rotation de la tête à
droite et à gauche.

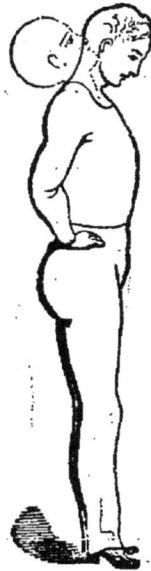

Fig. 98. — Inclination de la tête
en avant et en arrière.

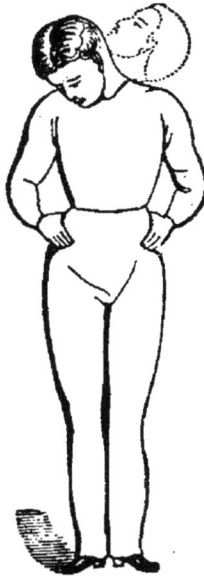

Fig. 99. — Inclination de la tête en avant à droite et en arrière à
gauche ou en avant à gauche et en arrière à droite.

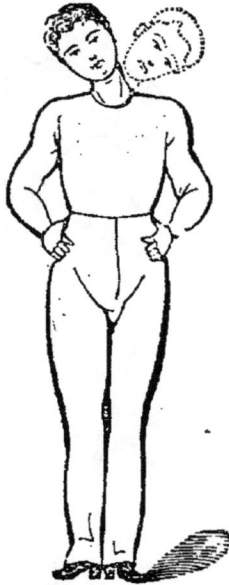

Fig. 100. — Inclination de la tête
à droite et à gauche.

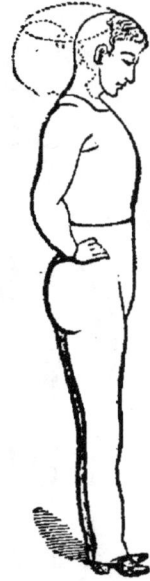

Fig. 101. — Mouvement articulaire
de la tête à droite et à gauche.

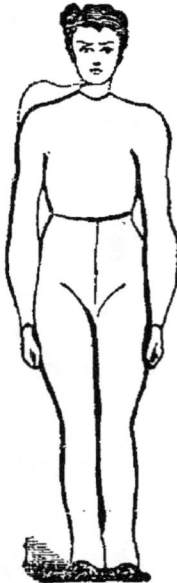

Fig. 102. — Haussement d'épaule
d'un côté.

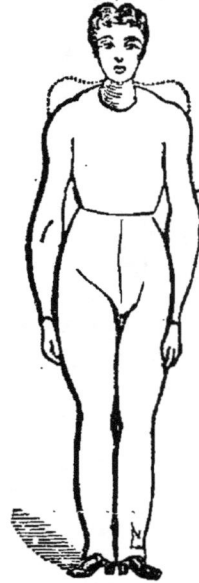

Fig. 103. — Haussement d'épaule
des deux côtés.

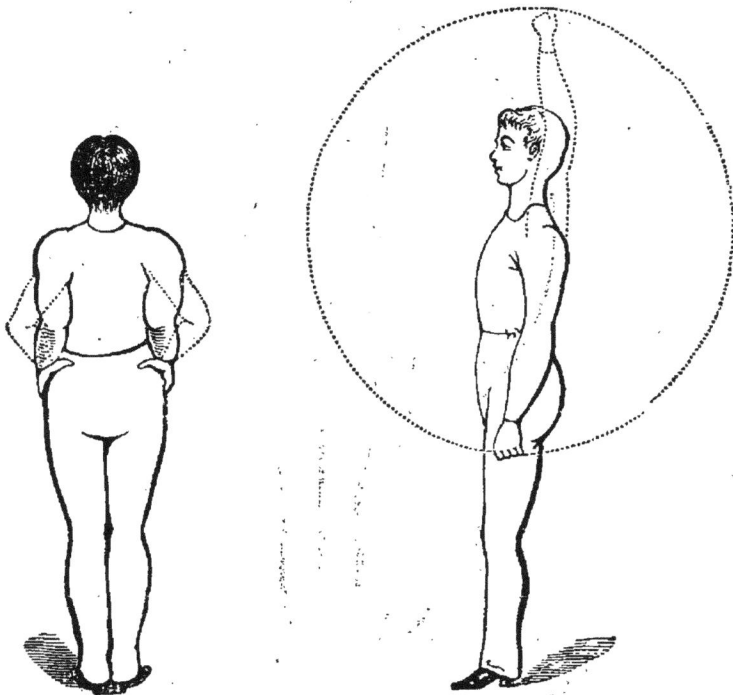

Fig. 104.— Les coudes en arrière.   Fig. 105.—Circumduction des bras.

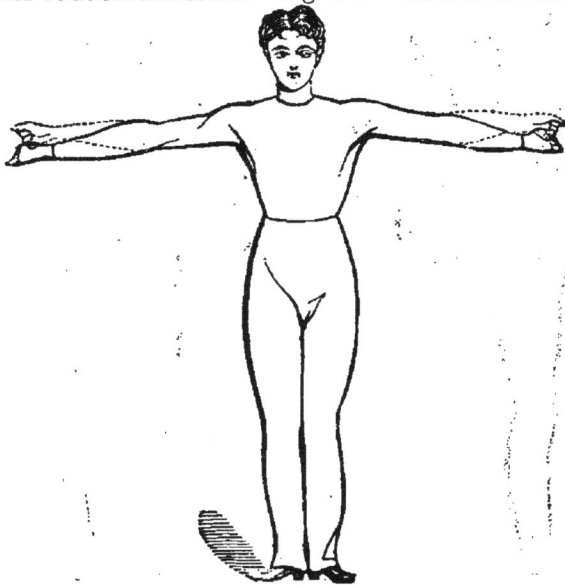

Fig. 106. — Pronation et supination, les bras étendus en croix.

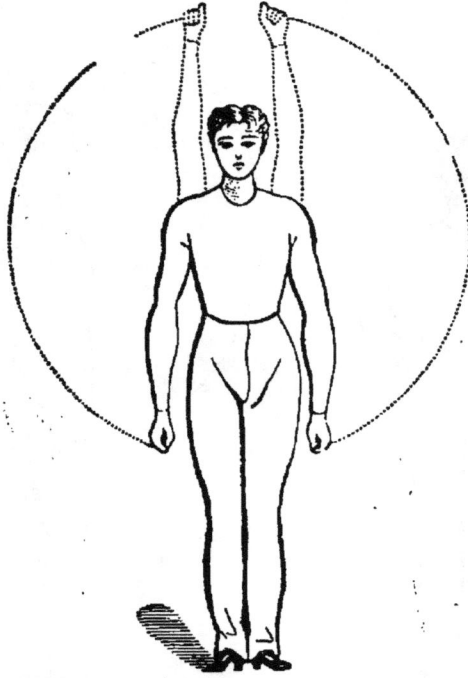

Fig. 107. — Élévation latérale des bras.

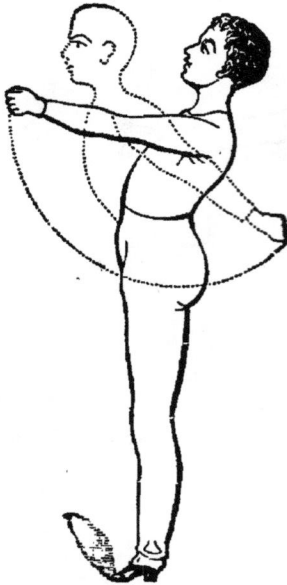

Fig. 108. — Projection des bras
en arrière.

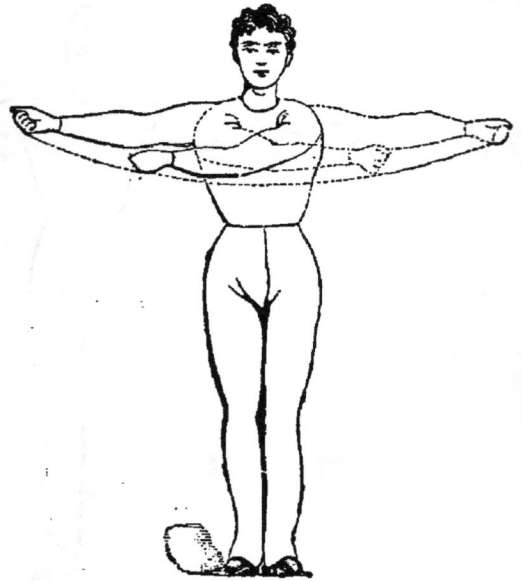

Fig. 109. — Projection des bras
en avant et à droite et à gauche.

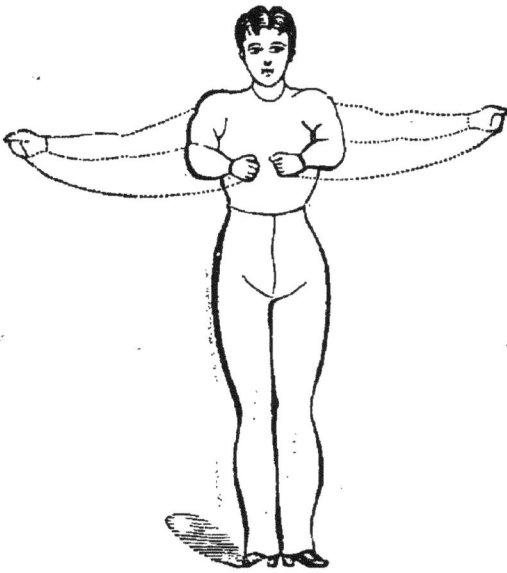

Fig. 110.— Écartement des bras, les deux poings étant placés sur la poitrine.

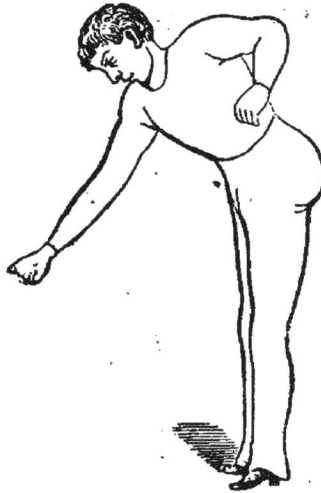

Fig. 111. — Mouvement de scie.

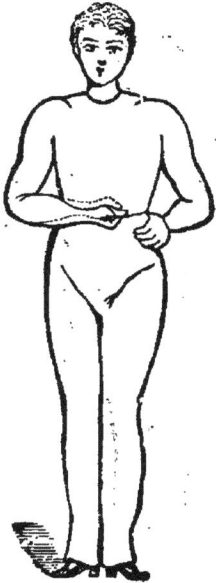

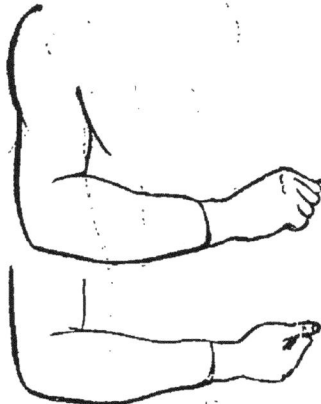

Fig. 112 et 113. — Rotation de la main.

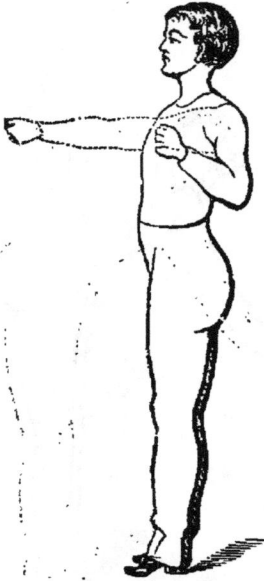

Fig. 114. — Projection du bras
en avant.

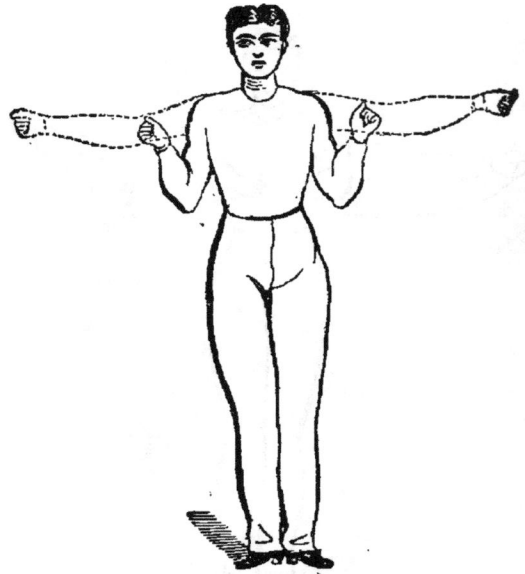

Fig. 115. — Projection des bras
en dehors.

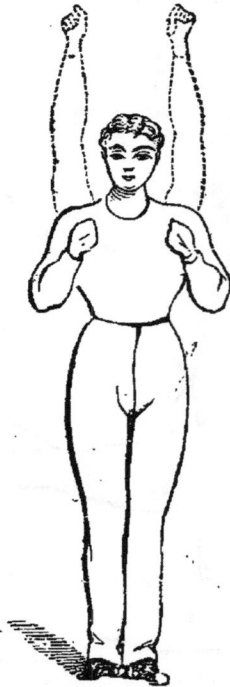

Fig. 116. — Projection des bras
en haut.

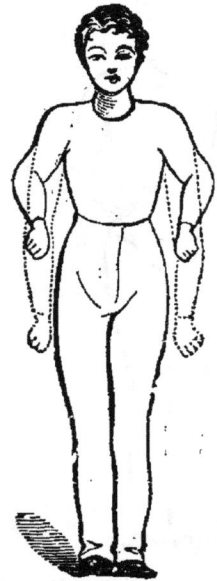

Fig. 117. — Projection des bras
en bas.

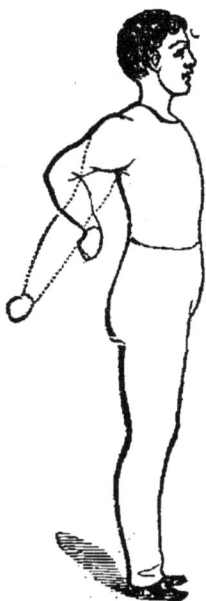

Fig. 118. — Projection du bras
en arrière.

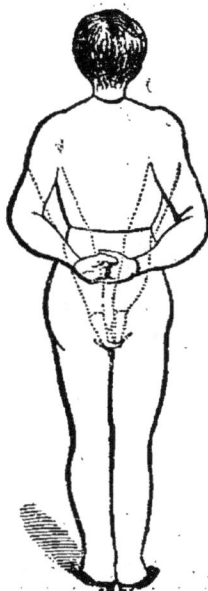

Fig. 119. — Les mains jointes
sur le dos.

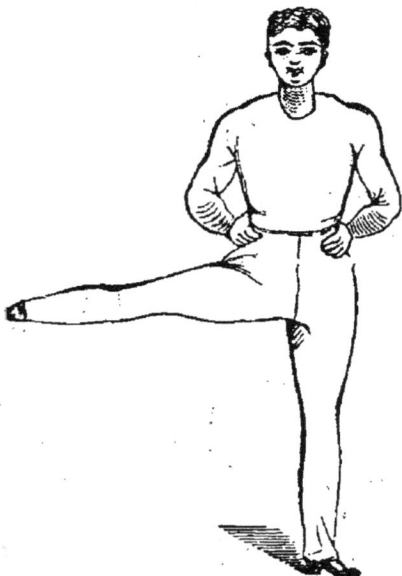

Fig. 120. — Élévation latérale
de la jambe.

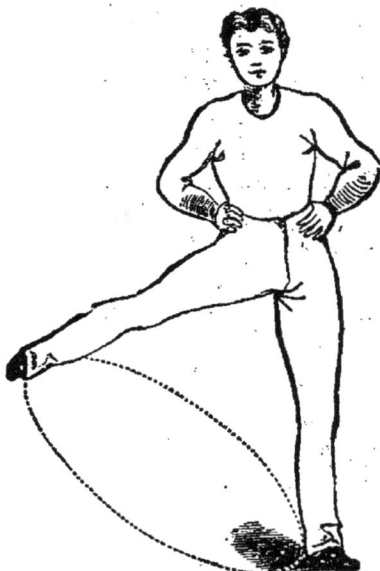

Fig. 121. — Circumduction
de la jambe.

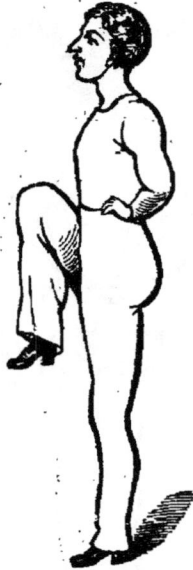

Fig 122. — Élévation du genou
en avant.

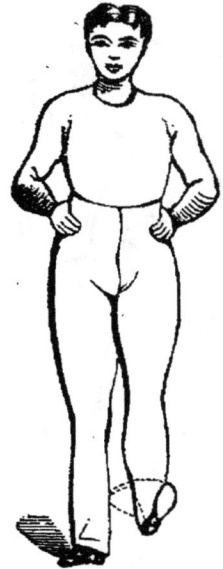

Fig. 123. — Rotation de la jamb
de dehors en dedans et de dedans en dehors.

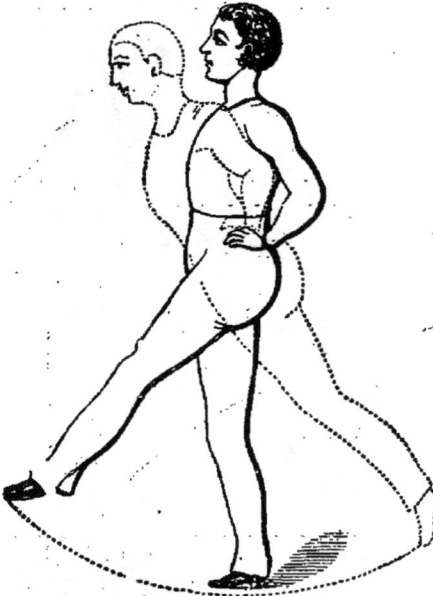

Fig. 124. — Écartement et rapprochement des jambes.

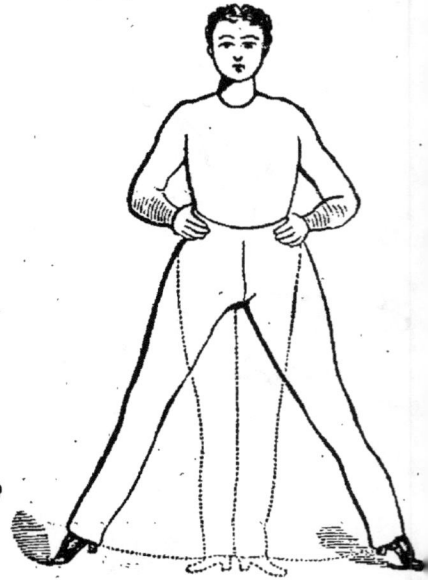

Fig. 125. — Balancement du pied
en avant et en arrière.

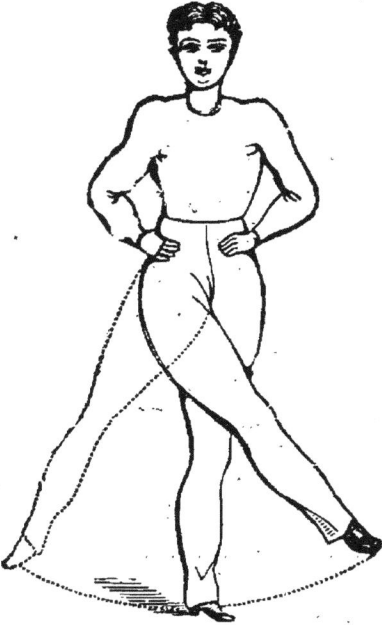

Fig. 126. — Balancement du pied
à droite et à gauche.

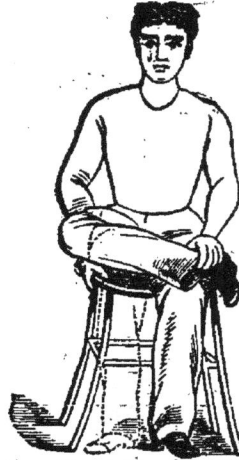

Fig. 127. — Rotation forcée
dehors.

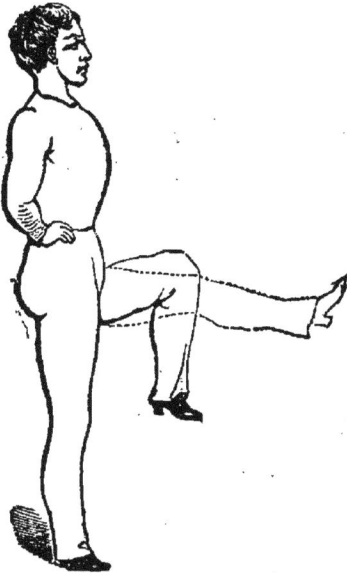

Fig. 128. — Extension et flexion
du genou en avant.

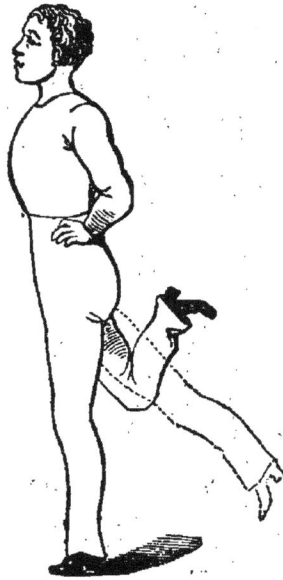

Fig. 129. — Extension et flexion
du genou en arrière.

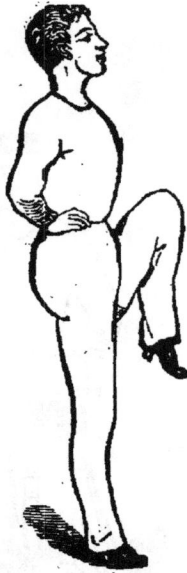

Fig. 130. — Élévation du genou
en avant.

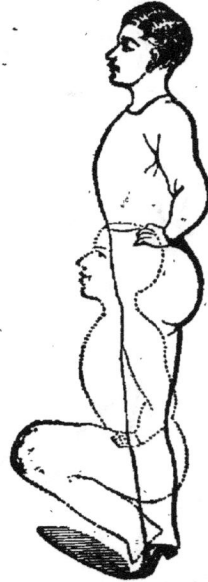

Fig. 131. — Accroupissement.
Flexion sur les jarrets.

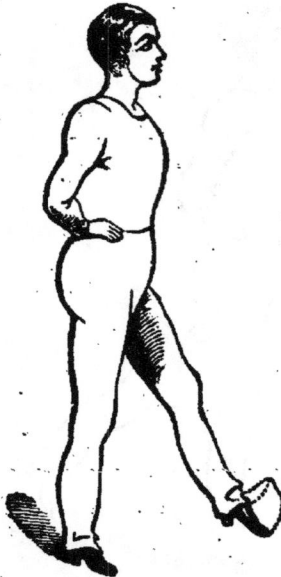

Fig. 132. — Extension et flexion
du pied.

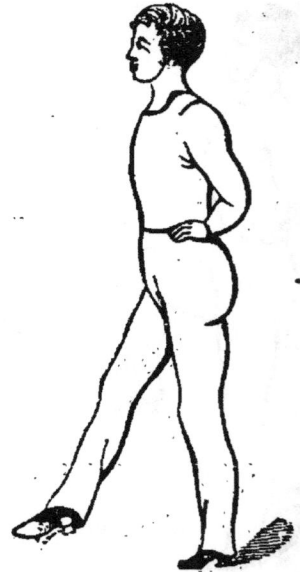

Fig. 133. — Rotation alternative du
pied en dedans et en dehors.

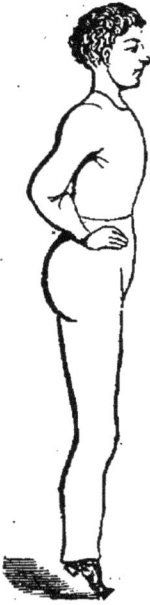

Fig. 134. — Élévation sur la pointe
des pieds.

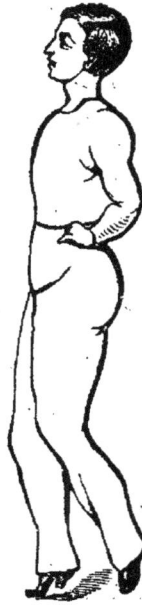

Fig. 135. — Pas gymnastique
sur place.

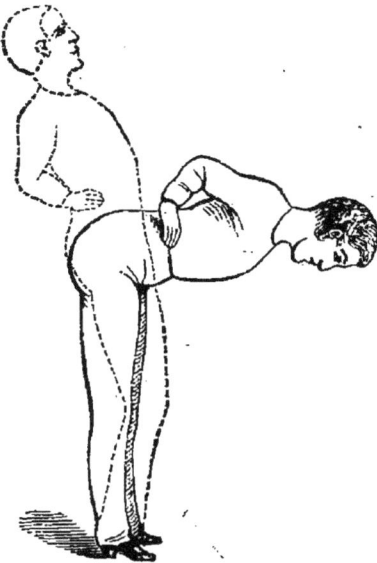

Fig. 136. — Flexion du tronc en
avant et en arrière.

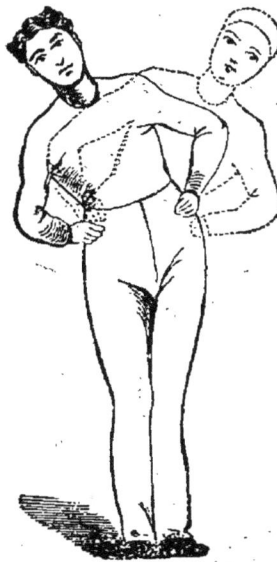

Fig. 137. — Flexion latérale du
tronc.

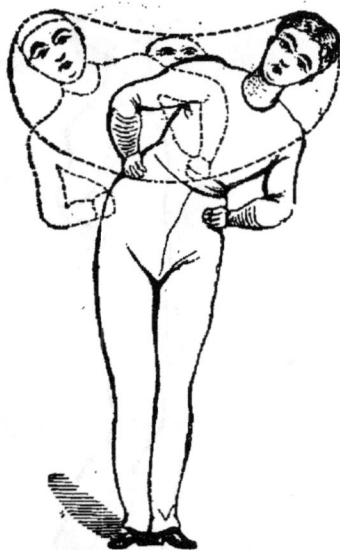

Fig. 138. — Mouvement circulaire
du tronc à droite et à gauche.

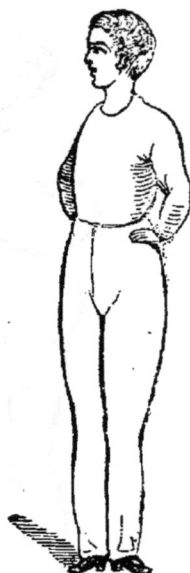

Fig. 139. — Mouvement semi-
circulaire du tronc.

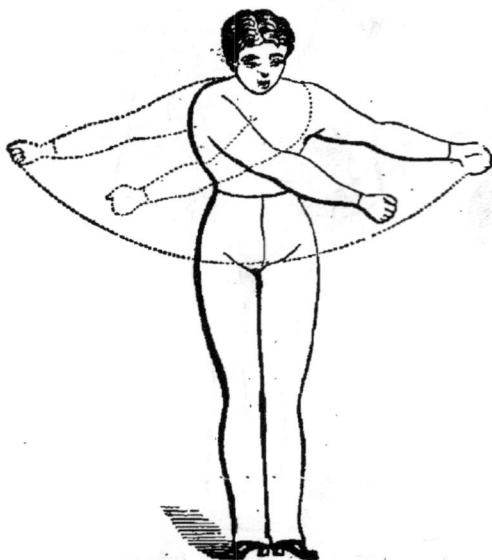

Fig. 140. — Mouvement de faux.

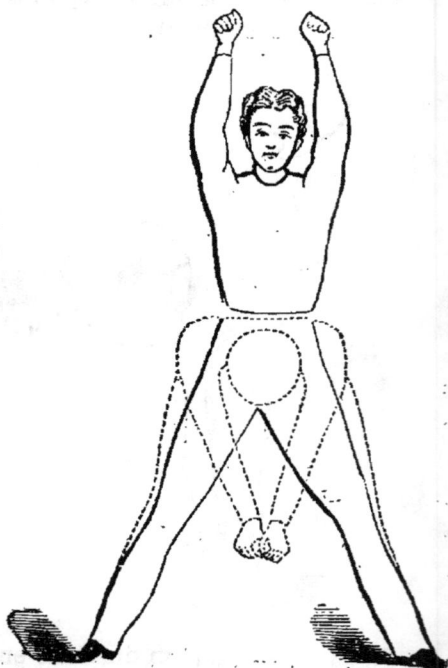

Fig. 141. — Mouvement de hanche.

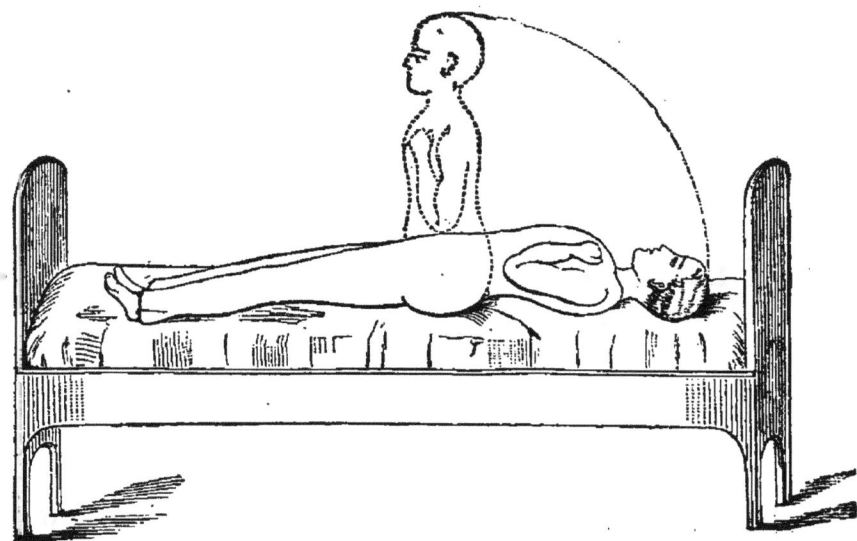

Fig. 142. — **Redressement du tronc.**

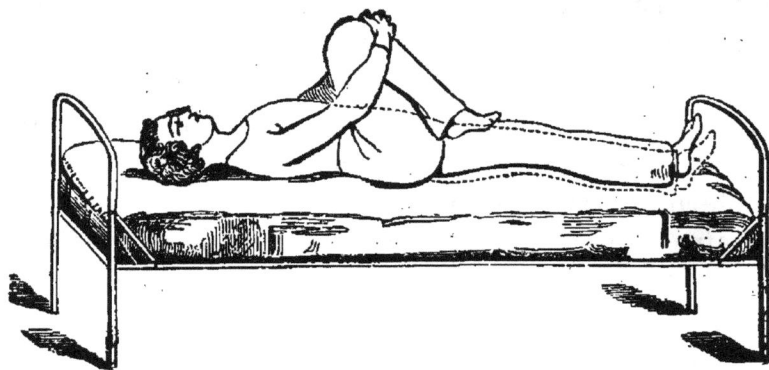

Fig. 143. — Flexion motrice du membre inférieur.

APPLICATIONS DU MASSAGE A
L'ORTHOPÉDIE

Torticolis. — Il faut d'abord exercer des pressions sur le muscle, le pétrir légèrement et imprimer ensuite une série de mouvements tendant à exagérer l'action de ce muscle, puis des mouvements analogues à ceux que produirait l'antagoniste. Ces manœuvres doivent être exécutées sans violence (Dubreuil).

Duchenne, dans le cas de torticolis intermittent, recommande de faire exécuter à la tête des mouvements actifs, luttant contre une force élastique.

Le sterno-mastoïdien n'est pas le seul muscle qui puisse être atteint, dans le torticolis ; la portion claviculaire du trapèze, le splénius, l'angulaire de l'omoplate, peuvent être en cause.

Le docteur de Saint-Germain, notre excellent maître, recommandait une grande circonspection dans le traitement du torticolis osseux confirmé, ou dans le cas où l'étiologie parait obscure. Il n'est pas toujours facile de se rendre un compte exact des lésions. Aussi bien, le docteur de Saint-Germain, dans ses leçons cliniques, rappelle-t-il l'histoire de Bouvier, qui, après avoir diagnostiqué chez un jeune sujet un torticolis musculaire, put pratiquer l'autopsie du même malade, qui avait succombé à une fièvre typhoïde, et reconnaître que les masses latérales de l'atlas étaient détruites[1]. Tout en tenant compte de la rareté du cas, le docteur de Saint-Germain conseillait, en conséquence, la plus grande prudence, les manœuvres de douceur, les massages faits « avec discrétion, mais souvent répétés ».

Pied bot. — Le docteur de Saint-Germain, à l'exemple de Dubreuil, de Montpellier, se montre partisan du massage dans le traitement des pieds bots. Jadis Hippocrate, plus récemment Bruckner, Mellet, avaient conseillé l'emploi des manipulations.

Pour de Saint-Germain, le massage doit être pratiqué longuement et fréquemment dans le cas de pied bot; il faut, de plus, qu'il soit modéré et exécuté avec suite.

Les manipulations exercées quelques temps après une ténotomie constituent un excellent moyen d'assouplissement et de redressement. Elles consistent en mouvements communiqués, en pétrissages exercés sans violence, mais avec une certaine énergie.

Le massage employé comme moyen isolé, pour le traitement des pieds bots, ne saurait s'appliquer qu'au redressement des cas légers.

Le massage forcé de Delore est un moyen infidèle qui ne saurait être comparé, même de très loin, à la ténotomie.

Voici comment Dubreuil s'exprime, au sujet des manœuvres du massage proprement dit : « Les manipulations doivent surtout consister en mouvements communiqués ; quelques frictions peuvent avoir leur utilité, mais la partie essentielle des manœuvres est représentée par les mouvements communiqués ; il faut avoir pour

1. V. de Saint-Germain, *Chir. orthopédique*, 1883.

but de porter le pied dans la position opposée à celle où il a été placé par la difformité. »

Ainsi donc, dans le varus, le pied étant en adduction, extension et rotation de la plante en dedans, il faudra le porter en abduction, flexion, rotation en dehors.

Ces exercices doivent être répétés deux fois par jour, pendant 5 à 6 minutes chaque fois.

Scolioses. — Le traitement des scolioses nécessite la connaissance de leurs causes. Celles-ci ont été bien exposées par Kirmisson[1], dans son excellent travail de la *Revue d'orthopédie*, auquel nous faisons les plus larges emprunts[2]. Il faut admettre des scolioses cicatricielles dues à de vastes pertes de substance, des scolioses pleurétiques ; d'autres sont consécutives à des paralysies musculaires ou à des contractures réflexes (scolioses dues à des sciatiques); d'autres sont liées à des affections des reins, chez les jeunes sujets en particulier. On observe aussi des scolioses liées aux maladies du système nerveux central (scolioses trophiques de Friedreich).

Toutes ces scolioses sont secondaires.

Dans certaines scolioses essentielles, la déviation de la colonne vertébrale constitue à elle seule toute la maladie.

Parmi ces dernières, il en est qui sont d'origine congénitale; d'autres s'observent dans le cours de la première enfance et sont manifestement dues au rachitisme.

A côté de ces formes, il en est une qui s'observe indépendamment de toute autre affection dans le cours de la seconde enfance : c'est la scoliose essentielle des

1. Kirmisson, *Revue d'orthopédie*, 1890.
2. En raison de la grande fréquence de l'application du massage au traitement des scolioses, nous croyons devoir résumer en ces quelques pages le travail de Kirmisson. (N. de l'auteur.)

adolescents, dont nous nous occuperons principalement.

Pathogénie. — Diverses théories ont été émises.

A. *Théorie musculaire.* — D'après Mayow (1689), les vertèbres croissent plus rapidement que les muscles, de sorte que ceux-ci deviennent relativement trop courts. C'est la théorie de la rétraction musculaire défendue par J. Guérin.

La *faiblesse ou la parésie* primitive des muscles fut aussi mise en cause. Pour Eulenburg, les muscles correspondant au côté convexe de la colonne vertébrale étaient affaiblis, parésiés, et par suite incapables de ramener le rachis à la rectitude.

A l'autopsie de scolioses anciennes, on constate bien l'atrophie des muscles du côté de la partie convexe, sous l'influence de la distension prolongée subie par les faisceaux musculaires ; mais rien ne prouve qu'il s'agisse là d'un fait primitif (Kirmisson).

B. *Théorie ligamenteuse.* — Pour le même auteur, cette théorie ne repose pas sur des bases plus solides que la théorie musculaire[1].

C. *Théorie osseuse.* — **La maladie est évidemment d'origine osseuse :**

1° Inflammation lente des vertèbres.

Lorinser, de Vienne, admet que la cause de la scoliose est une inflammation lente et sourde des corps vertébraux, qui, d'abord caractérisée par un défaut de résistance du tissu osseux, aboutirait en deux ou trois ans à la guérison par sclérose.

Pour Kirmisson, c'est là une opinion erronée. Rien dans la marche de la maladie ne rappelle une affection inflammatoire.

---

1. Kirmisson.

2° La scoliose est due au développement du squelette (Hueter).

C'est la *scoliose de développement*, parce qu'elle se produit seulement dans la croissance. D'après Hueter, les côtes répondant à la convexité de la colonne vertébrale sont hypertrophiées dans toutes leurs dimensions ; elles sont plus longues, plus larges et plus hautes que les côtes répondant à la concavité du rachis. La moitié du thorax répondant à la convexité représente une forme de thorax d'adulte exagérée ; au contraire, du côté concave, vu l'affaissement de l'angle des côtes, le thorax répond à la forme observée chez le nouveau-né.

Comment expliquer alors les scolioses de la région lombaire, où les côtes flottantes manquent absolument de point d'appui en avant, ou bien même où ces côtes font défaut[1] ?

Théorie du défaut de résistance ou rachitisme de l'adolescence. — Cette affection se produit au moment où la colonne vertébrale est en voie de développement. Jusqu'à l'âge de 25 ans, la colonne vertébrale est en voie de développement ; c'est à ce moment de l'accroissement des parties osseuses de la colonne vertébrale qu'apparaît la scoliose. On est ainsi conduit à établir une relation entre cet accident et le développement des vertèbres.

Toutes les causes capables d'entraver le travail d'ossification peuvent par là même donner lieu à la scoliose.

De ce nombre sont les attitudes vicieuses prises pendant les heures d'étude, la station debout trop longtemps prolongée, l'action de porter des fardeaux trop lourds, l'action de faire exécuter à l'un des deux membres supérieurs des efforts qui amènent le développement

---

1. Kirmisson, *loc. cit.*

exagéré de l'une des moitiés du thorax aux dépens de l'autre.

La théorie de la surcharge (*Belastungs Theorie*) de Rosen et Volkmann paraît très rationnelle ; l'enfant prend une position vicieuse pendant son travail assis ; l'équilibre du rachis étant troublé par ce fait, le poids s'appuie à l'excès sur une des moitiés de la colonne vertébrale, d'où troubles de l'ossification au moment du développement de l'appareil vertébral.

La cause probable, la cause première de la scoliose réside dans une altération du tissu osseux pendant la période d'ossification, d'accroissement de la colonne vertébrale ; c'est un défaut de nutrition des vertèbres pendant la période de développement : le rachitisme vertébral de la seconde enfance.

Certains auteurs pensent que la scoliose essentielle des adolescents reconnaît très souvent la même cause que les scolioses dites statiques, liées, comme on sait, aux inclinations vicieuses du bassin, elles-mêmes consécutives aux affections primitives du membre inférieur ou de l'articulation coxo-fémorale.

Pour Morlon, en mesurant les membres inférieurs chez les jeunes filles atteintes de scoliose, on rencontrerait très fréquemment une inégalité ; c'est là une affirmation exagérée [1].

Traitement. — Plus l'intervention sera prompte, plus elle sera efficace.

De là la nécessité d'un diagnostic hâtif, consistant à reconnaître, non pas une gibbosité nettement accusée, mais ces légères imperfections dans la tenue qui passent souvent inaperçues ou sont traitées avec une trop grande légèreté.

1. Kirmisson.

Il faut combattre tout d'abord ces premiers symptômes pour éviter d'avoir affaire plus tard aux déformations osseuses qui offrent des difficultés plus grandes, sinon au-dessus des ressources de l'art.

Le traitement préventif est d'une importance capitale. On s'attachera à combattre la tendance qu'ont les enfants à prendre des attitudes vicieuses pendant les heures de classe; celles-ci ne seront pas trop prolongées; il faut corriger les vices de réfraction s'il en existe, disposer les pupitres et l'éclairage de telle sorte qu'ils n'aient pas besoin de s'incliner sur leur ouvrage.

Cette question des sièges et des pupitres d'école est des plus importantes dans le traitement de la scoliose. Le siège doit être disposé de façon à fournir constamment au dos de l'enfant un appui solide; il sera légèrement incliné d'avant en arrière et de haut en bas; le dossier remontera jusqu'au niveau des épaules et présentera dans sa partie inférieure une courbure à convexité antérieure, sur laquelle s'appuiera la concavité normale de la région lombaire.

Le pupitre doit être incliné à 15 degrés environ et être assez rapproché pour que l'enfant puisse commodément y appliquer les bras en écrivant, sans être obligé de se pencher en avant.

On peut adjoindre à ce moyen le siège oblique de Volkmann : la convexité du rachis répond à la partie du siège la plus élevée.

On prendra garde que l'enfant ne projette pas l'épaule droite en avant, ce qui détermine une courbure à convexité droite; on lui interdira de s'asseoir obliquement, ce qui est l'origine des courbures lombaires primitives à convexité gauche.

Pour Kirmisson : « On doit proscrire l'usage des oreillers. Le lit doit être bien horizontal et assez résistant pour ne pas se laisser déprimer par le poids du corps. »

Le traitement curatif comprend des moyens mécaniques et des moyens orthopédiques.

Moyens mécaniques. — Tous les moyens mécaniques proposés dans le traitement de la scoliose se rapportent à l'un des principes suivants [1] :

1° Pression exercée sur la gibbosité ;

2° Extension sur la colonne vertébrale.

En 1650, Glisson mit en pratique l'extension dans la position verticale à l'aide d'un appareil qui suspendait le malade par-dessous les bras, la tête et les mains, et appelé escarpolette anglaise.

Nück inaugura un appareil, sorte de collier, avec lequel il suspendait l'enfant par le cou en le faisant élever à l'aide de cordes et de poulies.

Puis on eut recours aux lits orthopédiques ; le plus simple et le plus pratique est le plan incliné de Bely, qui se compose d'une planche sur laquelle le malade s'allonge et dont l'inclinaison peut être modifiée à volonté. Au moyen d'une poulie et d'un appareil à suspension prenant point d'appui sur la tête et sous les aisselles, on peut exercer une traction continue que l'on gradue à l'aide de poids.

Le docteur Benjamen Lee a préconisé l'auto-suspension et son système a été adopté et vulgarisé par Levis et Sayre (de New-York). Grâce à un appareil spécial prenant ses points d'appui sous l'occiput et sous le menton d'une part, sous les épaules d'autre part, le malade est soulevé peu à peu, jusqu'à ce que la pointe de ses orteils quitte le sol ; pendant cette suspension, le poids du corps agit pour redresser les courbures du rachis.

La méthode de Sayre comporte en outre le port d'un

---

1. Kirmisson.

corset plâtré, moulé sur le tronc du malade pendant la suspension.

Exercices orthopédiques. — 1° Le malade reste passif, et c'est le médecin qui s'efforce de procurer le redressement.

2° On a recours à la contraction musculaire pour corriger l'attitude vicieuse.

La suspension de Sayre constitue un premier exercice de redressement qui pourra être passif ou actif suivant que l'extension sera faite par le médecin, ou que le malade se soulèvera lui-même à l'aide des bras. Cet exercice répété chaque jour est fort utile.

Moyens qui sont de nature à améliorer la santé générale et par suite à activer la nutrition du système osseux. — De ce nombre sont l'exercice modéré, le séjour à la campagne, les bains salés, une nourriture tonique, l'hydrothérapie, l'emploi du phosphate de chaux, le massage général.

La force employée pour opérer le redressement ne doit pas être trop considérable.

Les côtes et les membres supérieurs sont les deux leviers que nous avons à notre disposition pour agir sur la colonne vertébrale.

Les malades sont soumis à la suspension d'après la méthode Sayre, modifiée au moyen de l'appareil suivant :

Il se compose de deux montants verticaux supportant une barre transversale à laquelle est accroché l'appareil à suspension qui prend point d'appui sur la tête et les aisselles du malade.

A l'appareil sont surajoutées deux plaques qui peuvent être rapprochées l'une de l'autre par un mouvement de vis, de façon à enserrer le bassin sur ses parties latérales et à l'immobiliser, en même temps qu'une troisième plaque convenablement disposée peut exercer une compression sur la gibbosité.

La suspension latérale se fait de la façon suivante [1] :

« J'utilise aussi la suspension latérale recommandée par le professeur Lorenz (de Vienne), toutefois en la modifiant. La suspension totale du malade dans cette attitude me semble un moyen trop violent. Aussi fais-je appuyer le malade sur la barre horizontale de telle façon qu'il repose encore sur le sol par l'un des membres inférieurs. Le côté de la convexité répond à la barre d'appui, de sorte que, dans cette attitude, la colonne vertébrale prend une inclinaison en sens inverse de sa courbure vicieuse. Le bras répondant à la convexité est pendant, et soutient un haltère qui fait contrepoids et continue à entraîner le tronc dans l'attitude qu'on lui veut imprimer. Le bras du côté opposé exécute des mouvements alternatifs d'élévation et d'abaissement, en même temps que le malade fait de grands mouvements successifs d'inspiration et d'expiration, synchrones avec les mouvements du membre supérieur. Le chirurgien, placé derrière le malade, immobilise le bassin en embrassant d'une main la crête iliaque, tandis qu'avec l'autre main il s'efforce d'entraîner en arrière l'épaule répondant à la concavité, de manière à imprimer à la colonne vertébrale une torsion en sens inverse de sa torsion pathologique. »

Contre la tendance à la cyphose dorsale, Kirmisson se sert de l'appareil à traction dont nous reproduisons la figure :

« J'emploie surtout l'appareil à traction de Larghiader, composé de poids suspendus aux deux extrémités d'une corde et que le malade doit soulever, d'abord avec les bras étendus, puis faire passer au-dessus de sa tête et enfin derrière son dos, en effaçant fortement les épaules.

1. Kirmisson.

La traction se faisant, dans cet appareil, à l'aide d'une corde, me paraît beaucoup plus continue et beaucoup plus égale que celle qu'on obtient à l'aide des appareils à traction élastique.

» Après ces divers exercices, dont la durée totale est d'une demi-heure environ, je fais reposer les malades sur un plan incliné, avec extension, construit sur le modèle de celui de Beely. Dans cette appareil, l'extension est faite, au moyen de l'appareil de Sayre, par des poids d'un volume croissant ; l'obliquité imprimée au tronc reposant sur le plan incliné suffira à réaliser la contre-extension. Cette extension dans le décubitus horizontal est parfaitement supportée par les malades, et le poids extenseur peut être rapidement porté à 15 ou 20 kilogrammes. A l'extension sur le plan incliné, on peut ajouter, suivant les cas, la pression sur la gibbosité au moyen de ceintures qui sont fixées par des rochets aux parties latérales de l'appareil. »

Du massage forcé comme moyen de redressement de la scoliose. — Le Dr Delore (de Lyon) renouvelant les manœuvres conseillées par Hippocrate, traite les déformations des articulations costo-vertébrales des scoliotiques par le redressement brusque, employé dans le traitement des ankyloses en général.

Le malade, une fois endormi à l'aide du chloroforme, est placé sur le bord d'une table basse, recouverte d'un mince matelas. On couche le malade sur le côté gauche dans le cas où il est atteint d'une scoliose dorso-cystale droite. On presse sur la concavité située à droite, au moyen de mouvements saccadés et alternatifs. Cette manœuvre a pour but de rompre les adhérences et de redresser la courbure vicieuse de la colonne vertébrale. Le thorax, souple chez les jeunes sujets permet ces manœuvres un peu violentes parfois, mais qui ne doivent pas être exercées sans prudence. Ce résultat est tantôt rapidement obtenu, tantôt nul ou peu appréciable. Mais, même dans ce dernier cas, le terrain se trouve préparé pour un traitement ultérieur par les moyens orthopédiques usuels. Le redressement forcé devra être maintenu, soit par l'application du corset de Sayre, soit par l'immobilisation dans une gouttière de Bonnet.

Nous ne saurions oublier que le traitement d'une scoliose est toujours de longue durée. Une scoliose dorsolombaire, de deux ou trois centimètres de flèche, à la mensuration, nécessite plus d'une année de traitement persévérant.

Le massage doit comprendre la stimulation des muscles de la région dorso-lombaire répondant à la partie convexe des vertèbres, les manœuvres de redressement sur la convexité, les malades étant couchés (v. ci-dessus). De plus, afin de faire l'éducation des muscles des gouttières vertébrales, je recommande d'appliquer la main derrière la nuque des malades inclinés en avant dans la station debout, et de les engager à se redresser le plus possible, pendant que la main de l'opération lutte contre leur effort. C'est chez ces malades, que la faradisation des masses musculaires est utilement adjointe au massage et à l'hydrothérapie. La gymnastique, telle qu'on la pratique dans la plupart des gymnases, est inefficace autant que peu rationnelle, car elle tend à développer les muscles en masse au lieu de s'adresser uniquement aux points faibles, et d'être scientifiquement dirigée.

MASSAGE DANS LES MALADIES
DES YEUX

Avant d'être entré dans la pratique générale, le massage était employé inconsciemment en oculistique. On l'exerçait en effet toutes les fois qu'on appliquait une pommade sur la membrane conjonctive de l'œil.

En 1872, au congrès de Londres, Donders préconisa le massage oculaire.

En 1873, Jacob Heiberg fit une communication *sur le Massage dans les affections oculaires.*

En 1880, le Dr Just de Zittan et le Dr Pedraglia, de Hambourg, publièrent des articles sur le massage de l'œil appliqué à des cas particuliers.

En 1881, le Dr Damalix publia, dans les *Archives d'ophtalmologie*, un article où il rendait compte de l'expérimentation du massage dans le service du Dr Panas.

Le Dr Costoinous, d'Athènes, présenta en 1882, au congrès des médecins grecs, un travail sur le massage de l'œil. En 1888, il fit connaître au congrès français d'ophtalmologie son traitement des granulations par le massage.

Le Dr Jocqs, dans la *Revue d'hygiène thérapeutique* (décembre 1891), donne un aperçu sur le massage en ocu-

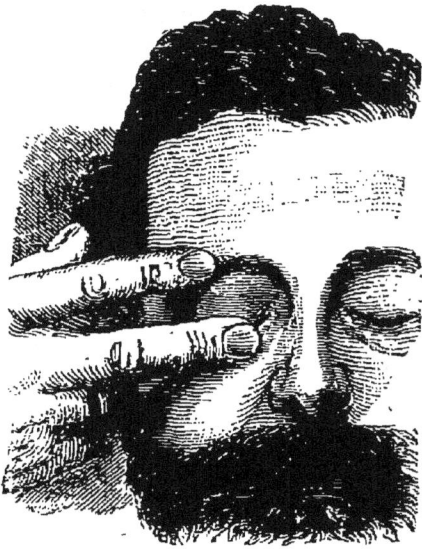

Fig. 144. — Départ.   Fig. 145. — Arrivée.

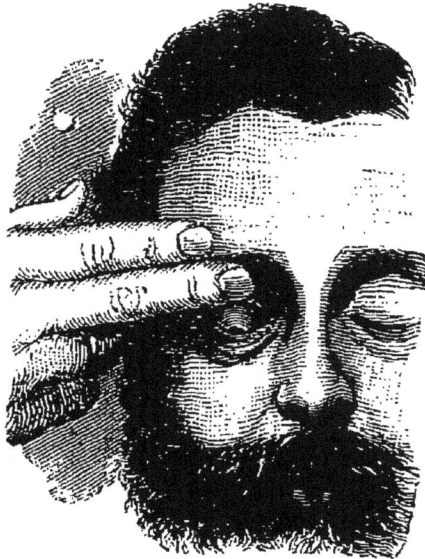

Fig. 144 et 145. — Massage radiaire de l'arc supérieur de l'œil.

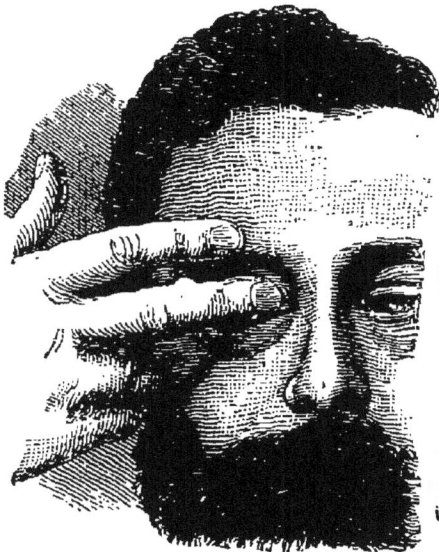

Fig. 146. — Départ.   Fig. 147. — Arrivée.

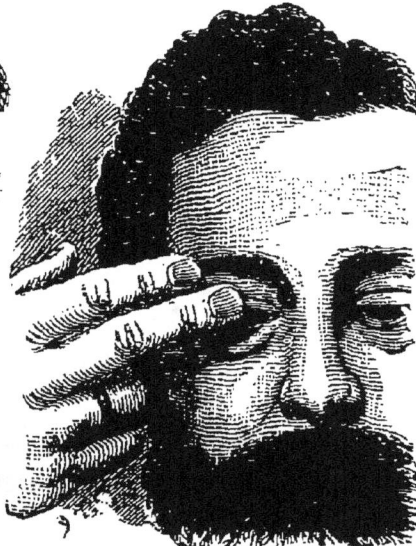

Fig. 146 et 147. — Massage radiaire de l'arc inférieur de l'œil.

listique ; nous ne pouvons mieux faire que de lui laisser la parole :

Le massage oculaire doit être divisé en trois catégories, suivant la lésion que l'on veut attaquer ou l'effet que l'on veut produire :

1° *Massage simple*. — Il agit sur l'œil par la pression.

2° *Massage médicamenteux*. — Il agit par lui-même, et agit aussi sur la lésion par le médicament introduit entre les paupières.

3° *Massage traumatique*. — Il a pour but de détruire une lésion par un frottement prolongé, aidé d'un agent médicamenteux, qui agira soit seulement comme corps étranger, soit en même temps comme corps étranger et comme substance antiseptique.

Massage simple. — En général, on agit sur l'œil non pas directement, mais par l'intermédiaire des paupières.

Les frictions sont ou diamétrales ou circulaires ; ces manœuvres doivent être très rapides : elles peuvent être employées dans les affections bénignes de l'œil, comme l'œdème palpébral, les conjonctivites simples, les ecchymoses des paupières. (Massage radiaire, fig. 144, 145, 146, 147.)

Le massage a été utilisé avec succès par Vood White dans l'embolie de l'artère centrale de la rétine ; on en retire un grand bénéfice dans certains cas de blépharospasme.

Il est surtout employé pour la maturation artificielle de la cataracte.

Massage médicamenteux. — Dans ce cas, le médicament diffusé sur toute la superficie du globe l'entoure, agit plus rapidement et d'une façon plus énergique. La conjonctivite et la kérato-conjonctivite phlycténulaire guérissent très rapidement par ce moyen.

On obtient aussi de très bons résultats par le massage

dans les ulcérations de la cornée, à condition d'anesthésier au préalable cette membrane en instillant quelques gouttes d'un collyre à la cocaïne.

La guérison de la kératite insterstitielle est hâtée par le massage.

Massage traumatique. — Il est surtout employé contre les granulations de la conjonctive et contre les taies de la cornée. Dans la conjonctivite granuleuse, après avoir retourné la paupière et l'avoir insensibilisée par la cocaïne, on pratique, à l'aide du pouce imprégné d'acide borique porphyrisé, des frictions aussi rudes que peut les supporter le malade. La séance terminée, la surface saignante de la conjonctive palpébrale est lavée à la solution de sublimé. Une vingtaine de séances suffisent pour rendre la conjonctive absolument lisse.

Pour les taies de la cornée, le massage peut être appliqué immédiatement sur la membrane, ou immédiatement à travers la paupière. On emploie ordinairement la poudre de calomel. Dans ce cas, le massage ne donne des résultats que dans les taies récentes et superficielles.

J'ai eu plusieurs fois l'occasion de pratiquer le massage dans le cas de contracture spasmodique de l'orbiculaire. La guérison a été la règle.

Le docteur russe Borissow procède au massage oculaire, de la façon suivante :

1º Retourner les deux paupières et les maintenir dans cette situation avec les pouces (les autres doigts reposant sur la joue et le front du malade);

2º Pousser l'une des paupières sur l'autre, de manière à recouvrir cette dernière en affrontant les deux muqueuses;

3º Pratiquer des frictions circulaires.

Durée de la séance : deux minutes.

(Un aide fait couler sur l'œil, pendant l'opération, un filet d'eau simple ou boriquée.)

Résultat : Hyperhémie de la conjonctive, suivie de la disparition des granulations.

Contre-indications : les conjonctivites aigües et les exacerbations des conjonctivites chroniques.

D'après Darier (*Acad. de méd.*, mai 1899), « le massage oculaire serait capable de diminuer notablement l'hypermétropie et de stimuler l'accommodation au point que plusieurs hypermétropes sont parvenus à se passer de verres.

« Dans le strabisme hypermétropique, l'œil amblyope pourrait même être amélioré au point de rendre possible la vision binoculaire et de faciliter ainsi la guérison du strabisme.

« Chez certains myopes l'acuité visuelle ne serait nullement diminuée.

« Enfin, le massage permettrait d'améliorer la vision dans un certain nombre de cas de glaucome. »

Parenteau (*Soc. fr. d'ophtalmologie*, mai 1895) expose ainsi les indications et les résultats du massage oculaire :

« Exercé d'une façon violente et de façon à déterminer un traumatisme, le massage peut être utile dans les altérations des paupières, telles que kystes, chalazions, engorgements, etc. Dans les affections oculaires proprement dites, je le considère comme trop dangereux.

« Le massage médicamenteux a le double avantage de faire pénétrer plus intimement dans l'œil les pommades ou poudres introduites entre les paupières ou appliquées sur elles, et d'amener une décongestion plus rapide de l'œil et de ses enveloppes. Il est surtout indiqué dans les kérato-conjonctivites phlycténulaires, dans les leucomes cornéens, les iritis, épisclérites et irido-choroïdites.

« Le massage simple, c'est-à-dire exécuté à l'aide des doigts ou instruments spéciaux, sans adjonction de médicaments, trouve son application toutes les fois qu'il existe une altération musculaire de cause périphérique, ou des troubles de la vascularisation.

« Ce massage est cependant contre-indiqué dans les cas suivants : myopie progresssive forte, hypotonie considérable et opacités cristalliniennes commençantes.

« Le *modus operandi* varie de l'effleurage à la pression forte. Il comporte aussi le tapotement tendineux dans les affections intéressant les muscles de l'œil. Quant à la direction des massages, radiée et circulaire dans les altérations cornéennes ou iriennes, elle sera longitudinale dans les lésions musculaires et en tourbillon dans les épisclérites et irido-choroïdites. »

22

MALADIES DU NEZ
DU LARYNX, DE L'APPAREIL AUDITIF
ET DU PHARYNX

Maladies du nez. — Le Dr Garnault a publié, en 1892 (*Semaine médicale*), un article plein d'intérêt sur l'application de la médecine vibratoire au traitement des affections de la muqueuse nasale. Michel Braun, de Trieste, fit, en 1890 [1], un exposé de la méthode vibratoire de Kellgrenn, dont il avait lui-même fait l'expérience dans le traitement des névroses réflexes (*asthme et migraine, les névralgies, le catarrhe nasopharyngien et l'ozène*).D'après Garnault, G. von Cedeescluöld, de Baden-Baden, aurait guéri un cas de catarrhe naso-pharyngien, par les mêmes pratiques de massothérapie vibratoire.

Herzfeld (*Deutsche Med. Zeitz.*, 1890) confirme les résultats de Braun ; Höffinger (*Allg. Wien. med. Zeitz.*, 1891) a obtenu des succès dans treize cas de catarrhe naso-pharyngien.

Demne, Laker, Félici, Lahmann ont publié la relation de **cas** de guérison par ces mêmes vibrations thérapeutiques. Garnault nous décrit comme extrêmement diffi-

1. Congrès de Berlin.

cile cette manœuvre essentielle qui consiste à employer
pour « vibrer le nez », une longue sonde en maillechort,
renflée à son extrémité et « garnie d'ouate roulée ayant
la consistance de la pulpe du doigt ». La muqueuse est
au préalable cocaïnée avec une solution à 10 p. 100. Garnault « vibre », pendant une durée d'une à trois secondes, toutes *les parties accessibles*, y compris la *pars
nasalis* du pharynx, la voûte, les bourrelets des trompes,
l'extrémité des cornets, le dos du voile, la face postérieure du pharynx, puis le larynx, la région aryténoï-
dienne, le sinus piriforme, les cordes ; ensuite la *pars
oralis*, les piliers antérieurs, la face antérieure du voile,
parce que cette partie est la plus sensible et que les
vibrations y déterminent plus souvent qu'ailleurs des
réflexes pénibles.

Le médecin produit ses vibrations au moyen de contractions tétaniques des muscles de l'épaule et surtout
du bras. « Les mouvements se passent presque entièrement dans le pli du coude. Ils doivent être de si faible
amplitude, que c'est à peine si la main placée sur les
muscles les sentira se contracter. » Un procédé spécial
« d'entraînement ou d'éducation » est nécessaire au praticien : il faut que, s'étant assis en face d'une table sur
laquelle il appuie le coude plié, les vibrations ne fassent
qu'impressionner la partie centrale de l'eau contenue
dans un verre plein reposant sur la table. Garnault conseille, pour contrôler les résultats, de se servir de l'enre-
gistreur de Marey.

Les différences de durée entre les vibrations ne doivent pas dépasser 1/100ᵉ de seconde ; il faut une pratique
assez longue pour arriver à ce résultat ; le nombre des
vibrations doit varier entre 5 et 20 par seconde, 300 et
1200 par minute ; on peut les faire plus rapides, mais
c'est au prix d'une excessive fatigue et sans utilité. Sur

les parties qui offrent un plan normal à la sonde (extrémité antérieure du cornet inférieur, etc.), le massage consiste en un simple *tapotement*; partout ailleurs (cloison, etc.), les vibrations se combinent à l'effleurement.

Les vibrations doivent être : *rapides, régulières, de même intensité*. Si ces conditions n'étaient pas remplies, la muqueuse pourrait se déchirer, l'inflammation pourrait s'accroître.

Ainsi donc, suivant Garnault, ce massage doit être très rapide; il est très douloureux, malgré l'emploi de la cocaïne; mais, d'après Braun, « il a pour effet de couper complètement l'attaque; non seulement on obtient la disparition de la dysphagie et de la dyspepsie, mais la diminution du gonflement local et de la fièvre concomitante ».

Dans le cas de rhinite purulente, de dégénérescence de la muqueuse avec ulcérations, Garnault prétend avoir obtenu d'excellents résultats. Voici comment il procède pour l'ozène : « Dans une première séance, je bourre complètement l'une des narines avec un tampon imbibé de lanoline pyoctaninée à 10 p. 100, après un lavage antiseptique préalable; le lendemain j'enlève le tampon, nettoie et vibre cette narine et fais subir la même opération à l'autre narine.

« Le massage vibratoire calme la douleur, fortifie les muscles et empêche le développement des scléroses interstitielles. Ainsi que l'a démontré Castex, il rend aux nerfs leur activité en les calmant, régularise leur action comme vasomoteurs et sécréteurs, agit directement sur la couche musculaire des vaisseaux qu'il tonifie, aussi bien que sur le tissu glandulaire lui-même; il réduit rapidement l'inflammation et fait rétrocéder les processus hypertrophiques. Dans les processus atrophiques, au contraire, il arrête l'atrophie, donne de nou-

velles forces aux vaisseaux ; on les voit, au lieu de ten-
dre à disparaître, renaître et se développer, et avec eux
la muqueuse en voie de destruction. Les glandes reprennent leur développement et leur activité. Ainsi se
passent les choses dans bien des cas, et l'on arrive toujours à un bon résultat en appliquant le traitement avec
régularité et patience. Il ne faut pas cependant que le
processus atrophique soit trop avancé ; lorsqu'il n'y a
plus, dans ce qui fut la muqueuse, ni nerfs, ni glandes,
ni vaisseaux, il n'y a aucune régénération à espérer, et
le massage ne peut ici être considéré que comme un
procédé de nettoyage perfectionné, qui, mieux que les
autres procédés, modifie les symptômes, mais ne saurait
conduire à la guérison. » (Garnault, *loc. cit.*)

D'après une auto-observation intéressante, M. Bogdan
conclut que le massage interne de la muqueuse nasale
constitue contre la rhinite hypertrophique chronique,
un moyen précieux et beaucoup plus efficace que tous
les autres modes de traitements employés habituellement contre une affection si rebelle. Il suffirait de trois
à quatre semaines de massage pour obtenir une amélioration considérable, et cela en l'absence de lavages du
nez et de tout autre moyen adjuvant. Pendant les exacerbations aiguës du catarrhe, il vaut mieux s'abstenir de
masser le cornet supérieur.

Le massage doit consister surtout en pressions et en
effleurages plus ou moins énergiques suivant la sensibilité des parties. On le pratique au moyen d'une sonde
flexible dont l'extrémité est garnie de coton et qu'on
applique successivement sur tous les points de la muqueuse tuméfiée. On donne à la sonde la courbure nécessaire suivant la partie que l'on masse. Il va sans dire
que le massage doit être pratiqué sous le contrôle de la
vue, à l'aide du spéculum nasal, du miroir frontal ou

22.

d'un autre genre d'éclairage approprié. (*Sem. Méd*, 1895.)

Maladies du larynx. — J'ai eu à traiter (en 1884) au moyen du massage, plusieurs malades atteints de troubles laryngés, consistant pour la plupart en aphonies nerveuses, atonie des muscles laryngés, en particulier du crico-thyroïdien, spasme glottique, hyperhémie laryngienne (chez des chanteurs de profession, élèves du Conservatoire, prédicateurs, etc.).

L'amélioration se produisit, parfois très rapide et inattendue. Dans un cas de dysphonie nerveuse, chez une jeune fille hystérique dont le traitement m'avait été confié par le Dr Coupard, la guérison fut obtenue en peu de temps. Mais on peut objecter qu'il est difficile d'établir, dans de tels cas, la part qui revient à la suggestion. La question des indications du massage appliqué aux maladies du larynx est encore à l'étude et ne saurait être résolue d'après quelques observations. Il faut noter l'action rapide du massage dans le cas de congestions laryngées dues à l'abus de l'effort vocal, à l'arthritisme. Joal et Ruault ont signalé l'influence de cette diathèse arthritique sur les phénomènes d'hyperhémie laryngée. Ruault signale les congestions du larynx chez les constipés et les dyspeptiques.

Voici comment le massage m'a paru devoir être pratiqué :

Après avoir oint d'un corps gras (vaseline, glycérine, huile d'olive) la partie antérieure du cou :

1° Pratiquer de haut en bas de larges effleurages, au moyen de la région comprise entre le pouce, d'une part, et l'ensemble des doigts et de la paume de la main, de l'autre. On utilisera alternativement ainsi les deux mains, de telle sorte que les deux parties latérales du larynx pourront subir des pressions égales pour chaque côté ;

2° Au moyen des pouces, presser horizontalement de

dedans en dehors, en suivant le trajet des veines thyroïdiennes supérieures, c'est-à-dire à partir de la partie
antérieure de l'espace thyro-hyoïdien, jusqu'à la rencontre de la jugulaire interne, dont le trajet est facile à
déterminer;

3° Presser de haut en bas au niveau de la partie inférieure du cou, afin d'exercer une déplétion sur les veines
de la région;

4° Au moyen des deux index animés d'un mouvement
rotatoire alternatif, pratiquer de dedans en dehors le
massage des crico-thyroïdiens;

5° Imprimer des mouvements de latéralité à l'os
hyoïde et au larynx, afin de rendre plus souples les articulations.

Terminer par de larges effleurages dirigés dans le
sens des veines de la région.

Luc a traduit le travail de Braun sur le massage vibratoire du larynx. Il y a ajouté l'application de l'électricité,
qui constitue aussi un moyen « vibratoire » bien plus
facile à appliquer que le massage, tel que Braun le conçoit. Dans l'état actuel de la science, on doit se borner
à faire toutes sortes de réserves sur l'emploi de ces
moyens thérapeutiques, auxquels il faut cette consécra-
tion que donnent les observations multiples et une expérience de longue date. Castex prépare, sur la question,
une étude qu'il ne juge pas encore assez documentée
pour en publier les résultats.

Maladies de l'appareil auditif. — Nous extrayons des
excellentes *Leçons sur les maladies de l'oreille*, publiées
par Hermet, les lignes suivantes, concernant le traitement par le « masseur du tympan » de Delstanche :

« Il y a trois ans, un auriste très distingué de Bruxelles,
M. le Dr Delstanche, a inventé un instrument ingénieux,
auquel il a donné le nom de *masseur du tympan* et qui

rend de grands services dans le cas d'ankylose fibreuse.

« C'est une pompe aspirante et foulante, à laquelle est adapté un tube en caoutchouc, terminé par un embout auriculaire bouchant hermétiquement le conduit auditif externe.

« Il a le grand avantage d'être d'un maniement si facile qu'on peut le mettre sans inconvénient entre les mains des malades.

« Il est muni d'un régulateur qui permet de modérer à volonté les effets de l'aspiration, évitant ainsi une rupture possible de la membrane du tympan.

« Le médecin doit se rendre compte du degré d'aspiration nécessaire pour déplacer suffisamment la membrane, et, après avoir tourné le pas de vis adapté au corps de pompe, il fixe le cran d'arrêt.

« Le malade n'a plus qu'à pratiquer journellement le nombre d'aspirations nécessaires, 15 à 20 en général. Après quelques jours, il faut augmenter la puissance aspiratrice et parvenir progressivement à supprimer le cran d'arrêt, de façon à arriver au numéro 15, qui est le maximum.

« En quelques semaines, on diminue l'intensité des bourdonnements et on augmente l'acuité auditive. »

Maladies du pharynx. — Nous mentionnerons, sans l'avoir employé nous-même, un nouveau mode de traitement de la pharyngite au moyen du massage :

Pour pratiquer le massage du pharynx, le docteur Cecconi se sert de deux bâtonnets en laiton, ayant une longueur d'environ 20 centimètres. Ces deux bâtonnets présentent à une de leurs extrémités, l'un un bouton de la largeur d'une pièce de deux centimes, l'autre une courbure en V de 2 centimètres environ, terminée par une olive. Cette dernière disposition s'adapte ainsi à la coupole naso-pharyngienne et peut y être plus facilement portée en évitant la luette et les piliers. Voici comment il procède : le malade étant assis comme pour un examen laryngoscopique, l'auteur commence par anesthésier légèrement, au moyen d'une solution de cocaïne, le pharynx et la base de la langue. Puis saisissant le bâtonnet droit, après avoir eu soin d'envelopper le bouton d'un peu de coton imbibé d'eau, d'huile d'amandes douces ou d'un autre corps gluant, il commence par frotter le pharynx de haut en bas dans la direction des veines, d'abord légèrement (effleurage), puis de plus fort en plus fort, jusqu'à faire un véritable massage de la partie, en ayant soin d'aller des parties latérales, où la lésion est toujours plus intense, vers la ligne médiane. Ensuite il porte le bâtonnet en V dans la partie nasale du pharynx. Ici le *tapotement* est la forme de massage qui convient le mieux. Il se sert de l'instrument comme d'un marteau, donnant des coups brefs, distincts, énergiques, ou prolongés. Aucune partie de cette muqueuse ne doit échapper au massage. L'opération doit durer de deux à trois minutes. Cet espace de temps sera réparti sur les muqueuses nasale et buccale, suivant le degré d'inflammation de l'une ou de l'autre de ces régions. Le Dr Cecconi donne quelques observations qui démontrent les bons effets de ce mode de traitement. Il croit, en outre, le massage efficace contre les granulations du pharynx et de la pharyngite atrophique (catarrhe raréfiant). (*La Clinique de Bruxelles*, d'ap. *Revista veneta di science mediche.*)

Maladies des amygdales. — Dans l'hypertrophie chronique des amygdales, on peut, à l'exemple de Maurel, exercer sur l'amygdale des pressions qui en provoqueront la disparition. Nous doutons toutefois que ce procédé puisse prévaloir sur l'opération si rapide et si classique de l'amygdalotomie.

MALADIES

DES

ORGANES GÉNITO-URINAIRES

Prostate. — Estlander (1877) recommande le massage dans le traitement des engorgements chroniques de la prostate. Nous pensons qu'une telle pratique peut, tout au plus, soulager certains malades, mais sans prétendre les guérir ou même améliorer sérieusement leur état.

Notons toutefois, qu'en 1893, Schlifka (de Vienne) a déclaré obtenir d'excellents résultats en massant la prostate de sujets atteints d'engorgements chroniques de l'organe. Rien de plus simple que le mode opératoire : le malade est couché ou de préférence en position génupectorale. Le médecin introduit son index dans le rectum du patient, puis effleure et pétrit de plus en plus fort, pendant quelques minutes, les lobes prostatiques.

Les troubles de la miction, la prostatorrhée les symptômes neurasthéniques se sont dissipés plus ou moins rapidement sous l'influence de cette médication.

Dans une intéressante étude consacrée au massage de la prostate et des vésicules séminales, le Dr Gabriel Colin (*Revue internat. de médecine et de chirurgie*) conseille de masser ces organes, au moyen de la pulpe de la phalangette de l'index droit, préalablement ointe avec la préparation suivante, dont la formule appartient au Dr Guyon :

Poudre de savon. . . . . .
Glycérine . . . . } āā 33 grammes.
Eau. . . . .
Acide phénique cristallisé.   1 gramme.

ou encore de la pommade de Krauss :

Gomme adragante. 2ᵍʳ,50
Glycérine. . . . . 10 grammes.
Eau phéniquée à 3 p. 100. . . . 90   —

L'intestin (la vessie étant vidée), le premier, deux ou trois heures avant l'opération. Malade en décubitus dorsal ou génu-pectoral. Le doigt est enfoncé doucement dans le rectum, le plus loin possible. La main hypogastrique déprime alors le bas-fond vésical chez l'adulte. Cela permet un examen approfondi de la région.

Examiner alors le bord postérieur de la prostate, puis le lobe droit, la vésicule correspondante, de même pour le côté gauche, puis on procédera à l'examen du sillon postérieur et du bec de la prostate. Si la prostate est sensible, c'est qu'il y a prostatite à quelque degré. On examine de même les glandes séminales.

Massage de la prostate. — Procéder au moyen de frictions douces, de haut en bas, de gauche à droite, puis latéralement et circulairement par des mouvements de meule, d'abord larges puis de plus en plus petits. Ce massage doit être doux et progressif. Cela permet de presser sur l'urèthre d'arrière en avant, presser aussi sur les points rénitents de la prostate (s'arrêter si ces manœuvres sont douloureuses). Le massage devra être pratiqué tous les jours pendant une durée de deux à trois minutes (cinq au maximum).

Indications du massage. . {
Les prostatites chroniques.
Les vésiculites chroniques.
Congestions et prostatites aseptiques.
Hypertrophie prostatique.
Spermatorrhée.

N'oublions pas qu'il faut faire de grandes réserves en ce qui concerne l'hypertrophie prostatique sénile ; rappelons-nous que, d'après Launois (th. de 1885), la lésion dominante de la prostate sénile est un processus de sclérose progressive.

Vessie. — Récamier, afin de traiter le spasme du col vésical chez certains de ses malades, a recommandé une sorte de massage (par le rectum chez l'homme ou la fille vierge, par le vagin chez la femme), consistant à exercer, au moyen de la pulpe du doigt, des pressions, secousses, mouvements intéressant le col vésical. Sans doute, c'est par une sorte d'élongation des nerfs de la région que ces manœuvres ont dû avoir quelque action dans les cas rares où quelque névralgie essentielle du col vésical était en cause.

Incontinence nocturne des urines. — N'ayant aucune expérience personnelle sur le sujet, nous nous bornons à extraire du *Journal de la médecine moderne,* l'article publié par M. Ravicovitch, auquel nous laissons sur les faits qu'il avance une entière responsabilité :

« Le Dr I. Csillag a publié, dans les *Arch. für Kinderheilkunde,* les résultats qu'il a obtenus par le massage dans le traitement de l'incontinence des urines chez les enfants. Se basant sur la théorie de Ultzmann, que la cause principale de cette maladie est une parésie des muscles de la vessie et du sphincter vésical, il recommande le massage pour fortifier ces muscles. Csillag a appliqué son traitement dans la polyclinique du professeur Monti, à Vienne, dans trois cas, dans lesquels il a obtenu une guérison complète. Le Dr Ravicovitch a appliqué le même traitement chez huit enfants, âgés de 7 à 11 ans, dans la maison des Enfants-Trouvés de Kieff. Tous les moyens de traitement et des mesures hygiéniques ont été essayés chez ces enfants, mais sans aucun résultat.

Voici le manuel opératoire :

1° Le malade est placé dans la position de lithotritie. Le médecin introduit l'index dans le rectum, touche le canal uréthral et arrive jusqu'au col de la vessie. En même temps il enfonce les bouts des doigts de la main gauche immédiatement au-dessus de la symphyse pubienne et tâche de sentir avec ces doigts le doigt placé dans le rectum. Du moment que les doigts se sentent, l'opérateur produit avec le doigt qui est dans le rectum cinq à six pressions douces avec tremblements (*Zitterdrückung*) ;

2° Le malade garde la même position. L'opérateur place la paume de la main sur le bas ventre du malade, parallèlement à l'axe du corps, enfonce les bouts des doigts profondément dans le ventre dans la direction du sacrum et produit avec la main deux ou trois secousses. Cette manipulation se fait des deux côtés du ventre ;

3° Le malade est couché sur le dos, les jambes allongées. L'opérateur écarte les cuisses, pendant que le malade cherche à lui résister. Puis le malade serre les jambes, et le médecin tâche de s'y opposer. Ces manipulations sont faites cinq à six fois ;

4° Le malade est dans la position de lithotritie, mais les jambes rapprochées l'une de l'autre. L'opérateur tâche de séparer les genoux du malade en se plaçant du côté du malade. Le malade résiste. Puis le malade rapproche les genoux écartés, le malade soulève son bassin jusqu'à ce que les hanches et le corps soient à la même hauteur. Ces manipulations se font également pendant cinq ou six fois ;

5° Le malade se tient debout, un peu penché en avant, les mains appuyées contre une table, les jambes croisées. Le médecin recommande de contracter le sphincter anal, comme pour retenir l'évacuation. Csillag recommande ce procédé trois à quatre fois toutes les heures, durant tous les jours du traitement ;

6° Le malade se tient debout, comme dans le procédé précédent, et le médecin frappe légèrement, avec la main fermée, sur la région sacrée du malade.

Le manuel opératoire ci-dessus décrit est celui de Csillag.

Le Dr Ravicovitch opérait le massage tous les jours, entre 10 heures et midi, et aurait obtenu une guérison après une dizaine de séances. Sur les huit cas traités par cette méthode, l'auteur a obtenu dans six une guérison complète. Deux mois après la cessation du traitement, il n'y avait pas de rechute. Dans un cas la guérison ne s'est pas maintenue, et dans un il n'y avait aucun résultat.

Se fondant sur ses propres observations et sur celles de Csillag, l'auteur arrive aux conclusions suivantes :

« 1° Le traitement mécanique de l'incontinence des urines est un excellent moyen thérapeutique et hygiénique ;

« 2° Ce moyen, grâce à son inoffensivité, doit être employé avant tous les autres moyens recommandés contre l'incontinence (*Bulletin général de thérapeutique*, d'ap. le *Wratch*).

Massage de la mamelle. — Le massage peut développer la glande mammaire et lui donner une circulation plus

active. L'expérience a été faite devant moi par Monsen-
geil, de Bonn, d'abord sur des animaux (chiennes) qui
n'étaient pas en état de lactation et n'avaient jamais eu
de parturition. Chez ces animaux (vierges), la mamelle
présentait une sécrétion lactée après quinze jours d'un
massage quotidien de vingt minutes, la glande paraissait gonflée comme chez les chiennes pendant une période
de lactation normale. On conçoit que, dans le cas de mamelles par trop rudimentaires, le même résultat peut
être obtenu chez la femme. Outre les tractions à opérer
sur les mamelons, le large massage des glandes mammaires (centripète, c'est-à-dire dirigé de la périphérie
vers le mamelon) sera pratiqué avec succès.

Le massage agit sur la glande mammaire comme sur
les autres glandes de l'économie en favorisant la circulation capillaire et en stimulant d'une manière générale le
fonctionnement, la nutrition de l'organe.

Le massage peut aider puissamment à obtenir la résorption de ces empâtements qui ont cessé d'être inflammatoires et que l'on constate à la suite de la mastite
puerpérale. On peut dire que, dans tous les cas où la
compression est indiquée, le massage est utile et curatif,
en dehors, bien entendu, de tout état inflammatoire.
Dans ces cas, le massage devra être centrifuge et consistera en larges effleurages mais non en pétrissages, dirigés du pourtour du sein vers l'aisselle, conformément
au trajet bien connu des vaisseaux lymphatiques.

Schein, de Budapest, a proposé de pratiquer chaque
jour un massage d'une demi-heure, sur les parois abdominales, en le dirigeant des parties génitales vers les
seins. Pour cet auteur, ces manœuvres activeraient la
sécrétion lactée. Notre confrère émet l'hypothèse que la
fonction des glandes mammaires se trouve étroitement
liée à l'apport de ces organes, par l'intermédiaire des

vaisseaux des parois abdominales du sang provenant des organes génitaux (?). Il nous semble que le massage direct de la glande mammaire est plus rationnel, plus anatomique et aussi plus simple dans la pratique.

Du massage dans les vomissements incoercibles des femmes enceintes, par JULES GEOFFROY. (*Bulletin général de thérapeutique*, 15 décembre 1897.) — « Le Dr Geoffroy, chez les femmes gravides atteintes de vomissements rebelles, a découvert dans la profondeur de la fosse iliaque gauche, à la partie *tout à fait postérieure de cette fosse*, au niveau du détroit supérieur, en un point toujours le même chez toutes ces malades, point qui n'est autre que *l'angle ilio-pelvien du côlon*, formé par l'union de la partie iliaque fixe du côlon avec la partie pelvienne mobile (anse oméga), un état permanent de contracture qui est constant, d'après lui, chez toutes les femmes enceintes.

« Les malades n'accusent généralement aucune douleur spontanée en cette région, et par suite, l'attention du médecin n'est pas attirée de ce côté. D'ailleurs la situation si profonde de l'angle ilio-pelvien dans la fosse iliaque gauche fait qu'on ne peut le découvrir que si on le cherche, et si on le cherche bien exactement là où il est; mais il est extrêmement sensible et douloureux à la palpation.

« Sous l'action de la palpation, dès que la contraction diminue, les malades accusent une sensation de bien-être, une sorte de détente.

« La même localisation existe chez d'autres malades atteintes d'affections diverses : appendicite, dysménorrhée, vomissements de certaines hystériques, etc.

« En somme, d'après le Dr Geoffroy, la contracture douloureuse de l'angle ilio-pelvien du côlon est le signe pathogomonique d'une hyperesthésie réflexe du canal intestinal dont le symptôme varie du mal de cœur, de la simple nausée, aux vomissements incoercibles.

« En agissant par pressions douces, lentes, progressives, on arrive à percevoir, au point indiqué, une série de bosselures, qui, d'abord dures, résistantes et sensibles, finissent par s'amollir, et dont la sensibilité s'émousse.

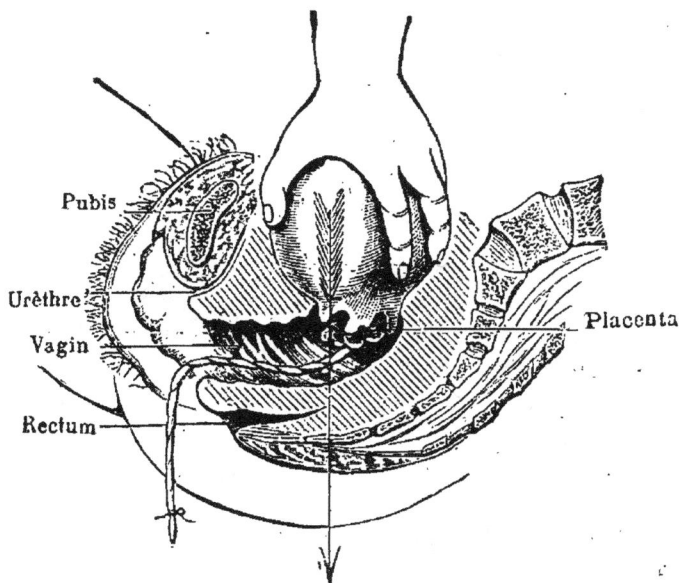

Fig. 148. — Manœuvres de Crédé.

Il suffit de deux ou trois séances de massage pour faire cesser les vomissements.»

Dans ces cas, il y aurait donc probablement de la contracture. N'ayant aucune expérience personnelle sur ce point pratique, je crois devoir toutefois le signaler à l'attention du clinicien.

Massage en obstétrique. — Méthode de Kristeller (dans la délivrance) : effleurage suivi de frictions et du pétrissage de l'utérus ; les pressions ont pour but d'agir sur le fond de l'utérus et par conséquent, autant que possible,

sur les insertions placentaires. Diriger les manipulations
vers le sacrum. — Crédé a préconisé les manœuvres
d'expressions pour favoriser la délivrance.Nous donnons
ici trois figures empruntées à l'ouvrage de L. Petit et qui
peuvent se passer de description détaillée. (fig, 148,

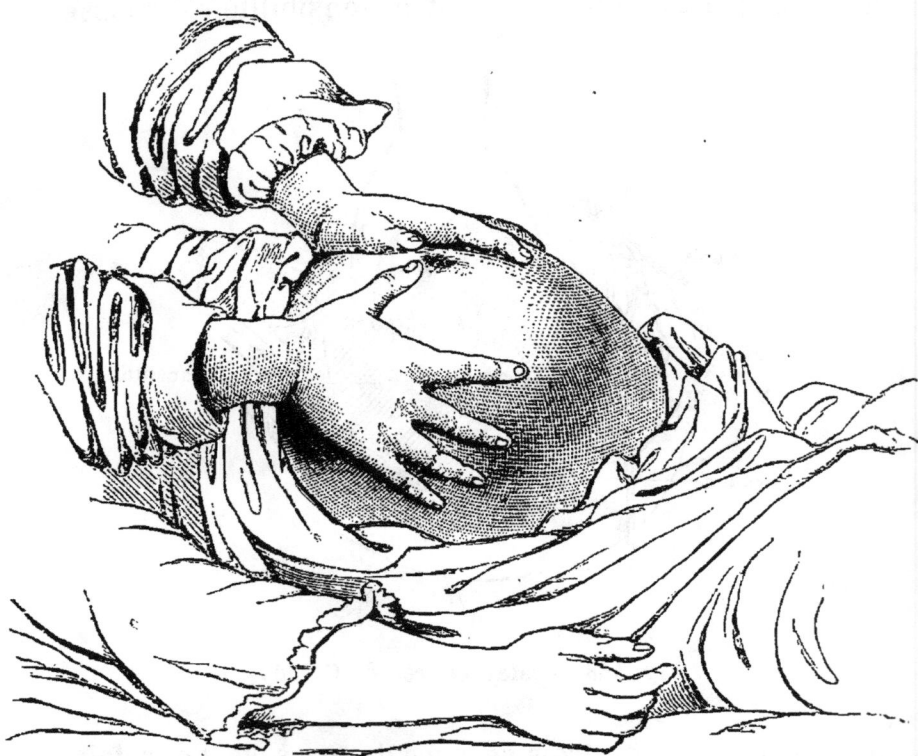

Fig. 149. — Manœuvres de Crédé.

149, 150). Nous renvoyons du reste à ce sujet le lecteur
aux traités spéciaux d'obstétrique.

Massage en gynécologie [1]. — L'application rationnelle
du massage au traitement des affections gynécologiques

1. Ne pratiquant pas le massage gynécologique, nous laissons
aux auteurs, que nous citons dans ce rapide exposé, l'entière responsabilité des faits énoncés. (N. de l'auteur.)

est encore à l'état d'étude. Je ne crois devoir donner ici qu'un simple exposé des pratiques employées avec enthousiasme à l'étranger, mais qui n'ont pas, à mon avis, reçu encore chez nous la sanction suffisante du temps et de l'expérimentation impartiale et raisonnée.

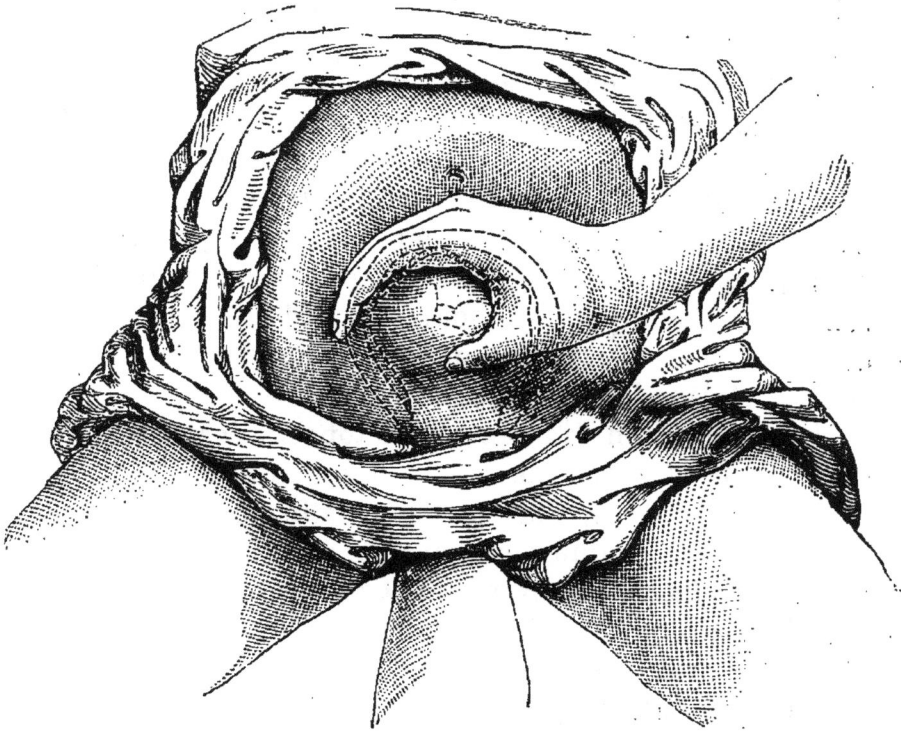

Fig. 150. — Manœuvres de Crédé.

Le premier point en gynécologie est d'établir un *diagnostic exact*, par la palpation bimanuelle.

Avant de procéder à un examen, il faut avoir soin de faire vider la vessie et le rectum de la patiente. On lui fait prendre un bain et une injection vaginale, avec une solution de chlorure de sodium à 2 p. 100 et ensuite avec une solution de créoline à 1/2 ou 1 p. 100, qui n'ont aucune astringence et conservent intacte la souplesse du vagin (Prochownick). De plus, on facilitera toutes les manœuvres en recommandant à la malade d'avoir l'estomac à l'état de vacuité.

Nous empruntons à l'ouvrage du Dr Zeutzes la façon de procéder de Brandt pour pratiquer le toucher :

Il commence par examiner ses malades dans la station debout; il s'assied devant la patiente, le coude gauche appuyé sur son genou gauche, la main droite placée sur la région sacrée de la malade; celle-ci s'appuie avec la main gauche sur l'épaule du médecin. Il explore d'abord par le vagin et ensuite par le rectum. Dans cette station, d'abord il atteint plus facilement les organes pelviens situés plus bas que dans le décubitus horizontal, il se rend compte du plus ou moins de mobilité de l'utérus et peut comparer la situation de l'organe dans la station debout et dans le décubitus horizontal.

Il complète son examen par le toucher rectal et peut ainsi se rendre compte de l'étendue des fixations de l'utérus en arrière, analyser la situation et la mobilité d'un ovaire disloqué ou arriver à palper des exsudats très haut placés. Cet examen est encore très utile pour établir le diagnostic différentiel entre un état pathologique des ovaires et des trompes.

Dans quelques cas, il introduit l'index dans le rectum et le pouce dans le vagin.

Ensuite, la femme étant à demi couchée, les genoux fléchis, il procède à la palpation bimanuelle : il se place au côté gauche de la malade.

On arrive très facilement à palper les trompes, qui se présentent à l'état normal sous la main, comme deux plumes d'oie.

Le médecin masse, assis à gauche de la malade, sur une chaise plus élevée que le lit sur lequel est couchée la patiente. L'opérateur domine pour ainsi dire sa malade, le coude dégagé, de façon à agir directement, mais légèrement, avec le poids de son corps. L'indicateur gauche est introduit par-dessous la cuisse; on empêche,

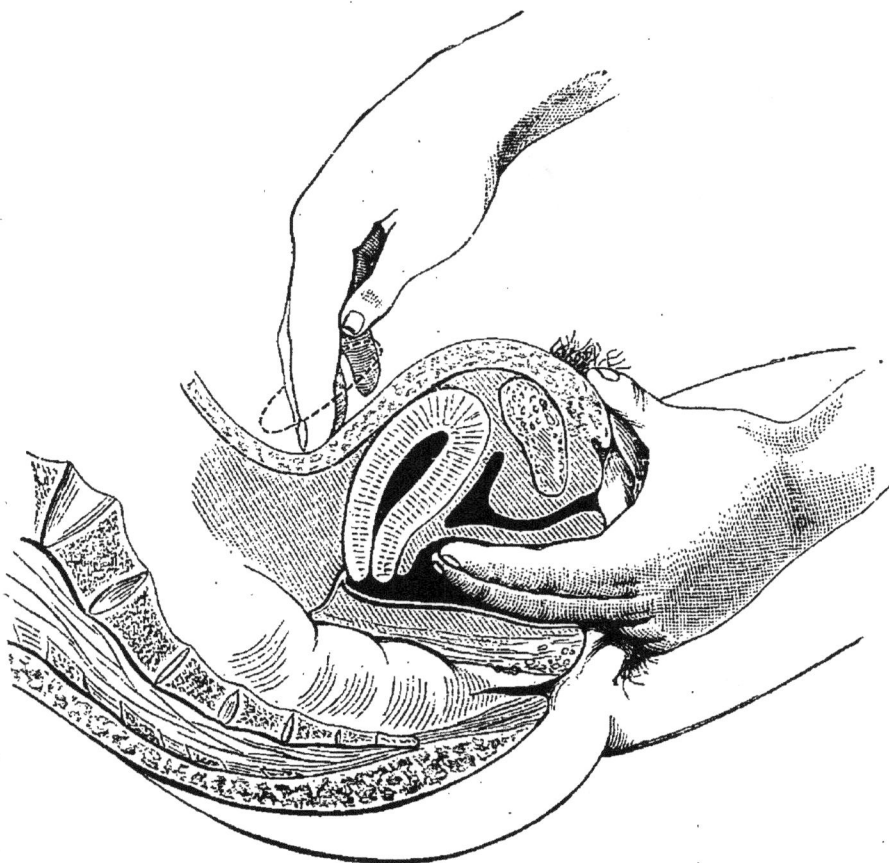

Fig. 151. — Massage gynécologique.

de cette façon, le doigt de se mettre en contact involontairement avec la paroi antérieure du vagin.

La main droite se trouve appliquée sur l'abdomen et exerce des manipulations avec la face-palmaire des doigts; le poignet ne fait aucun mouvement. Le coude et principalement l'épaule travaillent seuls.

23.

Quelques mouvements circulaires pratiqués sur les parois abdominales les assouplissent et permettent des manœuvres plus profondes.

Pendant que la main droite exerce les mouvements circulaires sus-indiqués, l'index gauche reste complètement immobile, soutenant les parties massées de l'extérieur (fig. 151).

On peut, avec le doigt interne, soulever et amener en avant, dans la direction des voies abdominales, les parties à masser (ovaires, trompes, utérus).

Ce doigt peut encore maintenir l'utérus dans sa position normale s'il avait une tendance à aller en arrière.

La durée des séances varie de cinq à dix minutes, et elles se répètent tous les jours.

Lorsqu'il s'agit de gros exsudats et dans les cas où l'on est obligé d'employer plus de douceur et de délicatesse, on répétera avec avantage ces séances deux fois par jour.

Il faut débuter par un massage léger dans le voisinage des parties malades et augmenter la force employée seulement lorsque la sensibilité a diminué. Plus le massage est fait prudemment, mieux la malade le supporte. Nous sommes persuadé que bien des insuccès sont dus à la brutalité. La malade ne doit souffrir ni pendant, ni après le massage [1].

Massage de l'utérus. — L'utérus est soulevé par le doigt

---

1. Dans son *Traité pratique de gynécologie* (Paris, 1893), Auvard divise le massage gynécologique en massage calmant et massage excitant.

Dans la première variété, il s'agit du traitement de l'inflammation chronique de l'utérus et de ses annexes. But : la déplétion du sang.

Dans la deuxième variété, on traite le relâchement ligamenteux, déviation et prolapsus ; des tractions et tiraillements sont exécutés.

interne et attaqué par ses surfaces latérales et postérieure; le massage se fait du fond de l'utérus vers l'orifice interne, et de l'orifice externe à l'orifice interne.

On ne doit masser que rarement la surface antérieure
de l'utérus, pour ne pas irriter la vessie.

Dans les cas d'exsudats pelviens, on fait un massage
préparatoire; on exerce des pressions méthodiques sur
les vaisseaux lymphatiques, dans les environs du pro-
montoire, pour les vider de la lymphe qu'ils contiennent
et faire ainsi un appel sur les lymphatiques de l'exsudat;
puis on porte la main sur la périphérie de la partie
malade, afin de vider les vaisseaux efférents, qui seront
ainsi préparés à recevoir la lymphe venant du centre.

Après le massage, dans le cas de paramétrite, on masse
les ligaments larges en faisant des mouvements circulaires sur l'utérus lui-même.

En ce qui concerne les ligaments sacro-utérins, rappelons qu'il est préférable de les masser d'avant en arrière,
le doigt les soutenant par le rectum.

D'après le même auteur, les règles sont loin d'être une
contre-indication au massage. L'utérus ou les ovaires
fixés se ramollissent à l'époque des règles et par conséquent sont plus facilement libérables.

Nous croyons qu'il conviendrait de faire des réserves
sur ce point. Il ne nous semble pas, en effet, que la période menstruelle soit favorable aux pratiques de cette
nature.

Les exsudats para et périmétriques, si le massage est
continué pendant la période des règles, ne subissent pas
de tuméfaction comme lorsqu'il est suspendu.

Le massage diminue la période des règles et augmente
la durée de la période intermenstruelle (Prochownick).

Le massage à travers les parois du ventre est souvent
très difficile à pratiquer chez les femmes qui ne savent

pas relâcher leurs muscles abdominaux ou qui sont atteintes d'obésité. Or, en pareille circonstance, les manœuvres massothérapiques peuvent être singulièrement facilitées, d'après M. le Dr O. Beuttner, privat-docent de gynécologie à la Faculté de médecine de Genève, lorsqu'on place le bassin de la patiente dans la position élevée. Dans ces conditions les muscles de l'abdomen, notamment les muscles obliques, se relâchent même chez les femmes les plus récalcitrantes, et les intestins se déplacent vers le diaphragme, de sorte que l'utérus et ses annexes deviennent accessibles à la main de l'opérateur même à travers des parois abdominales très épaisses. Enfin, notre confrère a trouvé que dans la position élevée du bassin le massage gynécologique est moins fatigant pour la malade.

Dans le traitement des rétroflexions utérines avec adhérences, le massage a été employé par le Dr Stocker, de Lucerne, de la façon suivante :

1° Saisir le col utérin avec une pince à griffes pour abaisser l'organe;

2° Introduire dans l'utérus une sonde soigneusement garnie d'ouate imbibée d'une solution phéniquée à 5 p. 100;

3° Enlever la pince et le speculum;

4° Redresser l'utérus avec précaution et, autant que les adhérences le permettent, en imprimant doucement à la sonde un mouvement de rotation et en abaissant en même temps le manche de l'instrument;

5° L'autre main de l'opérateur sent alors distinctement, à travers les parois abdominales, les adhérences qu'il peut masser facilement en pratiquant avec douceur des frictions circulaires. Si les adhérences sont molles, une seule séance suffit parfois pour redresser l'utérus et pour le maintenir dans cette nouvelle position au moyen d'un pessaire. Mais, habituellement, un assez grand nombre de séances sont nécessaires pour atteindre ce but.

L'emploi d'une sonde garnie d'ouate et rendue antiseptique par l'acide phénique écarterait, d'après notre confrère, tout danger d'infection ainsi que de lésion traumatique de l'utérus. Cette méthode présenterait encore sur les autres procédés de massage, dans les rétroflexions utérines avec adhérences, l'avantage d'être moins douloureuse et de pouvoir être appliquée sans difficulté même chez les femmes dont les parois abdominales, épaisses et résistantes, ne permettent pas, dans les conditions habituelles, de sentir distinctement les limites de l'utérus et ses adhérences (*Sem. méd.*, 1895).

D'après M. le Dr Malengreau (de Saint-Ghislain), les avortements à répétition, contre lesquelles les ressources usuelles de la thérapeutique gynécologique sont si souvent impuissantes, seraient dus assez fréquemment à des indurations localisées de l'utérus ou des raccourcissements cicatriciels des ligaments utérins, lésions justiciables du traitement par le massage.

Massage des trompes et des ovaires. — Le plus souvent les ovaires et les trompes sont englobés dans un exsudat paramétrique; dans ce cas, on pratique le massage comme pour les exsudats.

Lorsque la trompe de Fallope présente des signes d'inflammation, lorsqu'elle est dure, douloureuse, il faut s'abstenir totalement, ou n'opérer qu'avec précaution; dans le cas d'affection aiguë, il vaut mieux évidemment s'abstenir, surtout si l'on a affaire à un processus infectieux.

On commence toujours le massage de la trompe par son extrémité abdominale.

Lorsque l'ovaire est englobé dans un exsudat fixé contre la paroi pelvienne, il faut agir avec grande prudence. Si l'on ne veut pas courir le risque de produire des inflammations péritonéales, il faut commencer par masser doucement la périphérie de cet organe, en le soutenant par un doigt introduit dans le vagin; puis, lorsqu'il est fixé, chercher peu à peu, soit avec les doigts de la main externe, soit avec le doigt interne, à pénétrer entre l'organe et la paroi pelvienne et à le détacher. On arrivera souvent ainsi à le libérer.

Si nous en croyons Waskressenky (de Kiew), le massage exerce une action bienfaisante sur la menstruation chez les sujets atteints de lésions ovariennes. Ce même auteur recommande d'essayer le massage avant de faire une opération sur une tumeur ovarienne de faible volume. Nous avons pu observer nous-même que certains phénomènes névropathiques se rattachant aux ovaires se dissipent ou disparaissent par le massage. Waskressenky pense que le massage guérit et soulage les affections inflammatoires de l'ovaire. Cet auteur n'établissant pas de distinctions entre les états en question, il nous paraît difficile de nous associer à ses conclusions si optimistes.

Dans la métrite chronique, dans les prolapsus, les déplacements, les inflammations chroniques périmétritiques, le massage donne de bons résultats. Dans les prolapsus, il rend de très réels services; il diminue le volume des parties prolabées et en facilite la réduction.

Dans les oophoro-salpingites, il peut être employé avec succès, mais on doit le réserver pour les salpingites chroniques. Il agit comme antiphlogistique, et donne de bons résultats dans les cas de résidus d'anciennes inflammations depuis longtemps éteintes (brides, adhérences, déviations cicatricielles entretenant des douleurs), et favorise la résorption des produits plastiques, tout en exerçant une traction favorable contre l'élément douleur.

Dans certains cas, le massage lombo-sacré donne de bons résultats dans le traitement des troubles menstruels (Chéron).

Nous grouperons sous deux chefs ce qui a trait aux indications et contre-indications du massage gynécologique, tel qu'il est compris par les praticiens de nos jours qui s'y sont plus spécialement consacrés (principalement Prochownick, traduction Nitot)

Indications . . . .

Paramétrites chroniques.
Périmétrites chroniques.
Subinvolution utérine.
Activer la résorption et la métamorphose d'exsudats inflammatoires ou traumatiques et des épanchements (exsudats du bassin et hémorrhagies). (Prochownick.)
Dilater, assouplir, ramollir des tissus cicatriciels rétractés ou hyperplasiés (cicatrices, rétrécissements du tissu conjonctif, adhérences et engorgements des tissus pelviens ou déviations dues aux inflammations chroniques). (Prochownick.)
Stimuler la circulation du sang et de la lymphe, rétablir la tonicité normale des tissus épaissis, indurés et hypertrophiés.
Prolapsus et déviations de l'utérus dûs au relâchement du tissu conjonctif.

Contre-indications.

Grossesse. Sauf à la fin et dans certains cas de cicatrices vaginales pouvant entraver le futur accouchement.
menstruelle. { Nous lisons, non sans étonnement, dans certains ouvrages, que cette circonstance est considérée au contraire comme favorable (Ziegenspeek et Thure-Brand).
Métrites et paramétrites.
Toutes les affections aiguës de la zone génitale.
Période aiguë des hémorrhagies.
—   — des inflammations du petit bassin.
Maladies générales nécessitant un repos complet.
Tuberculose, phtisie.
Gonorrhée chronique.
Péritonite chronique.
Tumeurs kystiques de la trompe.

Coccygodynie.— D'après le Dr Rose (de Hambourg), la coccygodynie serait due fréquemment à des tuméfactions œdémateuses chroniques au niveau du sacrum, liées elles-mêmes à certaines affections des organes génitaux de la femme. Ces tuméfactions douloureuses provoquent des douleurs irradiées le long des filets nerveux qui se dirigent vers le coccyx. Elles sont perceptibles au toucher rectal ; des pressions douces, exercées par la voie rectale, céderaient ainsi rapidement au massage.

Nous ne saurions oublier que la coccygodynie est habituellement une véritable arthrite rhumatismale des articulations sacro-coccygiennes. Au massage devra être adjoint un traitement par l'hydrothérapie chaude ou la balnéation à haute température.

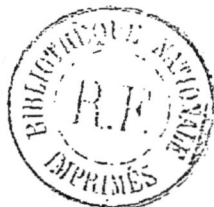

TABLE DES MATIÈRES

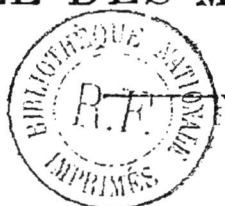

2792-08. — CORBEIL. Imprimerie ÉD. CRÉTÉ.

LIBRAIRIE J.-B. BAILLIÈRE & FILS

Rue Hautefeuille, 19, près du Bd Saint-Germain. PARIS

Nouveau Traité de Médecine et de Thérapeutique, publié en fascicules, par P. BROUARDEL, A. GILBERT et THOINOT, professeurs à la Faculté de médecine de Paris, médecins des hôpitaux. 1906-1908, 40 fascicules gr. in-8, avec figures.

Le Nouveau Traité de Médecine et de Thérapeutique paraît en 40 fascicules séparés, entièrement indépendants. Chaque fascicule se vend séparément, et également **cartonné** avec un supplément de **1** fr. **50** par fascicule.
Sont en vente : Fascicules I, II, III, à **4** fr. chaque; IV, **8** fr.; V, **2** fr. **50**; VI, **8** fr.; VII, **6** fr.; VIII, IX, X, à **3** fr. **50** chaque; XI, **6** fr.; XII, **7** fr.; XV, **5** fr.; XVII, **9** fr.; XX, **7** fr.; XXII, **8** fr.; XXIV, **8** fr.; XXVII, **5** fr.; XXVIII, **4** fr.
L'ouvrage complet coûtera environ **250** fr. On peut souscrire en envoyant aux éditeurs un acompte de **120** fr.

Nouveau Traité de Chirurgie, publié en fascicules sous la direction de A. LE DENTU, professeur de clinique chirurgicale à la Faculté de médecine de Paris et Pierre DELBET, professeur agrégé à la Faculté de médecine de Paris. 1907-1908. 33 fascicules gr. in-8, avec figures.

Le Nouveau Traité de Chirurgie paraît en 33 ascicules séparés, entièrement indépendants. Chaque fascicule se vend séparément, et également **cartonné** avec un supplément de **1** fr. 50.
L'ouvrage complet coûtera environ 250 fr. On peut souscrire en envoyant un acompte de **50** fr. Sont en vente : Fascicules 1, **10** fr.; III, **3** fr.; V et VI, **6** fr.; VIII, **5** fr.; IX, **4** fr.; XX, **8** fr; XXV, **8** fr.

Dictionnaire de Médecine, de Chirurgie, de Pharmacie et des Sciences qui s'y rapportent, par Emile LITTRÉ, membre de l'Académie française et de l'Académie de médecine. 21e *édition entièrement refondue* par le Dr A. GILBERT, professeur de thérapeutique à la Faculté de médecine de Paris. 1908, 1 vol. gr. in-8 de 1850 pages à 2 colonnes, avec 860 figures................................... ... **25** fr.
Relié.. **30** fr.

Le *Dictionnaire de médecine* de LITTRÉ n'est pas seulement une liste de mots accompagnés d'explications succinctes, un vocabulaire dont les définitions sont d'ailleurs irréprochables, le nom de Littré étant, au point de vue philologique, une garantie absolue; il est descriptif non moins qu'explicatif, il donne le moyen de comprendre toutes les locutions usuelles dans les sciences médicales; il permet, par la multiplicité de ses articles, d'éviter des recherches dont l'érudition la plus vaste ne saurait aujourd'hui se dispenser; il forme en même temps une encyclopédie complète présentant un tableau exact de nos connaissances, mises au courant des progrès de la science.
La 21e *édition* est, en réalité, un ouvrage *entièrement nouveau*.

Dictionnaire des Termes de Médecine, par DE MÉRIC. 2 vol. in-8. An-glais-Français. 1899, 1 vol. in-8 de 396 pages, cart.......... **8** fr.
Français-Anglais. 1899, 1 vol. in-8 de 243 pages, cart........ **6** fr.
Guide du Médecin praticien. Aide-mémoire de médecine, de chirurgie et d'obstétrique, par le Dr P. GUIBAL, ancien interne des hôpitaux de Paris. 1903, 1 vol. in-18 de 676 p., avec 349 fig., cart......... **7** fr. **50**

Présenter de façon concise toutes les connaissances de médecine, de chirurgie, d'obstétrique nécessaires aux praticiens, tel est le but que se propose le *Guide du Médecin praticien* du Dr GUIBAL. Mis en présence d'un cas dont le diagnostic l'embarrasse, le médecin a besoin de trouver l'*exposé des symptômes types*, qui l'aideront à reconnaitre *la nature* de la maladie et à *prescrire le traitement* qui convient.

ENVOI FRANCO CONTRE UN MANDAT SUR LA POSTE

Le premier Livre de Médecine, manuel de propédeutique pour le stage hospitalier, par les Drs BOUGLÉ, chirurgien des hôpitaux de Paris, et CAVASSE, ancien interne des hôpitaux. 1897, 1 vol. in-18 jésus de 978 pages et figures, reliure peau souple, tête dorée......... 12 fr.

Nouveaux Éléments de Pathologie médicale, par A. LAVERAN, membre de l'Académie des sciences et de l'Académie de médecine, et J. TEISSIER, professeur à la Faculté de médecine de Lyon. 4e *édition*. 1894, 2 vol. in-8 de 1866 pages, avec 125 figures................ 22 fr.

Aide-mémoire de Pathologie interne, par le professeur Paul LEFERT. 6e *édition*. 1899, 3 vol. in-18 de 858 pages, cart.............. 9 fr.
Le même en 1 volume relié maroquin souple, tête dorée...... 10 fr.

Tableaux synoptiques de Pathologie interne, par le Dr VILLEROY. 2e *édition*. 1899, 1 vol. in-8 de 208 pages, cart............... 5 fr.

Tableaux synoptiques de Médecine d'urgence, par le Dr DEBUSSIÈRES. 1902, 1 vol. gr. in-8 de 184 pages, cart.................... 5 fr.

Consultations médicales, thérapeutique et clinique, par le Dr HUCHARD, membre de l'Académie de médecine, médecin de l'hôpital Necker. 4e *édition*. 1906, 1 vol. in-8 de 712 pages.............. 10 fr.

Nouvelles Consultations Médicales, par le Dr HUCHARD. *Nouvelle édition*. 1906, 1 vol. in-8 de 650 pages................... 10 fr.

Clinique médicale de l'Hôtel-Dieu de Paris, par les professeurs TROUSSEAU et PETER. 10e *édition*. 1902, 3 vol. in-8, ensemble 2616 p. 32 fr.

La Pratique journalière de la Médecine dans les Hôpitaux de Paris, par P. LEFERT. 1895, 1 vol. in-18 de 800 p., cart............... 3 fr.

Lexique-Formulaire des Nouveautés médicales, par le professeur Paul LEFERT. 1898, 1 vol. in-18 de 336 pages, cart............... 3 fr.

Aide-mémoire de Médecine hospitalière. — Anatomie. — Pathologie. — Petite chirurgie, par le professeur Paul LEFERT. 1895, 1 vol. in-18 de 308 pages, cart...................................... 3 fr.

Conférences pour l'Externat des hôpitaux, par J. SAULIEU et A. DUBOIS, internes des hôpitaux de Paris. *Anatomie*. 1901, 1 vol. gr. in-8 de 358 pages, avec 277 figures........................ 8 fr.
— *Pathologie et Petite Chirurgie*. 1901, 1 vol. gr. in-8 de 350 pages, avec 47 figures.. 8 fr.

Conférences de Médecine clinique pour l'Internat des Hôpitaux, par J. SAULIEU et A. DUBOIS. — T. I. *Tête, thorax, système nerveux*. 1902, 1 vol. gr. in-8 de 480 pages, avec 104 figures.......... 10 fr.
T. II. *Cou, appareils digestif et urinaire*, 1902, 1 vol. gr. in-8 de 480 p., avec 122 figures.................................... 10 fr.
T. III. *Appareil génital, membres et maladies générales*. 1903, 1 vol. gr. in-8 de 480 pages, avec 84 figures................. 10 fr.

Le Carnet du Médecin, formulaires, tableaux du pouls, de la respiration et de la température, tableaux d'analyses d'urines et de bactériologie, comptabilité. 1 cahier oblong cart., papier souple......... 1 fr. 25

Mois Médico-Chirurgical (Le), revue bibliographique mensuelle, publiée sous la direction du professeur Paul LEFERT, par numéro de 24 p. gr. in-8. Prix de l'abonnement annuel pour tous pays......... 1 fr.

LIBRAIRIE J.-B. BAILLIÈRE ET FILS, 19, RUE HAUTEFEUILLE, PARIS

Précis de Pathologie générale, par les Drs H. CLAUDE, professeur agrégé à la Faculté de médecine de Paris, et J. CAMUS, ancien interne des hôpitaux de Paris. 1908, 1 vol. petit in-8 de 500 p., avec fig., cart.   12 fr.

Traité élémentaire de Pathologie générale, par H. HALLOPEAU, professeur agrégé à la Faculté de médecine de Paris, et APERT, médecin des hôpitaux de Paris. 6e *édition*. 1904, 1 vol. in-8 de 952 pages, avec 192 figures.......................................   12 fr.

Tableaux synoptiques de Pathologie générale, par le Dr COUTANCE. 1899, 1 vol. gr. in-8 de 200 pages, cart......................   5 fr.

Aide-mémoire de Pathologie générale, par le professeur P. LEFERT. 2e *édition*. 1900, 1 vol. in-18 de 300 pages, cart.............   3 fr.

Eléments de Pathologie, par les professeurs RINDFLEISCH et J. SCHMITT, de Nancy. 1886, 1 vol. in-8 de 395 pages......................   6 fr.

Les Oxydations de l'organisme, par E. ENRIQUEZ, médecin des hôpitaux et J.-A. SICARD. 1902, 1 vol. in-16 de 85 p., cart......   1 fr. 50

Le Cyto-Diagnostic, par le Dr M. LABBÉ, médecin des hôpitaux. 1903, 1 vol. in-16 de 96 pages, cartonné.....................   1 fr. 50

Traité de Diagnostic médical et de Sémiologie, par le Dr MAYET, professeur à la Faculté de Lyon. 1898, 2 vol. gr. in-8 de 1623 pages, avec 191 figures...   24 fr.

Atlas manuel de Diagnostic clinique, par les Drs JAKOB et LÉTIENNE. 3e *édition*. 1901, 1 vol. in-16 de 396 pages, avec 68 planches coloriées et 86 fig., relié en maroquin souple.......................   15 fr.

Diagnostic des Maladies simulées dans les accidents du travail et devant les conseils de revision, par le Dr CHAVIGNY, répétiteur à l'École du service de santé militaire. 1906, 1 vol. in-8 de 512 p., avec fig.   10 fr.

Manuel de Sémiologie médicale, par le Dr PALASNE DE CHAMPEAUX, professeur à l'Ecole de médecine de Toulon. 1905, 1 vol. in-18 de 360 pages, avec 66 figures, cartonné......................   5 fr.

Tableaux synoptiques de Diagnostic et de Sémiologie, par le Dr COUTANCE. 1898, 1 vol. gr. in-8 de 208 pages, cart...............   5 fr.

Tableaux synoptiques d'Exploration médicale des Organes, par le Dr CHAMPEAUX. 1902, 1 vol. gr. in-8 de 184 p., cart.................   5 fr.

Tableaux synoptiques de Symptomatologie, par le Dr M. GAUTIER. 1900, 1 vol. gr. in-8 de 200 pages, cart......................   5 fr.

Aide-mémoire de Clinique médicale et de Diagnostic, par le professeur P. LEFERT. 1895, 1 vol. in-18 de 314 pages, cart...........   3 fr.

Précis d'Auscultation, par le Dr COIFFIER. 5e *édition*. 1902, 1 vol. in-18 de 210 pages, avec 95 fig. col., cart....................   5 fr.

La Température du Corps et ses variations dans les maladies, par les professeurs LORAIN et BROUARDEL. 1878, 2 vol. in-8...   30 fr.

Atlas de Radiographie de l'homme normal, par le Dr R. GRASHEY. Edition française par les Drs BÉCLÈRE et JAUGEAS. 1908, 1 vol. gr. in-8 de 108 p., avec 97 pl. cart......................   20 fr.

Les Rayons de Rœntgen et le Diagnostic des Maladies internes, par le Dr BÉCLÈRE. 1904, 1 vol. in-16 de 96 p., avec fig., cart....   1 fr. 50

Précis de Radiologie médicale, par le Dr L. KOCHER. 1905, 1 vol. in-18 de 208 pages, avec 53 figures.........................   3 fr. 50

Manuel pratique de Radiologie médicale, par le Dr DUPONT. 1905, 1 vol. in-18 de 126 pages, avec figures ....   3 fr. 50

Traité des Maladies de l'estomac, par les Drs SOUPAULT, médecin des hôpitaux de Paris ; HARTMANN, professeur agrégé à la Faculté de Paris ; LINOSSIER, professeur agrégé à la Faculté de Lyon, correspondant de l'Académie de médecine ; CAUTRU, DELHERM, GOURIN, G. LEVEN, anciens internes des hôpitaux de Paris, etc. 1905, 1 vol. gr. in-8 de 880 p., avec 111 fig. noires et col.............. 20 fr.

Sémiologie et Thérapeutique des Maladies de l'Estomac, par le Dr FRENKEL, professeur agrégé à la Faculté de médecine de Toulouse, 1900, 1 vol. in-16 de 560 pages et figures, cart................. 7 fr. 50

Les Maladies de l'Estomac et leur traitement, par le Dr L. BOURGET, professeur à l'Université de Lausanne. 1907, 1 vol. in-8 de 300 p., avec 14 fig. et 12 pl. noires et col......................... 5 fr.

Aide-mémoire des Maladies de l'Estomac, par le professeur P. LEFERT. 1900, 1 vol. in-18 de 304 p., avec fig. cart.................. 3 fr.

La Pratique des Maladies de l'Estomac et l'Appareil digestif, par le professeur P. LEFERT. 1894, 1 vol. in-18 de 288 p., cart.......... 3 fr.

Les Dilatations de l'Estomac, par M. SOUPAULT, médecin des hôpitaux de Paris. 1902, 1 vol. in-16 de 96 p., avec fig., cart.......... 1 fr. 50

Pour lutter contre les Maladies de l'Estomac, par le Dr AUBERT. 1902, 1 vol. in-16 de 95 pages, cart........................... 1 fr. 50

Traitement de l'Entérite muco-membraneuse, par le Dr A. COMBE (de Lausanne). 1908, 1 vol. in-18 de 272 p., avec 4 pl. col... 3 fr. 50

Traitements des Entérites, par le Dr JOUAUST. 1906, 1 vol. in-18, cartonné... 1 fr. 50

Technique de l'exploration du tube digestif, par le Dr R. GAULTIER, ancien interne des hôpitaux de Paris. 1905, 1 vol. in-18, cart.. 1 fr. 50

Précis de Coprologie clinique. *Guide pratique pour l'examen des fèces*, par le Dr R. GAULTIER. 1907, 1 vol. in-8 de 384 pages, avec 65 figures et 1 planche col... 7 fr.

Auto-Intoxication intestinale, par le Dr COMBE (de Lausanne). 1907, 1 vol. in-8 de 568 p., avec fig........................... 12 fr.

Le Traitement de la Constipation, par le Dr FROUSSARD, préface par le Dr SOUPAULT. 1903, 1 vol. in-16 de 96 p., cart......... 1 fr. 50

Les Maladies de l'Instestin et leur traitement, par les Drs L. GALLIARD, HUTINEL, THIERCELIN et GUIART. 1907, 1 vol. gr. in-8 de 501 pages, avec 79 figures.............................. 9 fr.

Aide-mémoire des Maladies de l'Intestin, par le professeur P. LEFERT. 1901, 1 vol. in-18 de 285 p., cart........................... 3 fr.

Chirurgie intestinale d'urgence, par le Dr MOUCHET. 1903, 1 vol. in-16 de 96 pages avec 23 fig., cart........................ 1 fr. 50

L'Appendicite, par le Dr Aug. BROCA. 1900, 1 vol. in-16 cart.. 1 fr. 50

Diagnostic de l'Appendicite, par le Dr M. AUVRAY. prof. ag. à la Faculté de médecine de Paris. 1904, 1 vol. in-16 de 96 p., cart....... 1 fr. 50

La Gastrostomie, par le Dr BRAQUEHAYE. 1900, 1 vol. in-16, cart. 1 fr. 50

Les Déséquilibrés du Ventre. L'entéroptose ou maladie de Glénard, par le Dr MONTEUUIS. 1897, 1 vol. in-16 de 350 pages........ 3 fr. 50

Abdominales méconnues, par le Dr MONTEUUIS. Préface du Dr HUCHARD. 1903, 1 vol. in-16 de 367 pages................. 3 fr. 50

Le Canal vagino-péritonéal, par le Dr V. VILLEMIN, chirurgien des hôpitaux de Paris. 1904, 1 vol. in-16 de 96 p., avec fig., cart.. 1 fr. 50

LIBRAIRIE J.-B. BAILLIÈRE ET FILS, 19, RUE HAUTEFEUILLE, PARIS

Dictionnaire de Médecine domestique, comprenant la médecine usuelle, l'hygiène journalière, la pharmacie domestique, par le Dʳ *Paul Bonami*. 1896, 1 vol. gr. in-8 de 950 pages à deux colonnes, avec 702 figures. Broché, **16 fr.** — Cartonné............... **18 fr**

Nouvelle Médecine des familles, à la ville et à la campagne. Remèdes sous la main, premiers soins avant l'arrivée du médecin, art de soigner les malades, par le Dʳ *A. de Saint-Vincent*. 14ᵉ *édition*, 1905, 1 vol. in-18 de 462 pages, avec 129 figures, cartonné.... **4 fr,**

Médecine domestique. Accidents et premiers secours. Pharmacie domestique, par *H. George*. 1905, 1 vol. in-16 de 338 p., avec 43 fig.. cart... **4 fr.**

Manuel des Infirmières, par le Dʳ *Vincent*. 1901, 3 vol. in-16, avec 534 figures, cartonné...................................... **18 fr.**

Les Infirmières en Angleterre et en France, par le Dʳ *Blatin*. 1905, 1 vol. in-16 de 276 pages...................... **3 fr. 50**

Premiers secours en cas d'Accidents et d'Indispositions subites, par *Ferrand* et *Delpech*. 5ᵉ *édition*. 1904, 1 vol. in-16 de 356 pages, avec 113 figures, cartonné...................... **4 fr.**

Premiers secours aux Malades et aux Blessés, par *Osborn*. 1894, 1 vol. in-16 de 160 pages avec fig...................... **2 fr.**

Guide de la garde-malade, par *Monteuuis*. 1891, 1 vol. in-16 de 176 p., avec fig.. **2 fr.**

Hygiène des Gens du monde, par *Donné*. 1 vol. in-16... **3 fr. 50**

Physiologie et Hygiène des écoles et des familles, par le Dʳ *Dalton*. 1888, 1 vol. in-16 de 354 pages, avec 68 fig., cart... **4 fr.**

Hygiène des Familles, par *Coriveaud*. 1890, 1 vol. in-16.. **3 fr. 50**

Hygiène de la jeune Mère et du Nouveau-né, par le Dʳ *Binet*. 1894, 1 vol. in-16 de 144 pages............................ **2 fr.**

Conseils aux Mères sur la manière d'élever les enfants nouveau-nés, par le Dʳ *Donné*. 9ᵉ *édition*. 1905, 1 vol. in-16, cart.......... **4 fr.**

La Médecine maternelle, par le Dʳ *Binet*. 1897, 1 vol. in-16. **2 fr.**

Hygiène de la Toilette, par le Dʳ *Degoix*. 1891, 1 vol. in-16.. **2 fr.**

Hygiène de la Table, par le Dʳ *Degoix*. 1892, 1 vol. in-16.... **2 fr.**

aladies et Médicaments à la mode, par le Dʳ *Degoix*. 1890, 1 vol. in-16 de 214 pages... **2 fr.**

Manuel du Pédicure, par *Galopeau*. 1878, 1 vol. in-32........ **2 fr.**

Les Préjugés en médecine et en hygiène, par le Dʳ *Brémond*. 1892, 1 vol. in-16 de 160 pages............................ **2 fr.**

'Art de prolonger la vie, par *Hufeland*. 1895, 1 vol. in-18 de 400 pages... **3 fr. 50**

L'Art d'éviter les Maladies contagieuses, par le Dʳ *Trétrop*. 1905, 1 vol. in-18 de 236 pages........................ **3 fr.**

ntretiens d'un vieux médecin sur l'hygiène, par le Dʳ *Yoaren*. 1882, 1 vol. in-18 jésus de 671 pages.................. **5 fr.**

PRÉCIS
de
THÉRAPEUTIQUE
par M. VAQUEZ

1907, 1 vol. petit in-8 de 500 p., cartonné.   **10 fr.**

Précis de Coprologie clinique
GUIDE pratique pour l'EXAMEN des FÈCES
par R. GAULTIER

1907, 1 vol. in-8 de 384 pages avec 65 figures et
1 planche coloriée.................... **7 fr.**

Technique Microbiologique
et Sérothérapique
Par le Dr BESSON
Directeur du Laboratoire de Bactériologie de l'hôpital Péan.

4ᵉ *édition*. 1908, 1 vol. in-8 de 920 pages, avec 375 fig.
noires et coloriées........................ **16 fr.**

Atlas de Bactériologie
ET DE DIAGNOSTIC BACTÉRIOLOGIQUE
Par les Professeurs LEHMANN et NEUMANN.
ÉDITION FRANÇAISE par le Dr V. GRIFFON,
Médecin des hôpitaux,
Chef de laboratoire à la Faculté de médecine de Paris.

1906, 1 vol. in-16 avec 700 fig. col., relié maroquin
souple, tête dorée...................... **20 fr.**

LIBRAIRIE J.-B. BAILLIÈRE ET FILS.

Formulaire du Massage, par le Dr Norstrom. 1 vol.
in-18 de 268 p., cart........................ 3 fr.

Formulaire des Vétérinaires praticiens, par
Cagny, 6e édit. 1905. 1 vol. in-18, 322 pages, cart. 4 fr.

L'Art de formuler, par le Dr Breuil. 1903, 1 vol.
in-18, cart............................... 4 fr.

Formulaire de l'Union médicale, par le Dr Gallois. 4e édition. 1 vol. in-32 de 662 pages, cart. 3 fr.

Formulaire officinal et magistral, par J. Jean-
nel. 4e édition. 1 vol. in-18 de 1 014 pages, cart. 3 fr.

Formulaire du Médecin de campagne
par le Dr Gautier. 1899, 1 vol. in-18, 300 pag., cart. 3 fr.

Hématologie et Cytologie cliniques, par le
Dr Lefas. 1904, 1 vol. in-18 avec pl. col., cart... 3 fr.

Dictionnaire Dentaire, par le Dr Chateau. 1903,
1 vol. in-18, cartonné...................... 3 fr.

Guide de l'Herboriste, par Reclu. 1905, 1 vol. in-18,
250 pages, cartonné....................... 3 fr.

**Guide pratique pour les analyses de Chi-
mie physiologique,** par F. Martz. Préface de M. Lépine, professeur à la Faculté de médecine de Lyon.
1899, 1 vol. in-18, 264 pages, avec 52 figures, cart. 3 fr.

Guide pratique d'Urologie clinique, par le
Dr André. 1904, 1 vol. in-16, 300 pages, cart... 3 fr.

Guide d'Électrothérapie gynécologique, par le
Dr Weill. 1900, 1 vol. in-18, 300 p. et fig., cart. 3 fr.

Formulaire Hypodermique et Opothérapique,
par L. Boisson et J. Mousnier. 1899, 1 vol. in-18,
262 pages et 21 fig., cartonné.............. 3 fr.

Formulaire électrothérapique du Praticien,
par le Dr Régnier. 1899, 1 vol. in-18, 256 pages, avec
34 figures, cartonné............ .... 3 fr.

H. BOCQUILLON-LIMOUSIN

Manuel des Plantes médicinales coloniales et exotiques. 1905, 1 vol. in-18, 314 p., cart. 3 fr.

Formulaire des Médicaments nouveaux
Introduction par le Dr HUCHARD, 20e *édition.* 1908, 1 vol. in-18 de 306 pages, cart...................... 3 fr.

Formulaire des Alcaloïdes et des Glucosides.
2e *édit.* 1 vol. in-18, 318 p., avec fig., cart..... 3 fr.

Formulaire de l'Antisepsie et de la Désinfection.
3o *édition.* 1905, 1 vol. in-18, 320 p., avec fig., cart. 3 fr.

Formulaire des Médications nouvelles, par le Dr H. GILLET. 1908, 1 vol. in-18 de 280 pages, cart. 3 fr.

Formulaire des Régimes alimentaires,
par le Dr H. GILLET. 1 vol. in-18 de 300 p., cart.. 3 fr.

Formulaire d'Hygiène infantile, par le Dr H. GILLET. 1898, 2 vol. in-18 de 300 pages, cart. Chaque volume............. .... ·3 fr.

Formulaire de Thérapeutique et de Posologie infantiles, par le Dr FOUINEAU. 1901, 1 vol. in-18, 300 pages, cart................. 3 fr.

Formulaire des Spécialités pharmaceutiques par GAUTIER et F. RENAULT. 1 vol. in-18, cart.. 3 fr.

Formulaire des Spécialités pharmaceutiques pour 1908, par le Dr GARDETTE. 1 vol. in-18, cart. 3 fr.

Formulaire des Eaux minérales, par le Dr de LA HARPE. 3o *édit.* 1 vol. in-18 de 300 p., cart... 3 fr.

Formulaire des Stations d'hiver, d'été et de climatothérapie, par le Dr de LA HARPE. 1 vol. in-18. 3 fr.

Formulaire Dentaire, par le Dr N THOMSON. 1 vol. in-18 de 288 p., cart......................... 3 fr.

Formulaire d'Hydrothérapie, par le Dr MARTIN. 1900, 1 vol. in-18, 300 pages, cart...... ...... 3 fr

Maladies Microbiennes en général, par le Dr Paul CARNOT, professeur agrégé à la Faculté de médecine de Paris. 3e tirage, 1908. 1 vol. gr. in-8 de 232 pages, avec 54 figures..................... 4 fr.

Streptococcie, Staphylococcie, Pneumococcie, Collibacillose, par les Drs F. WIDAL, J. COURMONT, L. LANDOUZY et A. GILBERT. 1906, 1 vol. gr. in-8 de 147 pages, avec 18 figures........... 3 fr. 50

Diagnostic et Traitement des Maladies infectieuses, par le Dr J. SCHMITT, professeur à la Faculté de médecine de Nancy. 1902, 1 vol. in-16 de 504 pages, cartonné............................... 6 fr.

Maladies communes à l'homme et aux animaux (*Tuberculose, Scrofule, Morve, Charbon, Tétanos*, etc.), par les Drs MOSNY, BERNARD, GALLOIS, GILBERT, FOURNIER, VAILLARD, BROUARDEL, etc. 1906, 1 vol. gr. in-8 de 428 p., avec 29 fig............... 8 fr.

Les Pyosepticémies médicales, par le Dr G. ETIENNE. 1893, 1 vol. gr. in-8, de 389 pages.................... 7 fr.

Fièvres éruptives, par les Drs B. AUCHÉ, H. SURMONT, L. GALLIARD, R. WURTZ, J. GRANCHER, A. NETTER, L. THOINOT. 2e tirage, 1908, 1 vol. gr. in-8 de 258 pages, avec 8 figures............ 4 fr.

La Diphtérie, par H. BARBIER, médecin des hôpitaux et ULMANN. 1899, 1 vol. in-16 de 92 p., avec 7 fig., cart............... 1 fr. 50

Grippe, Coqueluche, Oreillons, Diphtérie, par les Drs A. NETTER, HUDELO, GRANCHER, BOULLOCHE et BABONNEIX. 2e tirage, 1908, 1 vol. gr. in-8 de 172 pages, avec 6 figures.................... 3 fr. 50

La Grippe, par le Dr EGGER. 1894, gr. in-8, 122 pages......... 3 fr. 50

Le Rhumatisme articulaire aigu en bactériologie, par les Drs TRIBOULET et COYON. 1900, 1 vol. in-16 de 96 pages, cart......... 1 fr. 50

L'Immunité vaccinale, par M. COSTE, 1900, gr. in-8, 90 p..... 2 fr. 50

Fièvre Typhoïde, par les professeurs P. BROUARDEL et L. THOINOT. 3e tirage, 1908, 1 vol. gr. in-8 de 240 pages, avec 16 fig........ 4 fr.

La Fièvre Typhoïde traitée par les Bains froids, par les Drs TRIPIER et BOUVERET. 1886, 1 vol. in-8 de 641 pages............ 6 fr. 50

Toxine et Antitoxine typhiques, par le Dr V. BALTHAZARD. 1903, 1 vol. gr. in-8 de 240 pages, avec 28 fig. et 8 pl. coloriées......... 8 fr.

Séro-pronostic de la Fièvre Typhoïde, par le Dr COURMONT. 1898, gr. in-8, 224 pages.................... 5 fr.

Le Tétanos, par les Drs COURMONT et DOYON. 1899, 1 vol. in-16 de 96 pages, avec 4 figures, cartonné...................... 1 fr. 50

Paludisme et Trypanosomiase, par le Dr A. LAVERAN, membre de l'Institut. 2e tirage, 1908, 1 vol. gr. in-8 de 128 pages et 13 fig. 2 fr. 50

Nature parasitaire des Accidents de l'Impaludisme, par le Dr A. LAVERAN. 1881, in-8, 101 pages, avec 2 planches.............. 3 fr. 50

Mouches et Choléra, par les Drs CHANTEMESSE et BOREL. 1906, 1 vol. in-16 de 96 p., cart.................... 1 fr. 50

Moustiques et Fièvre jaune, par les Drs A. CHANTEMESSE, professeur à la Faculté de médecine de Paris, et F. BOREL. 1905, 1 vol. in-16 de 96 pages, avec 2 cartes, cart..................... 1 fr. 50

La Fièvre jaune, par le Dr SELSIS. 1880, in-8, 96 pages........ 2 fr. 50

La Fièvre jaune, par le Dr FAGET. Gr. in-8, avec 109 tracés..... 4 fr.

ENVOI FRANCO CONTRE UN MANDAT SUR LA POSTE

AFFECTIONS CONSTITUTIONNELLES

Rhumatismes et Pseudo-Rhumatismes, par les professeurs F. WIDAL, J. TEISSIER et G. ROQUE. 2e tirage, 1908. 1 vol. gr. in-8 de 164 p., avec 18 figures.. 3 fr. 50

Les Albuminuries curables, par J. TEISSIER, professeur à la Faculté de Lyon. 1900, 1 vol. in-16 de 96 pages, cart.............. 1 fr. 50

Albuminuries intermittentes (seconde enfance, adolescence), par le Dr H. GILLET. 1902, gr. in-8, 184 pages.................. 4 fr.

L'Albuminurie orthostatique, par le Dr VIRE. 1900, gr. in-8, 148 p., 4 fr.

L'Albuminurie dans le Diabète, par le Dr SALLÈS. 1893, gr. in-8, 210 pages... 5 fr.

Maladies de la Nutrition : Goutte, Obésité, Diabète, par H. RICHARDIÈRE et A. SICARD. 1907, 1 vol. gr. in-8 de 378 p., avec 15 fig....... 7 fr.

Le Diabète non compliqué, et son traitement, par le Dr LÉPINE, professeur à la Faculté de Lyon. 1905, 1 vol. in-16 de 96 p., cart. 1 fr. 50

Les Complications du Diabète, par le Dr LÉPINE. 1906, 1 vol. in-16 de 96 pages, cartonné.................................. 1 fr. 50

Le Diabète et son traitement, par F.-W. PAVY. 1908, 1 vol. in-8 de 154 pages, avec 8 planches............................. 5 fr.

Régimes des Diabétiques, par L. CHAUVOIS. 1908, 1 vol. in-18 de 164 pages... 3 fr.

La Contagion du Diabète, par le Dr G. HUTINET. 1905, 1 vol. in-16 de 164 pages.. 2 fr.

La Goutte et son traitement, par le Dr E. APERT, médecin des hôpitaux de Paris. 1903, 1 vol. in-16 de 96 p., avec fig., cart.......... 1 fr. 50

La Goutte et les Rhumatismes, par les Drs RÉVEILLÉ-PARISE et CARRIÈRE. 1 vol. in-16 de 306 pages..................... 3 fr. 50

La Goutte. Moyens de s'en préserver et de s'en guérir par l'homœopathie, par WEBER. 1891, 1 vol. in-16 de 124 pages............. 2 fr.

Traité de la Goutte, par SYDENHAM. 1885, in-8, 110 pages...... 2 fr.

L'Obésité et son traitement, par le Dr LE NOIR, médecin des hôpitaux, 1907, 1 vol. in-16 de 96 pages, cart...................... 1 fr. 50

L'Obésité et son traitement, par le Dr G. LEVEN. 1905, 1 vol. in-16. 2 fr.

Des Brûlures, par les Drs BOYER et GUINARD. 1895, grand in-8, 182 pages... 4 fr.

Du Chloro-Brightisme. Toxicité urinaire et oxydations dans la chlorose par le Dr CHATIN. 1894, gr. in-8, 116 pages............. 3 fr. 50

La Glande thyroïde et les Goîtres, par le Dr RIVIÈRE. 1893, gr. in-8, 148 pages, avec 2 planches............................ 4 fr.

Cancer et Tuberculose, par le Dr CLAUDE. 1900, 1 vol. in-16 de 96 p., cartonné... 1 fr. 50

Contagion du Cancer, par le Dr FABRE. 1892, gr. in-8, 183 p..... 4 fr.

L'Acromégalie, par le Dr DUCHESNEAU. 1892, gr. in-8, 208 p... 5 fr.

La Radiographie appliquée à l'étude des Arthropathies déformantes, par le Dr BARJON. 1897, gr. in-8, 268 pages, 21 pl........ 7 fr. 50

L'Actinomycose pulmonaire, par le Dr NAUSSAC. 1896, gr. in-8, 136 p., avec figures.. 3 fr.

L'Eosinophilie, par le Dr V. AUDIBERT. 1903, gr. in-8, 321 p... 6 fr.

La Chirurgie enseignée par la Stéréoscopie, par les Drs *P. Camescasse* et *R. Lehman*, *260 stéréoscopies sur verre en boîtes 45 × 107.* — Prix.. **260 fr.**

Chacune des dix opérations se vend séparément.

- I. Cure radicale de la hernie inguinale, 32 plaques............. 35 fr.
- II. Hystérectomie vaginale, 29 plaques......................... 32 fr.
- III. Laparotomie pour lésion unilatérale, 17 plaques............ 20 fr.
- IV. Curetage, 24 plaques...................................... 26 fr.
- V. Hystéropexie abdominale, 28 plaques........................ 32 fr.
- VI. Amputation du sein, 20 plaques............................ 22 fr.
- VII. Amputation de la jambe, 27 plaques........................ 30 fr.
- VIII. Appendicite, 34 plaques................................... 38 fr.
- IX. Lipomes, 24 plaques....................................... 26 fr.
- X. Hygroma sous tricipital, 25 plaques........................ 28 fr.

Prix de la brochure explicative de chaque opération. 1 vol. in-18, avec figures... **1 fr. 50**

Guide des opérations courantes, par les Drs *Camescasse* et *Lehman*. 1906, 1 vol. in-18 de 172 p., avec 60 photogravures......... **10 fr.**

Atlas manuel de Médecine et de Chirurgie des Accidents, par *Golebiewski*. Edition française, par le Dr *P. Riche*, chirurgien des hôpitaux de Paris. 1903, 1 vol. in-16 de 496 p., avec 143 pl. et fig. noires et 40 pl. coloriées, relié maroquin souple, tête dorée. **20 fr.**

Traité des Hydropisies et des Kystes, par le Dr *Abeille*. 1852, 1 vol. in-8 de 600 pages.................................. **7 fr. 50**

Des Lésions traumatiques portant sur des tissus malades, par le Dr *Bouilly*. 1877, gr. in-8, 153 pages....................... **3 fr.**

Traité de Chirurgie d'armée, par le Dr *Legouest*, inspecteur général de l'armée. 2e édition. 1872. 1 vol. in-8 de 800 pages... **14 fr.**

Atlas manuel des Fractures et Luxations, par les Drs *Helferich* et *Paul Delbet*. 3e édition entièrement refondue. 1901, 1 vol. in-16 de 448 pages, avec 68 planches coloriées et 137 figures, relié en maroquin souple, tête dorée............................. **20 fr.**

Traité pratique des Fractures et des Luxations, par le professeur *Hamilton*. Traduit par *G. Poinsot*. 1883, 1 vol. gr. in-8 de 1292 pages, avec 514 figures........................... **24 fr.**

Chirurgie des Os et des Articulations, par *Ollier, Poncet*, etc. 1890, 1 vol. gr. in-8 de 889 pages, avec figures............ **10 fr.**

Traitement des Luxations traumatiques anciennes de la hanche, par le Dr *P. Piollet*. 1903, gr. in-8, 212 pages.............. **4 fr.**

Pathologie des Ostéites, par le Dr *Condamin*. 1892, 1 vol. gr. in-8, de 167 pages....................................... **4 fr.**

Anatomie pathologique des Ostéites, par le Dr *Dubar*. 1883, gr. in-8, 421 pages, avec 7 planches...................... **4 fr.**

De l'Evidement sous-périosté des Os, par le professeur *Sédillot*. 1867, 1 vol. in-8, avec planches.......................... **13 fr.**

Ostéosarcomes des Membres, par le D^r *Ed. Schwartz*. 1890, gr. in-8, 267 pages... **4 fr.**

Du Redressement des membres par l'Ostéotomie, par le Dr *Campenon*. 1883, gr. in-8, 311 pages, avec figures........ **4 fr.**

Des Exostoses, par le Dr *Mailland*. 1902, gr. in-8, 189 pages.. **4 fr.**

Traitement non sanglant de la Coxalgie, par le Dr *Berthet*. 1892, gr. in-8, 90 pages, avec figures..................... **2 fr.**

Formulaire des Médicaments nouveaux, par *H. Bocquillon-Limousin*. Préface par le Dr *Huchard*. 20e *édition*. 1908, 1 vol. in-18 de 300 pages, cartonné .... 3 fr.

Formulaire des Médications nouvelles, par le Dr *Henri Gillet*, ancien interne des hôpitaux. 2e *édition*. 1904, 1 vol, in-18 de 264 p., avec fig., cartonné .... 3 fr.

Les Médicaments nouveaux, par le Dr *E. Labbée*. 1896, gr. in-8, 80 pages .... 2 fr.

La Médication surrénale, par les Drs *Oppenheim* et *Lœper*. 1903, 1 vol. in 16 de 80 pages, cartonné .... 1 fr. 50

Les Médications préventives. Sérothérapie et Bactériothérapie, par le Dr *L. Nattan-Larrier*. Préface par le Dr *Netter*. 1905, 1 vol. in-16 de 96 pages, cart .... 1 fr. 50

Les Médications reconstituantes. La médication phosphorée, glycérophosphates, lécithines, nucléines, par *H. Labbé*. 1903, 1 vol. in-16 de 96 p. cart .... 1 fr. 50

La Pratique de la Sérothérapie, par le Dr *Gillet*. 1895, 1 vol. in-18 de 350 pages, avec figures, cartonné .... 4 fr.

La Méthode de Brown Séquard et les médications par extraits d'organes, par le D^r *Ch. Eloy*. 1893, 1 vol. in-16 de 282 p.. 3 fr. 50

Les Médications thyroïdiennes, par le Dr *G. Gauthier*. Préface de *M. François-Franck*. 1902, 1 vol. gr. in-8 de 227 pages..... 5 fr.

Formulaire des Alcaloïdes, par *H. Bocquillon-Limousin*. Préface par le Pr *Hayem*. 2e *édition*. 1899, 1 vol. in-18 de 312 p., cart. 3 fr.

Formulaire Hypodermique et Opothérapique, par *Boisson* et *Mousnier*. 1899, 1 vol. in-18 de 261 pages, avec figures, cart. 3 fr.

Formulaire des Spécialités pharmaceutiques, composition, indications thérapeutiques, mode d'emploi et dosage, par le Dr *Gardette*, 2e *édition*, 1908. 1 vol. in-18 de 372 p., cart.... 3 fr.

La Lécithine. Son emploi thérapeutique chez les vieillards, par le Dr *Ariès*. 1902, gr. in-8. 57 pages .... 2 fr.

Étude clinique sur la Tuberculine de Koch, par le Dr *Bounhiol*. 1899, gr. in-8, 84 pages .... 2 fr. 50

Le Remède de Koch, par le Dr *Middendorp*. 1891, gr. in-8.... 2 fr.

Les Régénérations d'organes, par *P. Carnot*, médecin des hôpitaux. 1899, 1 vol. in-16, 96 pages, 14 fig., cartonné....... 1 fr. 50

Radiothérapie et Photothérapie, par le Dr *L.-R. Régnier*, chef du laboratoire d'électrothérapie à l'hôpital de la Charité. 1902, 1 vol. in-16 de 92 pages, avec 10 figures, cart.............. 1 fr. 50

La Mécanothérapie, par le Dr *Régnier*. 1900, 1 vol. in-16 de 192 pages, avec figures, cartonné............................ 1 fr. 50

La Thérapeutique par les Agents physiques, par le Dr *Guim-bail*. 1900, 1 vol. gr. in-8 de 500 pages.................. **10 fr**

La Santé par le Grand air, par le Dr *Bonnard*. 1906, 1 vol. in-16 avec figures............................. **3 fr. 50**

Formulaire des Eaux minérales et de Balnéothérapie, par l Dr *E. De La Harpe*. 2e *édition*. 1896, 1 vol. in-18, cart......... **3 fr**

Formulaire d'Hydrothérapie, par le Dr *O. Martin*. 1900, 1 vol. in-1 de 252 pages, avec figures, cartonné.................. **3 fr**

La Pratique de l'Hydrothérapie, par le Dr *E. Duval*. Préface pa le prof. *Peter*. 1891, 1 vol. in-16 de 360 p., cart........... **5 fr**

De la Balnéothérapie, par le Dr *Lallour*. 1876, in-8, 48 p. **1 fr. 50**

La Santé, la Propreté et les Bains-Douches, par le Dr *Carrière* 1900, in-8, 146 pages avec 22 figures.................... **3 fr**

Formulaire du Massage, par le Dr *Norstrom*. 1895, 1 vol. in-18 d 268 pages avec figures, cartonné.................... **3 fr**

Le Massage thérapeutique de l'Abdomen, par le Dr *Saligna* 1905, 1 vol. in-18 de 278 pages, avec 21 figures.......... **3 fr. 50**

Formulaire des Stations d'hiver et de Climatothérapie, par Dr *De la Harpe*. 1895, 1 vol. in-18 de 300 pages, cartonné...... **3 fr**

Traité de Climatologie médicale, comprenant la météorolog médicale et l'étude des influences du climat sur la santé, par Dr *Lombard*. 1877-1879, 4 vol. in-8.................. **40 fr**

Atlas de la Distribution géographique des Maladies dans s rapports avec les climats, par le Dr *Lombard*. 1880, 1 vol. in-4 d 25 cartes en couleurs, cartonné...................... **12 fr**

Traité de Géographie et de Statistiques médicales, par Dr *Boudin*. 1857, 2 vol. gr. in-8...................... **20 fr**

Le Climat de l'Italie et des Stations du Midi de l'Europe, pa le Dr *Carrière*. 2e *édition*. 1876, 1 vol. in-8 de 640 pages...... **9 fr**

Précis d'Electrothérapie, d'électrophysiologie et d'électrodiagnosti par le Dr *Bordier*. Préface par le professeur *D'Arsonval*. 2e *éditio* 1902, 1 vol. in-18 de 516 pages, avec 162 figures, cart........ **8 fr**

Formulaire électrothérapique du Praticien, par le Dr *Régnie* 1899, 1 vol. in-18 de 255 pages, avec 34 figures, cart........ **3 fr**

Manuel d'Electrothérapie, par le Dr *Tripier*. 1861, 1 vol. in-18 d 624 pages, avec 89 figures........................ **6 fr**

Valeur thérapeutique des Courants continus, par le Dr *J. Tei-sier*. 1878, in-8, 170 pages, avec figures.................. **3 fr. 50**

L'Electricité appliquée à la Thérapeutique chirurgicale, pa le Dr *Abeille*. 1870, gr. in-8, 110 pages.................. **3 fr**

De la Sensibilité électrique de la Peau, par le Dr *Bordier*. 189 gr. in-8, 80 pages, avec 20 figures.................... **5 fr**

LIBRAIRIE J.-B. BAILLIÈRE ET FILS

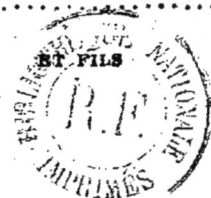

www.ingramcontent.com/pod-product-compliance
Lightning Source LLC
Chambersburg PA
CBHW060946220326
41599CB00023B/3613